名贵中药材的识别与应用

罗兴洪　任晋生　主编

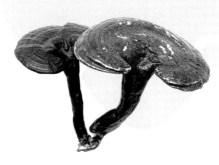

中国医药科技出版社

二〇一七年一月

内 容 提 要

名贵中药材，一般是指来之不易、物稀量少、疗效卓著、价格昂贵的中药材，它们是中药材中的精品。本书收载了补气延寿药、补肾壮阳药、补血活血药、补阴美容药、增强免疫药、其他名贵药共六大类、27味贵重药材，对这些名贵中药材从名称来源、医经论述、药理作用、临床应用、鉴别方法、贮藏方法等方面进行了论述，个别药品还有分类分级、用药禁忌等的介绍。本书不仅对一些需要进行特殊处理的中药材的传统加工制作技术作了较为详细的介绍，还重点突出了每味药在历代经方和验方中的应用，以及一些制作简便、行之有效的民间日常习用方法。有利于读者了解名贵中药材的历史渊源、鉴别方法和使用方法，帮助读者使用名贵中药材强身健体。

图书在版编目（CIP）数据

名贵中药材的识别与应用 / 罗兴洪, 任晋生主编. ——

北京：中国医药科技出版社，2017.2

ISBN 978-7-5067-8904-2

Ⅰ. ①名… Ⅱ. ①罗… ②任… Ⅲ. ①中药材—基本知识 Ⅳ. ①R282

中国版本图书馆CIP数据核字（2016）第306507号

美术编辑　陈君杞
版式设计　锋尚设计

出版　中国医药科技出版社
地址　北京市海淀区文慧园北路甲22号
邮编　100082
电话　发行：010-62227427　邮购：010-62236938
网址　www.cmstp.com
规格　710×1000mm
印张　24¹/₂
字数　358千字
版次　2017年2月第1版
印次　2017年2月第1次印刷
印刷　北京盛通印刷股份有限公司
经销　全国各地新华书店
书号　ISBN 978-7-5067-8904-2
定价　98.00元

名贵中药材，又称贵细中药材，或称参茸贵细、细料等。一般指物稀量少、来之不易、疗效显著、价值昂贵的中药材。它们是中药材中之精品，且均是一些药食同用，具有较强保健功能的中药材。

随着我国经济的发展、科学技术的进步、人民生活水平的提高，人民的保健意识越来越强，"返璞归真""回归自然""绿色消费""吃出健康"已经成为现代人追求的生活新时尚。名贵中药材已成为了馈赠亲友的首选，接触名贵中药材的人们越来越多，人们遇到的问题也越来越多。

近几年，我常常被人问起一些有关贵细中药材的选购、贮藏、使用等问题。如"鹿鞭如何使用？""冬虫夏草是不是真的？""人参与西洋参有什么区别？""沉香为什么价格差别那么大？""沉香有什么效果？""藏红花如何识别？""天麻单独使用有效果吗？"等，我在一一作答的过程中，突然想到为何不撰写一本关于名贵中药材的鉴别与应用的书，系统介绍一下贵细中药材的历史沿革、鉴别方法、临床应用、贮藏方法、家庭应用等内容呢？

于是我从2013年着手资料的收集并开始本书的撰写。为了写好此书，我查阅了大量的文献，翻阅了许多专家的讲稿，并到产地和药店拜访专业人员，了解他们对贵细药材的鉴别经验。

记得1992年春节前，那时我还是成都中医药大学二年级的学生，省团委在春节前组织部分高校师生到成都火车北站去搞慰问返乡人员的活动。我们学校医学院是去义务坐诊，测测血压、量量身高、把脉开方之类的。我们药学院由学生会组织去了大约五个人，其中一个是刚刚考上研究生的，那时考研不容易，那一年本校的药学系只考上一个研究生，都是品学兼优的学生。我们从学校的标本室借了一些人参、天麻、枸杞、冬虫夏草等贵细药材以及相应的一些伪品去教人们如何识别中药材。那个研究生讲得头头是道，说天麻的鉴别要点有：① 看鹦鹉嘴；② 看肚脐眼；③ 有点状环纹；④ 断面角质样；⑤ 闻起来有马尿味。听众听得频频点头，我对他也佩服不已。有个返乡的农民，见他讲得信心满满、很有道理，表示今天见到大学的专家讲解名贵中药材的鉴别，真是太有幸了。于是他就去旁边的商场买了几块天麻，要求帮他鉴别一下真伪，说如果是真的就拿回去给老人治病，如果是假的，立即去商场退货。我的那个师兄拿到那几块天麻，顿感责任重大，哼哼呀呀半天，也不能断言真假。这是理论与实践严重脱节的结果呀！那个农民失望的眼神我至今还记忆犹新。可惜那时我还没有学《中药鉴定学》，还不能帮他鉴别判断，现在偶尔想起来都还汗颜不已。

因此，在撰写本书时，除了理论的探索外，我更注重实践经验。俗话说："读万卷书不如行万里路，行万里路不如阅人无数，阅人无数不如名师指路，名师指路不如自己去悟。"

我除了去饮片厂、药店、专卖店拜访有经验的技师，学习名贵中药材的鉴别外，还在西藏旅游时，特意在拉萨购买了藏红花；到吉林长白山实地考察了林下参的种植，并在吉林的梅花鹿养殖场观看了解工人锯鹿茸后迅速冰冻的操作过程；为了研究沉香的鉴别，我最初在北京的潘家园购买沉香，后来多次到海南购买沉香，发现北京的沉香价格至少是海南沉香价格的2至3倍。研究沉香一段时间后，还发现，去越南旅游买回来的沉香手链，造假很是严重；在青海我还看到过比人还高的牛鞭替代鹿鞭使用；此外，我还先后购买、亲自下厨加工或在餐馆品尝过虫草、西洋参、海参、鲍鱼、鱼翅、燕窝、海马、海龙等名贵中药材。

2002年春节前我在北京与朋友小聚时吃了生蛇胆，结果胃出血，那时我身体好，根本就没有当一回事，没有服药治疗。后来到成都、广州、海南等地出差了近一个月，出了一个月的血，到春节放假时，几乎走不动了，到广东省中医院去检查，是胃溃疡出血，血色素只有6克了，如果再晚去医院几天，可能就有危险了，吃了奥美拉唑治溃疡，也没有想到要补血。春节七天一过，就到海南上班，脸无血色，浑身无力。春节一上班，请了两次客人吃饭，真是无心插柳，吃饭时都点了鲍鱼，过了几天，竟然感觉身体好了很多，脸上也逐渐有血色了。后来才想起书上曾讲过鲍鱼是补血的"要药"。

其实补血的中药还有很多，如当归、阿胶等。说起阿胶，我想起1996年在成都中医药大学毕业刚工作时，从香港来了几位五十多岁的高龄留学生，其中有位姓浦的女士，她说她经常要吃阿胶补养身体，但阿胶黏黏的真不方便服用，如果能制成花生糖状的阿胶糕服用就方便了。那时市场上还没有阿胶糕出售，于是我就在实验室里给她加工了几批，效果还很是不错。现在有的药店，一到冬季就推出加工好了的阿胶糕，因保存、服用方便，疗效又好，购买者众。此次我特地将阿胶糕的制作方法收载到本书中，如果读者附近没有制作阿胶糕的，完全可以在家里加工制作。

通过如此大量的一手亲历，我对贵细药材的掌握，不仅仅只是停留在以前教科书的理论探讨上，更主要的是经历了从理性认识到感性认识的转变。

历经三个寒暑，几易其稿，方成此书。本书具有如下几个特点。

1．系统性强　本书共收载了27味常用贵细中药材，对于每一种中药材，一般按【名称来源】【医经论述】【临床应用】【鉴别方法】【常见伪品】【贮存方法】【选购方法】【食用方法】【用药禁忌】等内容进行系统论述，以帮助读者全面了解贵细中药材的专业和日常应用。

2．分类合理　本书根据功能主治，将贵细中药材按"补气延寿药""补肾壮阳药""补血活血药""补阴美容药""增强免疫药""其他名贵药"进行分类，便于读者阅读理解。

3．实用性高　学以致用，认识、鉴别贵细中药材的目的，是为了使用。本书除了介绍每味中药材的历史沿革、临床运用外，每味药还精选了10个药膳方，按【配方】【制法】【功能主治】进行论述，严格按照【制法】的步骤操作，就能做出美味可口、功效显著的美味佳肴、药膳良方。此外，对于本书中的海参、鲍鱼等，也详细介绍了泡制预处理，俗称发参、制作方法。

4．图文并茂　为了便于读者认识中药、区别假冒伪劣药材，本书收载了特征明显的中药原药材、中药饮片以及药膳图片，增强了本书的可阅读性和美观性。

5．传承历史　名贵中药材是中药的重要组成部分，其鉴别、炮制加工、临床应用、家庭应用都具有悠久的历史，这既是中医药文化的重要组成部分，也是我国灿烂国学文化不可或缺的部分。本书尊重历史，传承中医药文化，较为详细地介绍了名贵中药材的传统文化，如对人参的放山民俗、枸杞的传说等，让读者更能感受中医药的神奇魅力。

6. 贴近生活　除了对一些需要进行特殊处理的中药材的传统加工制作技术作了较为详细的介绍外，还重点突出了每味药在历代处方配方外的一些使用简便、行之有效的民间习用方法。方便普通家庭作为日常强身健体之用。

7. 直观易懂　名贵中药材因其疗效好、价格高、资源稀缺、不易获得，因此，从古到今都有一些不法商人，用一些假冒伪品来欺骗消费者，以牟取暴利。为了让读者更能区别真假中药材，本书针对每味名贵中药材，详细介绍了常见的假冒伪品，个别还介绍了造假方法，以帮助读者去伪存真、辨别真假。

总之，作者在撰写本书过程中，力求使之具有实用性、可读性、传承性、专业性、科学性、全面性、直观性、文化性、历史性，让读者在轻松的阅读过程中，了解名贵中药材的历史，学习掌握到名贵中药材的鉴别和运用。

我写作的目的一是为了学习，二是为了将以前的学习、工作、生活做一总结，三是为了更好的指导未来的学习、工作和生活。而"以工作为乐、以学习为乐、以助人为乐"一直是我的行为准则，故自号为三乐堂堂主。继承、宣传和弘扬中医药文化，让更多的人了解中医药、认识中医药、让中医药更好地为人类的健康事业服务，是我的夙愿。近几年，我逐步将我所学、所用、所研究的有关中医药科学文化进行了收集整理，并分类成册，出版发行，本书就是其中之一。我希望读者阅读此书后，能够更相信中医药，热爱中医药并使用中医药，让中医药为我们的健康服务。然而因受知识面和写作水平所限，其中难免有失偏颇、错误遗漏之处，还望读者海涵和行家斧正。

三乐堂堂主兴洪

2016年冬于南京

目录

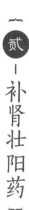
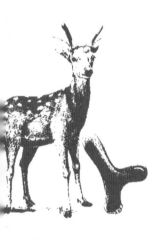

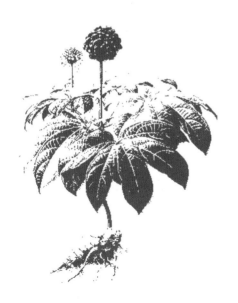

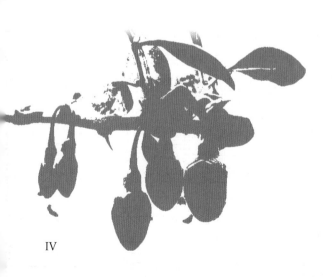

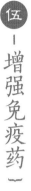

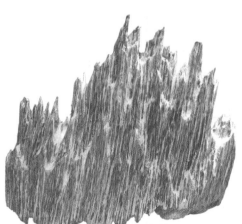

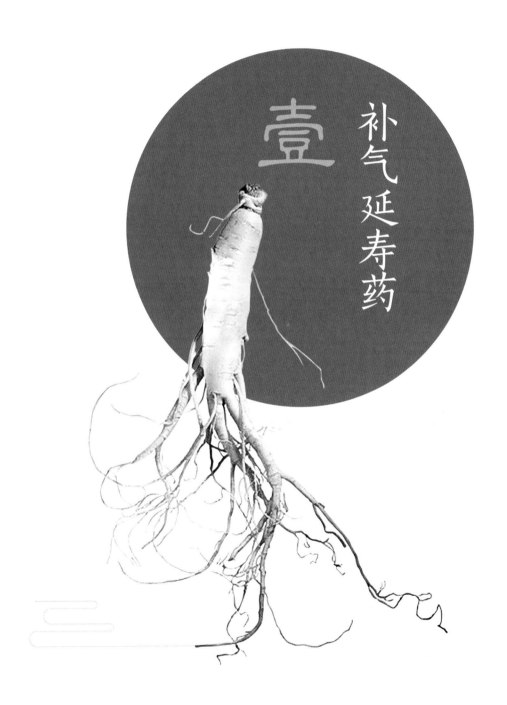

壹

补气延寿药

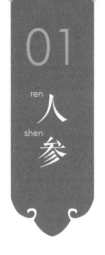

01

ren

人

shen

参

{一 名称来源}

【来源】人参为五加科植物人参Panax ginseng C.A. Mey.的干燥根及根茎。人参以体大质实、完整、无虫蛀、无变质者为佳。

由于根部肥大，形若纺锤，常有分叉，全貌颇似人的头、手、足和四肢，故而称为人参。

【别名】人参又名棒槌，为"东北三宝"之一，被誉为"百草之王"。原名薓，"薓，药草，出上党，褐者也"。

山参、园参、人衔、鬼盖（《本经》），土精、神草、黄参、血参（《吴普本草》），地精（《广雅》），百尺杵（《本草图经》），海腴、金井玉阑，孩儿参（《纲目》），棒棰（《辽宁主要药材》）。

明清以来有人按产地命名，如：紫团参、辽参等。1753年由著名学者林奈通过植物分类学研究，把人参定名为Panax，Panax希腊语意为"灵丹妙药"。

全世界按地域的不同主要分为四大类参：中国人参、高丽人参、东洋人参、西洋参。

栽培者称"园参"，播种在山林野生状态下自然生长的称"林下参"，习称"籽海""籽扒参"。林下参或园参挖取遗漏者又经多年长大称"池底参"，野生环境中的人参称"野山参"。

【产地】主产吉林、辽宁、黑龙江等省。

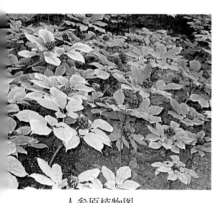

人参原植物图

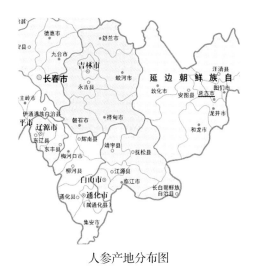

人参产地分布图

在古代，人参原产于山西上党，后因历代统治者滥用不止，资源逐渐枯竭。现人参主产于吉林抚松、长白、靖宇、集安、通化、安图、汪清、敦化；辽宁桓仁、宽甸、新宾、清原；黑龙江五常、尚志、宁安、东宁；山东、山西及朝鲜半岛等地区和国家，其中以长白山人参最为著名，为群参之冠。

【采收加工】我国自唐朝起就开始人工种植人参。人工栽培的园参，目前除东北有大量种植外，河北、山西、甘肃、宁夏、湖北等省区也均有栽培。在人工精心管理下，栽培的人参6年就可收获，但从药用价值或珍贵程度讲，都无法与百年的老山参相比。野山参由于被大量采挖已越来越少，已处于濒临绝灭的境地。

园参多于秋季采挖，洗净；除去支根，晒干，称"生晒参"；如不除去支根晒干，则称"全须生晒参"；取洗净的鲜人参，经蒸制后干燥，称"红参"；其中形态较好，芦长、身长、侧根长者称"边条红参"；不具此特征的称"普通红参"。红参经精选后再深加工制成各种品牌商品，如正官庄人参、正韩庄人参、华韩人参、新开河参、新开河高丽参、石柱参等。

【炮制】润透，切薄片，干燥，或用时粉碎、捣碎。

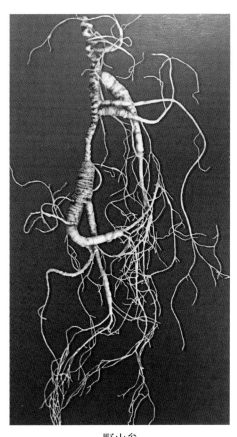

野山参

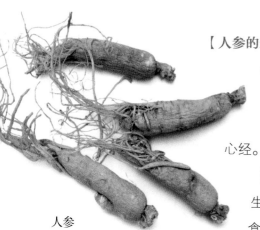

人参

【人参的寿命】史书记载，人参寿命为400年左右，但在采收中，参龄达200岁的就很罕见了，能生长百年左右也不容易。

【性味归经】甘、微苦，平。归脾、肺、心经。

【功能主治】大补元气，复脉固脱，补脾益肺，生津，安神。用于体虚欲脱，肢冷脉微，脾虚食少，肺虚喘咳，津伤口渴，内热消渴，久病虚羸，惊悸失眠，阳痿宫冷；心力衰竭，心源性休克。

＊大补元气，适于元气虚脱

①气虚欲脱，症见面色苍白，心悸不安，虚汗不止，脉微欲绝者。

②气脱亡阳，上面症状兼有冷汗淋漓，四肢不温，常与附子同用。

＊补脾益肺，可治脾、肺气虚

①脾胃虚弱，食少便溏，倦怠无力，呕吐泄泻，舌淡脉缓。

②肺气不足，咳喘乏力，动则益甚，自汗脉虚，易感风寒。

＊生津止渴，用于津伤口渴，消渴

①津伤口渴，热伤气阴，身热烦渴，汗出体倦，脉大无力，每与石膏、知母同用。

②内热消渴，烦渴不止，脉数无力，属内热而气阴不足者，常与养阴清热药同用。

＊安神增智 主治气血不足引起的心神不安，失眠健忘，常配养心安神药。此外，还可用于治疗血虚、阳痿及正虚邪盛，均取本品气旺生血、气旺阳自强及扶正祛邪之功。

＊适用人群 人参是我国传统补品，尤其适用于年老体弱、消耗性疾病后期、术后患者等。

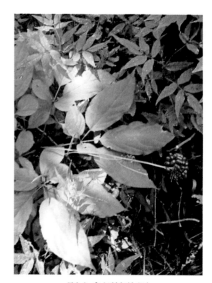

野山参原植物图

【用法用量】3～9g，另煎兑入汤剂服用；也可研粉吞服，一次2g，一日2次。如挽脱救虚，当用15～30g，煎汁分数次灌服。内服：煎汤，2.5～15g，大剂15～50g；亦可熬膏，或入丸、散、炖服。

【注意】实证、热证忌服。反藜芦，畏五灵脂。

{ ● 医经论述 }

中国是应用人参最早的国家。早在远古黄帝时期，有关人参的神奇功效就为人所知，以此算来，人参的应用至少有4000多年的历史。关于人参的文字记载，最早见于春秋时期越国宰相范蠡所著的《范子计然》一书，书中有"人参出上党，状类人形者善"的描述。

中国最早的药学典籍——西汉时期的《神农本草经》中详细记载了"人参味甘，主补五脏、安精神、定魂魄、止惊悸、除邪气、明目、开心、益智，久服轻身延年"的药用功能。

东汉时期，名医张仲景所著的《伤寒论》一书中共有113个方，其中含有人参的配方达21个，占总方的18.6%。他论述了人参具有"温补、滋润、强壮、强精、保温、增强视力、安定精神"等作用。

《晋书·石勒传》中载曰："初勒家园中生人参，葩茂甚"。石勒是西晋时赵国国主，羯族人，少时家住上党武乡（今山西省榆社县北），以行贩为生。上党是古时人参产地，石勒为行贩人参而将野生人参移植至家园进行人工栽培。据此，我国的人参栽培史可追溯到西晋末年，距今已有1600多年的历史。

南朝著名医药学家陶弘景编著的《本草经集注》中阐述了人参的功效，谓人参可"调中、消渴、通血脉、破坚积、令人不忘"，指出"人参出上党山谷及辽东"。

至唐代，人参和茶一样成了时尚的保健饮

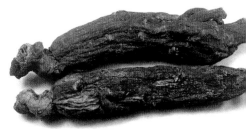

红参

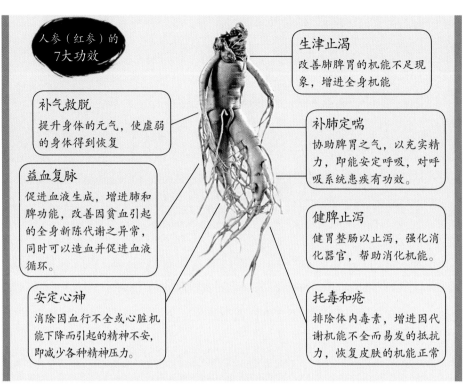

人参（红参）的7大功效

生津止渴
改善肺脾胃的机能不足现象，增进全身机能

补气救脱
提升身体的元气，使虚弱的身体得到恢复

补肺定喘
协助脾胃之气，以充实精力，即能安定呼吸，对呼吸系统患疾有功效。

益血复脉
促进血液生成，增进肺和脾功能，改善因贫血引起的全身新陈代谢之异常，同时可以造血并促进血液循环。

健脾止泻
健胃整肠以止泻，强化消化器官，帮助消化机能。

安定心神
消除因血行不全或心脏机能下降而引起的精神不安，即减少各种精神压力。

托毒和疮
排除体内毒素，增进因代谢机能不全而易发的抵抗力，恢复皮肤的机能正常

人参的七大功效

品。当时的太原府、辽州、潞州等均将人参作为土特产进贡。士大夫和文人们亦将人参作为珍贵的礼品赠送亲友，并留下了美妙的诗篇。

《名医别录》：疗肠胃中冷，心腹鼓痛，胸胁逆满，调中，止消渴，疏血脉，破坚积令人不忘。

《药性本草》：主五脏气不足，五劳七伤，虚损瘦弱，吐逆不下食，补五脏六腑，保中守神，消胸中痰，主肺痿吐脓及痫疾，凡虚而多梦者，加而用之。

《本草疏经》：人参能回阳气于垂绝，却邪虚于俄顷，其主治也，则补五脏。益脏虽有五，以言乎生气疏通则一也，益真气，则五脏皆补矣。邪气之所以久留不去者，无他，气虚则不能敌，故留连而不解，兹得补而真气充实，则邪不能容。

《日华子本草》：调中治气，消食开胃。

《图经本草》：相传欲试人参，使二人同走，一含人参，一口空，各走

三五里许，其不含人参者必大喘，含者气息自如。

《本草纲目》：补心脏、安精神。定魂魄、止惊悸、开心益智、延年益寿。治男女一切虚证，发热、自汗、眩晕、吐血、嗽血、下血、血淋、血崩、胎前产后诸病。称人参为神草，并记载了人参的栽培方法。

《本草新编》：人参，味甘，气温、微寒、气味俱轻，可升可降，阳中有阴，无毒。乃补气之圣药，活人之灵苗也。能入五脏六腑，无经不到，非仅入脾、肺、心而不入肝、肾也。五脏之中，尤专入肺、入脾。其入心者十之八，入肝者十之五，入肾者十之三耳。

《中药大辞典》：大补元气，固脱生津，安神。治劳伤虚损，食少，倦怠，反胃吐食，大便滑泄，虚咳喘促，自汗暴脱，惊悸，健忘，眩晕头痛，阳痿，尿频，消渴，妇女崩漏，小儿慢惊，及久虚不复，一切气血津液不足之症。

{ 二 分类分级 }

根据来源分类

● 野生的人参叫作野山参。

● 栽培的人参叫作园参。

● 幼小的野山参移植到田间栽培，或园参移入山野生长，都叫作移山参。

● 产于朝鲜者，其性偏温，叫作高丽参，或叫朝鲜参、别直参等。

根据加工方法分类

● 园参晒干或烘干，叫全须生晒参。

● 园参除去小支根后，晒干或烘干，叫生晒参。

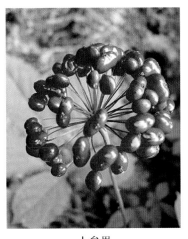

人参果

- 人参经蒸晒干或烘干，颜色带红，叫作红参。

- 园参除去小支根后，扎孔浸糖，晒干或烘干，或鲜参经冰糖闷制晒干，叫作白糖参。

- 支根或须根经蒸后晒、烘干，叫红参须。

- 支根或须根经晒干或烘干，叫白参须。

商品分类

＊生晒参　由园参加工而成。9～10月间（秋季）采挖5～7年的栽培人参，称鲜人参或园参水子。防止折断须根及支根，洗净，晒干或烘干。加工品有生晒参和全须生晒参。支根和须根晒干或烘干，称白参须，又分白直须、白弯须、白混须。

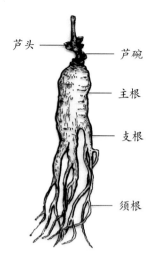

圆参

＊红参　将刷洗干净的鲜参，除去不定根（艼）和支根，蒸3小时左右，取出晒干或烘干。支根及须根同法加工称红参须，有红直须、红弯须、红混须之分。

＊林下参　生长15～20年后采收。通常加工成全须生晒参。

＊边条参　生长8～9年采收，中间倒栽2～3次，整成人形。具有"芦长、身长、腿长"的特点，形体较美。

＊糖参　取鲜人参加工，包括顺针、浸糖等步骤。

＊红参片　取红参去芦头，蒸软、烘软或润透，切斜片、横片或段，干燥。

＊生晒参片　取生晒参去芦头，蒸软、烘软或润透，切斜片、横片或段，干燥。

＊白糖参片　取糖参去芦头，蒸软、烘软或润透，切斜片、横片或段，干燥。

进口参

＊朝鲜人参　人参栽培品。参体粗壮顺长，芦粗短且多为双芦（习称双马蹄芦）。

朝鲜红参：又称"高丽参""别直参"。圆柱形或方圆柱形，芦短粗，长1.5～2cm，直径几与主根同。主根顺长，多单支。棕红色，半透明。气无，味甜、微苦。

　　朝鲜白参：全体长约10cm。芦较细。白色，有不规则纵形褶皱，质轻泡。气无，味微甜、苦。

　　＊ 日本红参　日本红参又称"东洋参"，栽培品，芦较细。主根上部常有黄色粗皮，分枝短，常骤变细。饮片周边黄棕色。

{四} 鉴别方法

植物形态

　　人参为多年生草本；主根肉质，圆柱形或纺锤形，须根细长；根状茎（芦头）短，上有茎痕（芦碗）和芽苞；茎单生，直立，先端渐尖，边缘有细尖锯齿，上面沿中脉疏被刚毛。伞形花序顶生，花小；花萼钟形，具5齿；花瓣5，淡黄绿色；雄蕊5，花丝短，花药球形；子房下位，2室，花柱1，柱头2裂；

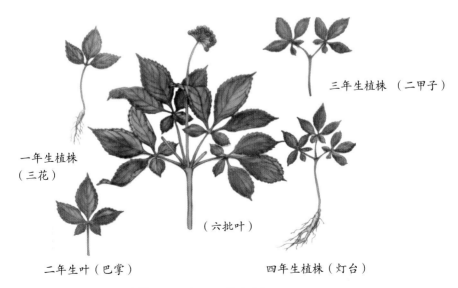

三年生植株（二甲子）

一年生植株
（三花）

（六批叶）

二年生叶（巴掌）

四年生植株（灯台）

人参 *Panax ginseng* C. A. Mey.

浆果状核果扁球形或肾形，成熟时鲜红色；种子2个，扁圆形，黄白色。

人参为掌状复叶，通常一年生者生1枚三出复叶（习称三花），二年生者生1枚五出复叶（习称巴掌），三年生者生2枚五出复叶（习称二甲子），四年生者生3枚五出复叶（习称灯台），以后每年递增1枚复叶，最多可达6枚五出复叶（习称六匹叶）。六匹叶以上就称"棒槌王"了，叶子数也不再增加。

生晒参

主根呈长纺锤形或圆柱形，长3～15cm，直径1～2cm。表面灰黄色，上部或全体有疏浅断续的粗横纹及明显的纵皱纹，下部有支根2～3条，全须生晒参着生多数细长的须根，须根上常有不明显的细小的疣状突起。根茎（芦头）长1～4cm，直径0.3～1.5cm，多拘挛而弯曲，具不定根（艼）和稀疏的凹窝状茎痕（芦碗）；质地较硬，断面淡黄白色，显粉性，形成层环纹棕黄色，皮部有黄棕色的点状树脂道及放射状裂隙。气微香而特异，味微苦、甘。

或主根多与根茎近等长或较短，呈圆柱形、菱角形或人字形，长1～6cm。表面灰黄色，具纵皱纹，上部或中下部有环纹。支根多为2～3条，须根少而细长，清晰不乱，有较明显的疣状突起。根茎细长，少数粗短，中上部具稀疏或密集而深陷的茎痕。不定根较细，多下垂。

生晒野山参

主根与根茎等长或较短，呈人字形、菱形或圆柱形，长2～10cm。表面灰黄色，具纵纹，上端有紧密而深陷的环状横纹，习称"铁线纹"。支根为2条，须根细长，清晰不乱，有明显的疣状突起，习称"珍珠疙瘩"。根茎细长，可称"雁脖芦"，上部具密集的茎痕，有的靠近主根的一段根茎较光滑而无茎痕，习称"圆芦"。不定根较粗，形似枣

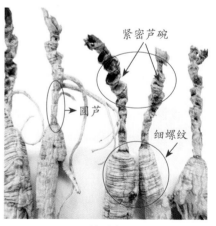

林下参

核，习称"枣核艼"。

生晒野山参与生晒参的区别要点：

区别要点	生晒野山参	生晒参
芦	芦头细长，常弯曲，下部滑（芦碗消失）习称"圆芦"	芦头粗短，多不弯曲
芦碗	中部芦碗较密，上部芦碗较稀	芦碗稀疏于整个芦头上
艼	不定根（艼）一般粗短，两端细尖，形如枣核或蒜瓣	不定根（艼）细长，不呈枣核状
主体	粗短，多呈人字形、纺锤形、菱形（横灵体）	主根长且直，呈圆柱形（顺长体）
表面特征	表面环纹细而深，螺旋状，集中于主根上部，皮老黄色（铁线纹）	环纹粗而浅，断续稀疏，集中于上部皮嫩、白色（浮纹）
支根（腿）	2～3根较长，互相叉开，角度大	3～5根或更多，较短的互分叉，角度小
须	稀疏而细长有韧性（皮条须）	较密，呈扫帚状，短而脆
珍珠点	上有明显的疣状突起（珍珠疙瘩）	其上疣状突起多不明显

林下参（常冒充野山参）

﹡ 性状　主根与根茎等长或较短，圆柱形、菱角形或人字形，长1～6cm。表面灰黄色，具纵纹，上部或中上部有环纹，支根多为2～3条，须根少而细长，清晰不乱，有较明显的疣状突起（习称珍珠点）。根茎细长，少数粗短，中上部具稀疏或密集而深陷的茎痕。不定根

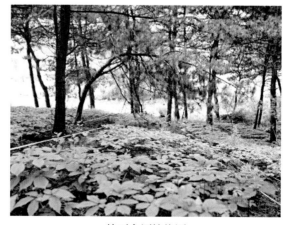

林下参原植物图

较细，多下垂。

＊鉴别　林下参的经验鉴别，主要集中在芦头、主根、须条及艼纹点上，20年的林下参与野山参相比形似而嫩。

芦头：十年以后的林下参进入增重期，芦碗长得硕大而显眼。二十年后，芦碗长得更大，表明林下参进入快速增重期，茎秆粗壮。形成整支芦头的芦碗由下至上明显增大，而野山参芦头的芦碗由下至上慢慢增大，大小不明显。

林下参年限短，只有两节芦（圆芦和马牙芦），缺少象征年限久老的堆花芦。芦碗稀疏间距宽，是林下参性状特征之一。

主根：林下参年限短，增重快，主根色白，体胖，质嫩，东北参农俗称"白胖小子""白胖娃娃"。该丰满的地方都丰满了。而野山参年限长，增重慢，色黄白，体灵巧，质结实。

林下参有灵体、顺体，太肥的土地也会出笨体。分腿自然，小腿显嫩，虽无野山参的锥形尖腿，但不臃肿而显顺长形。

白白胖胖肉质嫩，是林下山参的性状特征之二。

须条：十年以后林下参，主须清少，只有二三条，须长，但支须不清而茂盛，又细又软无韧性。远非纤维化，不像野山参的主须清，支须也清，极富弹性。

主须稀少，支须多，细软柔和正旺盛，这是林下山参性状特征之三。

其他

艼：年限短，无艼，即使有也细如丝线，一烘干就脱落不见了。

纹：年限短，无纹，即使有浅纹，也是在膀头，浮浅二三道而已，绝无野山参的铁线纹。

点：年限短，须条上一般不会有珍珠点，除非生长在干燥的土层，这种情况很少见。

无艼无纹无珍珠，是林下参的性

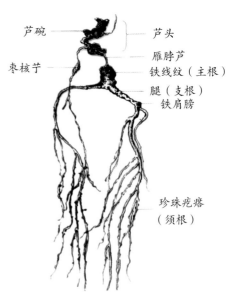

芦碗——　　——芦头
　　　　　　　　——雁脖芦
枣核艼——　　——铁线纹（主根）
　　　　　　　　——腿（支根）
　　　　　　　　——铁肩膀

　　　　　　　　——珍珠疙瘩
　　　　　　　　　（须根）

野山参

状特征之四。

林下参的年限识别

十年：芦头挺直，主根胖而圆乎乎，虽已成形，但显稚嫩。

十五年：芦头拐弯，参体开始横卧而生。主根胖而有凹陷，初见不规则的圆柱。

二十年：芦头压缩成萦迂曲旋状的鹰脖芦，主根外表有凹有凸还有体须，体征逐年貌似山参。

林下参的经验识别可归结成一句顺口溜：芦碗稀疏间距宽，白白胖胖肉质嫩。主须清少支须多，细软柔和正旺盛。无艼无纹无珍珠，林下山参老为贵。

野山参

* 根茎 也称地下茎，即主根顶端细长部分，俗称"芦头"。每年秋季地上部分脱落，在根茎上留下一个茎痕，俗称"芦碗"，其数量随参龄增加而增加。根据根茎形态，可将根茎分为下列几种。

马牙芦：根茎上茎痕明显，稀疏而大，形如马齿状，多在根茎的最上段。

堆花芦：根茎上的茎痕排列紧密，形如堆花，多在根茎的中段或上段。

圆芦：根茎上的下段茎痕，因生长年久而长平，表面比较光滑，形如圆柱，故名"圆芦"，多在根茎的最下段。

线芦：根茎细长而较圆滑者称为"线芦"；较粗长而不太圆滑者称为"草芦"。

竹节芦：根茎在一定间隔处呈环节状突起，形如竹节，多在根茎的中下部。

二节芦：根茎上端形态是马牙芦，下段是圆芦或竹节芦者称为"二节芦"。

三节芦：同一个根茎上具有马牙芦、堆花芦、

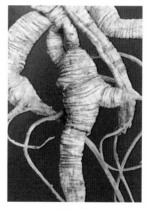

野山参

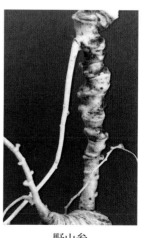

野山参

圆芦（或竹节芦）者，称为"三节芦"。

雁脖芦：根茎一般是直立的，因生长受阻等原因，从某部位弯曲，形似雁脖，称为"雁脖芦"，也称"回脖芦"。

＊不定根　即根茎上长出的支根，俗称"艼"。其形状为中间粗，两端细，呈枣核状，俗称"枣核艼"。根茎基部生的不定根，称为"护脖艼"；两个不定根对生于根茎两侧，称为"掐脖艼"；不定根（艼）和根茎（芦），统称为"艼帽"。

＊主根　山参主根称为"体"，根据其形状可分下列几种。

灵体：体态小巧玲珑，支根（腿）匀称，明显可分，多为2条，分裆自然，体短粗而质坚，支根短粗，须根细长。根形呈菱角形、元宝形或跨海形，称为"灵体"。

横体：主根短粗，两条支根分裆角度大，或有一条向横向伸展者，称为"横体"。

顺体：主根较长，圆柱形，支根顺直生长者，谓之"顺体"。如为1条支根者，俗称"赶山鞭"。

笨体：主根较长，支根2条以上，粗细不匀，主根和支根极不相称，体形蠢笨。

疙瘩参：主根短粗，近似圆球状，支根两条以上，长短不匀称，明显细于主根者，谓之"疙瘩体"。

＊须　支根上生长的细根称为"须"或"须根"。老山参的须根上具有小疣状物，俗称"珍珠疙瘩"。须根可分下列几种。

皮条须：即山参的须根粗细较均匀，细长，清晰而不乱，柔韧而不脆，似皮条样，中下部缀有明显的"珍珠疙瘩"。

水须：在须根上生长的细小的吸收根，俗称"水须"，白色，细嫩而脆，多数在植株枯萎后而脱落，少数变为次生须根而继续生长。

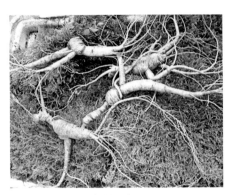

生野山参

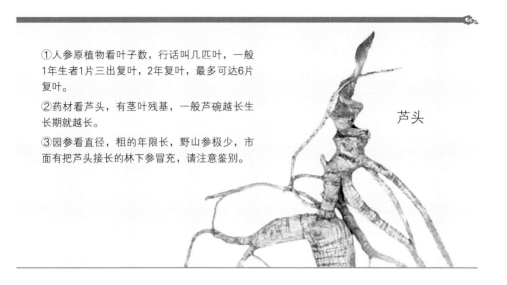

①人参原植物看叶子数，行话叫几匹叶，一般1年生者1片三出复叶，2年复叶，最多可达6片复叶。

②药材看芦头，有茎叶残基，一般芦碗越长生长期就越长。

③园参看直径，粗的年限长，野山参极少，市面有把芦头接长的林下参冒充，请注意鉴别。

芦头

＊皮　主根的外层表皮，称为"皮"。皮的色泽、老嫩程度与生长年限、地势、坡向、土壤、水分等条件有关。

老皮：表皮粗糙，黄`褐色，无光泽。

嫩皮：表皮鲜嫩而细腻，黄白色而有光泽。

紧皮：表皮细腻，老嫩程度适中，外皮丰满，内在充实，黄色而无光泽。

锦皮：皮肉质地坚实，皮紧细腻，黄白色或金黄色，外皮似锦缎，故称"锦皮"。

＊纹　主根上部外表的环状横纹，俗称为"纹"。生长年限越久，横纹数目越多，越紧密；生长年限较短，其横纹浅而稀。根据主体上的纹理，可分如下几种。

螺旋纹：横纹仅密环于主根上部，纹理细密而深，呈螺旋状，称为"螺旋纹"，为纯山参基本特征。

浮纹：横纹浮浅而稀疏者，称"浮纹"。生长年限短的山参，多显浮纹。

断纹：山参经移植后，横纹断开，断续延散到主根下部。

野山参的质量以生长年久、芦长、碗密、带圆芦、体丰满、纹深而密、螺旋状、枣核艼、带珍珠疙瘩、须根坚韧不易断，五形俱佳者为上品。具体可概括几句："芦碗紧密相互应，圆膀圆芦枣核艼。紧皮细纹疙瘩体，须似皮条长又清。珍珠点点缀须下，具此特征野山参。"

15

山参商品化标准

无论是野山参、移山参、籽趴、苗趴、老池底还是老栽子上山，只要它们生长的年限相同，其有效成分就相差不大。但是作为商品参要求却因五形不同，而价格各异。因此为了培育具备山参形状的林下参，就必须首先懂得什么形状的人参栽苗有培育的价值，以便按要求正确选择园参栽子和老栽子。所谓山参五形，即分为芦、体、须、皮、纹。

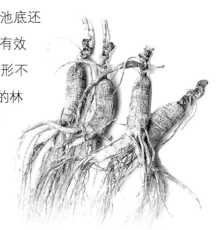

野山参

＊芦　芦有竹节芦、碗芦、圆芦、线芦、雁脖芦、堆花芦（蹲脖芦）等之分。

竹节芦：芦似竹节状，是同年生人参中芦头较长的一种。这种参年头少，土壤覆盖的深，一般形体比较好看。

碗芦：碗芦也叫草芦，这种芦芦碗比较粗大，而且芦端而密。有的参芦从上到下全是碗，同样的参，碗芦比竹节芦参价格稍贵，因为它的年头要比竹节芦参长。如果圆芦、线芦和雁脖芦上头有几个碗，那就是标准芦。

圆芦：参芦的下部无竹节和碗，只有上端生有3～4个芦碗。圆芦的周围有些小米粒大小的珍珠疙瘩，芦长一般在7cm以下，这是山参的标准芦。

线芦：芦细而长，举而不起，一般都在8cm以上，它是圆芦的一种，一般都是在树根里边长出来的。所以这种参的体重比同龄参都轻。雁脖芦是线芦的一种，它只是弯曲得像大雁脖头一样。

堆花芦（蹲脖芦）：堆花芦参大都生长在大乱石窖中的大石头上面。石头上面土层太浅，甚至只有青苔覆盖拔不出长芦，这样年复一年的在参的膀头上挤成一堆形成疙瘩状芦，这种参个别参贩虽然不喜欢，其实它却是一种好参。

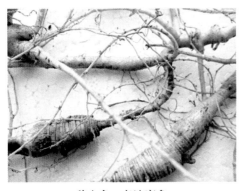

移山参—老池底参

＊体　林下参移栽关键是选择什么样体形的参栽子，这是其中一个重要环节。同样一棵野山参因体形不好就会降低销售价格。野山参的体形从广义上讲有灵体、笨体、顺体之分。作为商品参以灵体为佳；从狭义上讲灵体参又分菱体、人形体、蛤模形体等，总之不超过4根侧根的，体灵而怪，美观好看则为好。

＊须　野山参的须根少，清疏而细长，老而坚韧，人们叫它为皮条须，须的全身有小米状的珍珠点。

＊皮　野山参皮细而紧，皮老光滑有光泽，因为生长的土壤不同，有的皮呈金黄色，有的皮呈黄褐色。

＊纹　野山参的横纹细而深，连续呈螺旋状，最好集中在主根（参体）的膀头上，不超过主根的三分之一。

＊野山参与老池底参的鉴别　见下表。

部位	野山参	老池底参
芦	芦细长，上端四面密生芦碗，下部芦圆	少有圆芦以竹节和碗芦为主、芦碗大、有回脖
体	主根粗短侧根较长，多灵体，体态玲珑好看，体腿明显可分，分叉角度大如有"菱角""跨海式""元宝式"等上品	多数为笨体和顺体很少有横体和灵体，侧根短而粗，粗细不均有的并拢、有的扭在一起成"鳌腿"
皮	呈黄褐色和金黄色，质地紧密有光泽	皮松粗糙，有横纹，无光泽呈黄白色
纹	肩膀处有细密而深得螺丝状横纹	横纹粗糙浮浅，不连贯有半截纹，甚至主根都有纹
须	皮条须、老而韧，清疏而长，其上缀有，小米粒状珍珠点	色白而脆嫩，比园参须较长有韧性，但不清疏而杂乱，珍珠点大扁圆形，整体须如扇形

人参的其他加工品特征

＊白参　主根长3～15cm，直径0.7～3cm。表面淡黄白色，上端有较多

断续的环纹，下部有2~3条支根，全体可见加工时的点状针刺痕。味较甜。

* 红参 全长6~17cm。主根长3~10cm；表面红棕色，半透明，偶有不透明的暗褐色斑块，具纵沟，皱纹及细根痕，上部可见环纹，下部有的具2~3条支根。根茎上有茎痕。质硬而脆，折断面平坦，角质样。气特异，味微苦。

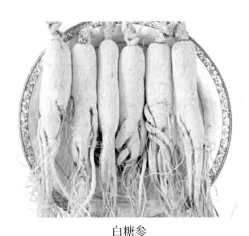

红参片

* 糖参 上端有稀疏粗横纹，下部有支根2~3条。全体淡黄白色，有点状针刺痕及白糖结晶。断面黄白色，疏松，味甜。

* 白参须（生晒参须） 有直须、弯须、混须3种。上端直径约0.3cm，下部渐细，长短不一，最长达20cm。弯须则弯曲而细乱。混须则细支根占50%以上，须根占40%以上。

* 红参须 长条形或弯曲状，棕红或橙红色，有光泽，半透明。断面角质。气香，味苦。

白糖参

* 饮片

生晒参片：外皮灰黄色，体轻质脆，切面灰白色，显菊花纹，皮部有黄棕色小点。香气特异，味甜、微苦。

红参片：长椭圆形斜片。切面红棕色，半透明，中央有浅色圆心。质坚脆。气香，味甜、微苦。

* 白糖参 上端有稀疏粗横

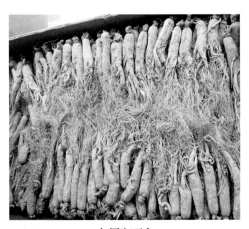

全须生晒参

纹，下部有支根2～3条。全体淡黄白色，有点状针刺痕及白糖结晶。断面黄白色，疏松。味甜。

<h1>〔五 常见伪品〕</h1>

＊ **野豇豆根**　为豆科植物野豇豆*Vigna vexillata*（L.）Benth.的干燥根。无芦头，无芦碗，表面可见毛状纤维，断面有筋脉点。

＊ **商陆根**　为商陆科植物商陆*Phytolacca acinosa* Roxb.的干燥根。经蒸

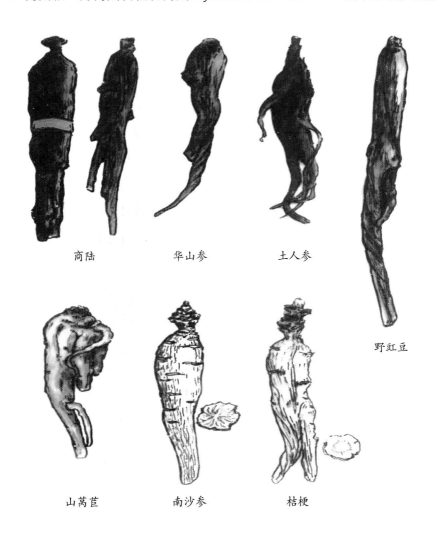

商陆　　　　华山参　　　　土人参

野豇豆

山莴苣　　　南沙参　　　桔梗

制冒充红参。全体深红棕，角质样，无芦头、芦碗，断面有同心环。

＊华山参　为茄科植物华山参*Physochlaina infundibularis* Kuang的干燥根或茄科植物漏斗泡囊草的干燥根。折断面皮部狭窄，类白或黄白色，形成层显褐色环纹，木部宽广，淡黄色，可见细密的放射状纹理，加工后断面呈角质样。具糖样气味，味甘而微苦，稍麻舌。平喘止咳，安神镇惊。有小毒。

＊山莴苣根　为菊科植物山莴苣*Lactuca indica* L.的干燥根。顶端有圆盘状的芽或芽痕，断面略显示出不规则的环状形成层，经蒸煮后为黄褐色，半透明状。气微臭，味微甜而苦。

山莴苣根仿冒人参

＊栌兰根　为马齿苋科栌兰*Talinum paniculatum*（Jacq.）Gaerth.的干燥根。

＊紫茉莉根　为紫茉莉科植物紫茉莉*Mirabilis Jalapa* L.的干燥根。

＊莨菪根　为茄科植物莨菪*Hyoscyamus higer* L.的干燥根。

＊桔梗　为桔梗科植物桔梗*Platycodon grandiflorum*（Jacq.）A.DC.的根。芦碗半月形，表面抽沟深，断面皮部类白色无树脂。

＊金钱豹　为桔梗科植物金钱豹*Campanumoea javanica* BL. var. *japonica* Makino的干燥根。

〔六 贮存方法〕

鲜人参

一般有以下3种保存方法。

＊苔藓保存　这是在阴凉处大量保存人参的方法，将人参和苔藓以层层间隔的方式放入箱子或者容器内，喷洒充分的水分，可保存一周。

＊ 沙内保存　这是一种在秋季长期保存人参的方式。适当的湿润沙子，将人参一层一层的埋在干净的沙堆里，可保存一个月以上。

＊ 纸盒内保存　将人参放入用瓦棱纸做的纸盒内，存放在没有多大气候变化的仓库或者是地下室内，这样可以从秋季保存到冬季。

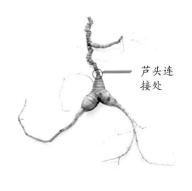

芦头连接处

工艺野山参

干人参

人参因含有较多的糖类、黏液质和挥发油等，所以容易出现受潮、泛油、发霉、变色、虫蛀等变质现象。常见的人参贮藏方法如下。

＊ 常规保存法　对确已干透的参，可用塑料袋密封以隔绝空气，置阴凉处保存即可。

＊ 吸湿剂干燥法　在可密闭的缸、筒、盒的底部放适量的干燥剂，如生石灰、木炭等，再将人参用纸包好放入，加盖密闭。

＊ 低温保存法　这是较理想的方法。人参在收藏前要晒干，最佳的暴晒时间以上午9时到下午4时之间，但人参不宜长时间暴晒，同时供药用的人参已达到一定的干燥程度。一般只需将人参在午后翻晒1～2小时即可。待其冷却后，用塑料袋包好扎紧袋口，置于电冰箱冷冻室里，就能保存较长时间。

＊ 用内衬防潮纸的纸箱或木箱包装　贮存温度15～28℃，相对湿度65%～70%。

＊ 贮藏期间，出现质量问题，及时处理。

｛七　食用方法｝

人参自古以来拥有"百草之王"的美誉，更被东方医学界誉为"滋阴补生，扶正固本"之极品。

噙化

【配　　方】人参5g。

【制　　法】取人参切成薄片，分数次放入口中，缓缓噙化咽下。

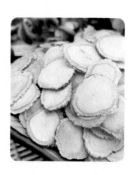

【功能主治】大补元气，复脉固脱，补脾益肺，生津，安神。适用于久病虚弱、肺虚喘促、脾虚倦怠、心悸怔忡、津亏消渴患者。老年人适宜于噙化人参（每天服1g左右），有延年抗衰老功效。

独参汤

【配　　方】野山参10g。

【制　　法】取10g左右人参切成薄片，放入盅内，加适量开水，盖上盖后，再入锅内开水中炖2～3小时。要注意加添开水，以防锅内水干。

【功能主治】益气固脱。对于生命垂危患者，可用人参大量煎汤抢救。

人参酒

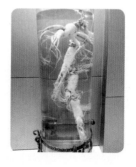

【配　　方】人参10g，白酒1000ml。

【制　　法】取人参约10g，切成小块或片，放入1000g白酒中浸泡。一般浸泡4～5周即可饮用，每周宜振动搅拌1～2次。每次可饮10～15ml，一天2～3次。

名贵中药材的识别与应用

【功能主治】大补元气，温通血脉。适用于阳气衰弱及虚寒体质的慢性病患者。阴虚火旺、盗汗潮热者则不宜饮服。

人参粥

【配　　方】人参3g，大米500g，蜂蜜适量。

【制　　法】取人参3g，盛砂锅内，加水，文火慢煮20分钟，再加入大米适量，煮至粥稠，放入适量蜂蜜或冰糖调味即可。

【功能主治】补气血、健脾胃。参米同煮具有协同的食补效果，尤其适合消化功能较差的老年体虚者调补食用。经常吃人参粥，对心肌营养不良、冠状动脉硬化及心绞痛、心律失常等都有良好的防治作用。

八宝人参汤

【配　　方】人参1g、菠萝、苹果、鲜桃、蜜柑、梨、莲子各15g、青丝、红丝、瓜条各5g、冰糖、香蕉精、水淀粉各适量。

【制　　法】将人参放碗内，再加入水和冰糖上笼蒸4小时；将莲子泡洗干净，放盆内，加水、冰糖上笼蒸烂取出；将苹果、梨去皮切开

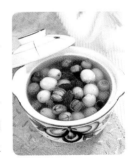

去核。青丝、红丝、瓜条用水稍泡一下。桃掰开去核、剥皮。蜜柑扒去核；将人参、菠萝、苹果、梨、桃、蜜柑、莲子都切成小片。锅内放入开水，将蒸人参的原汁倒入锅内，再将切好的人参、苹果、莲子等各种小片放入锅内，加冰糖，用水淀粉勾芡，用筷子蘸一滴香蕉精放入锅内，盛在碗内即成。

【功能主治】补中益气，滋阴润燥。适用于气阴两虚之人。每日分2次服食。

清蒸人参鸡

【配　　方】人参15g，母鸡1只，火腿10g，水发玉兰片10g，水发香菇15g，精盐、味精、葱、生姜、鸡汤各适量。

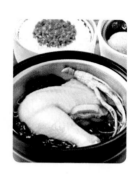

【制　　法】将母鸡宰杀后，褪毛去净内脏，放入开水锅里烫一下，用凉水洗净；将火腿、玉兰片、香菇，葱、生姜均切片；将人参用开水泡开，上笼蒸30分钟取出；将母鸡洗净，放在盆内，置入人参、火腿、玉兰片、香菇、葱、生姜、精盐、料酒、味精，添入鸡汤（淹没过鸡），上笼，在大火上蒸至烂熟；将蒸熟的鸡放在大碗内，将人参切碎，与火腿、玉兰片、香菇摆在鸡肉上，将蒸鸡的汤倒在勺里，烧开，撇去沫子，调好口味，浇在鸡肉上即成。

【功能主治】大补元气，固脱生津，安神。适用于气血不足食少倦怠、乏力之人。

参灵清补汤

【配　　方】野山参1支（大小年限皆不限）、种植园参1支（生晒、保鲜、红参）、切片人参（7～15g）。三者选一即可，灵芝5g、党参8g、黄芪5g、五味子3g、贝母5g、天麻5g、黑木耳10g、鸡1只（或猪排骨1000g或牛肉1000g）。

【制　　法】将鸡宰杀后，褪毛去净内脏，放入开水锅里烫一下；将人参等药用开水泡开；将鸡洗净，放在盆内，置入人参等药材，用大火烧开后，用小火慢慢炖至鸡肉烂熟，加少许盐，调好口味即成。

【功能主治】大补元气，补脾益肺，生津止渴，提高免疫力。适用人群：睡眠失常、记忆力减退患者、视力下降者、养颜美容者、雀斑妊娠斑老年斑患者、妇女产后虚弱者、贫血者、抗寒能力差怕冷者、白发者、头皮屑多者、饮酒机会多者和酒瘾者、胃病患者、伤寒病患者、运动员、航天工作者、重体力劳动者、脑力工作者、阿尔茨海默病（老年痴呆症）患者、经常受凉腹胀者、晕车晕船恶心呕吐者、放射线科医生、常于电脑前工作者、亚健康人群。

介绍：采自清宫廷滋补配方，有补元气，建脾肺，安神益智，调节体内新陈代谢和激素分泌之功效。因此方药效平和，所以适合绝大部分人群食用，特别是亚健康人群。建议为普通人群健康保健的首选汤补。

｛八｝用药禁忌

禁忌

人参为补中之王，虽可强身健体、延缓衰老，但要是不分男女老幼，不管寒热虚实地随意乱用则有害无益，还会出现"人参滥用综合征"。

★ **实热证者忌用**　如外感初起，或里热炽盛，或肝阳上亢，以及痰湿内阻、饮食积滞等引起的胸闷腹胀、便溏泄泻舌苔厚腻等症，以及有疮疖痈肿者，都应忌用。违之则加重症状，好比"火上浇油"。

★ **青少年不宜用**　如体质壮实之人，40岁以下的健康人，精力充沛，易于激动，以不服人参为好，如妄用人参，或误用、多用，往往反而导致闭气，而出现胸闷腹胀等症。尤其是小儿的生理特点为"三有余"，即心、肝、阳常有余，故必须禁用人参等大温大补之品来对小儿进补，反之则会引起小儿的营养代谢紊乱，而出现肥胖、性早熟等现象。

★ **高血压患者忌用**　高血压（收缩压超过180mmHg以上者）、阴虚火旺或急性病等患者，忌用红参，如服食红参，则易引起脑溢血等脑血管意外，使病情加重。

＊忌过量久服　人参虽能增强消化功能，但长期过量服用，反而会引起食欲减退和腹胀泄泻。美国有位医生发现连续、长期服用人参的人，大都出现一些不良反应。如连续服用2年以上的人，变得激动、烦躁、长期失眠，出现高血压、水肿、皮疹等症状，并有清晨腹泻等；其中个别人每日服用人参15g，出现精神错乱。尤其是长期服用人参而突然停用者，甚至会出现低血压、疲乏和震颤等症状。

＊忌与人参同用的西药　人参与西药混用有时可产生一些较为严重的不良反应，甚者可导致死亡。如人参与抗凝剂、强心苷、镇静剂、类固醇等药物具有拮抗或协同作用，若服用以上药物，不可同时服用人参。又如人参有稀释血液的功能，故服"贫血药"时，不能同时服用人参，不然有时可使病情恶化；还有胃溃疡患者感冒时，不能将阿司匹林与人参同时服用，否则犹如"火上浇油"。因为阿司匹林本身对胃黏膜就有刺激作用，而参茸中含有皮质样激素，能促进胃酸、胃蛋白酶的分泌增多，同时使胃液分泌减少，以致加剧病情。再有含参的中成药如"人参再造丸"等，不宜与单胺氧化酶抑制剂呋喃唑酮、帕吉林、异烟肼、苯乙肼等同用，因这些西药可抑制单胺氧化酶的活性，使去甲肾上腺素、多巴胺、5-羟色胺等单胺类神经递质不被酶破坏，贮存于神经末梢中。又如人参与苯巴比妥、水合氯醛等镇静止痉药合用，可加强中枢神经系统的抑制作用，故需特别注意，谨防身体健康遭受不必要的危险。

＊其他　凡狂躁症、精神分裂症患者，不宜服人参；患肝炎、肾炎、肾功能不全伴尿少者、冠状动脉血栓形成等的急性期，以及咳嗽多痰、腹胀便秘、高热口渴、面红目赤、尿黄、舌红苔黄干、脉数有力者等，都应禁用人参。

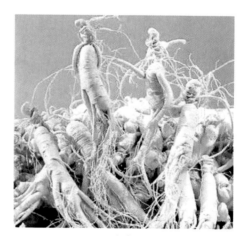

人参

注意事项

＊久服常规用量　短期服用人参及其制剂安全性好，偶可见轻度不安、

兴奋。长期服用则会出现不适，表现为失眠、抑郁、头痛、心悸、血压升高、性功能减退、体重减轻。

＊用量过大　短期或一次超量服用人参及制剂引起不良反应，如头昏、发热，头痛、烦躁、抽搐，对神经系统、心血管系统、消化系统、水电解质代谢都有损害作用。

＊用药不当　长期服用可出现皮质类固醇中毒样损害。

＊其他　服用人参时，不可同时服食萝卜、茶叶，以免降低药效。阴虚阳亢及实邪热盛者忌用。

放山民俗

古时候长白山地区有组织地采挖野山参，称为"放山"。入山采参，要遵守山规，不能说采、挖，要说请参、求宝。发现人参后，要跪拜天地、以谢上天赐给宝物。

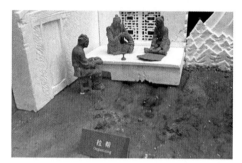

拉帮

放山伙伴人数，要求由三、六、七、八名组成，忌讳二、四、五这些数目，因为二人行动不便，出现纠纷不易解决；"四"与"死"字音相近；"五"和"无"字音相似。

领头人称为"把头"，是挖参人中的带头人和指挥者。把头有丰富的采挖人参经验。

"放山"前的准备

首先要备足粮食，带上炊具、火柴、食盐、咸菜以及衣服、鞋帽、狍皮、围裙、背筐、背包等。其次备好便携式快斧、铲子、铁锹、鹿骨扦子、剪刀、红绒线绳、铜钱（普遍受欢迎的年号是开元、乾隆、嘉庆等）。

此外，每人必须有一个索拨（宝）棍。这棍须是硬木制成，上端稍粗，下端较细，在下端钉上数个铜钱，铜钱间留有间隙，以便在拔草找寻人参时能发出响声，伙伴间可取得

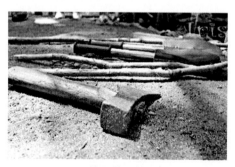

放山的工具

联系，又可惊走小动物。

进山仪式

进入深山之前，首先拜山神爷，虔诚地祈求保佑平安，"拿"到大货，满载而归。把头根据自己的实践经验选定方向、确定范围、安排日程。进入深山后，选好临时居住场所，向下挖到一定深度（半地下的"地窨子"），上面搭上"马架子"形的顶

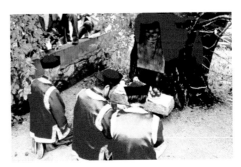

敬山神

棚。同时在临时住处附近，用石头搭起山神爷庙，在庙里挂上一块红布，表示"老把头"已经"请"到身边，可随时保佑大家。

采参劳动开始，留下一人搞后勤，守"家"。捡柴、采集野菜，一般都是年龄较小的"初把"，称为"端锅的"。

分工

放山活动十分辛苦，风吹雨淋、虎狼威胁、蚊虫叮咬、毒蛇袭击，把头在前称为"头棍"，多数人在中间，称为"腰棍"，最后一位"把边的"称为"边棍"，每人相距10m左右，用手中的索拨棍拨动草丛，细心寻找人参。

头棍是较为有经验者，主要任务是引路，把握全队前进方向，防止"麻达山"（迷路），因而责任重大。历史上确实有在深山密林中迷失方向的悲惨事例，一旦迷路，有的采参者由于饥饿和劳累而死亡，甚至全军覆没。如果遇上猛兽袭击，后果更惨。

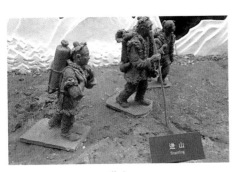

进山

寻参

放山人在横排前进时若见到人参，发现者如获至宝，把索拨棍向地面一立，随即高喊"棒槌"。把头则马上应声询问"几品叶"或"什么

29

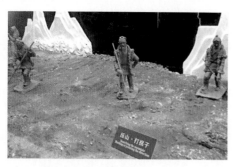

压山

货"。发现者要立即大声报告实际情况，然后大家齐声高呼：快当，快当！（顺利、祝贺之意）。

然后大家同时围拢过来，由把头拿出拴有铜钱的红绒绳，一端拴在人参茎上，另一端拴在索拨棍上，意谓锁住人参，以防人参"土遁"跑掉。

然后在人参植株上方搭个小支架，上面放遮阴的东西，把人参"罩住"。

抬参

把头亲自动手，用斧子、剪刀、铲子等工具，在人参植株1米左右的范围内，仔细剥离土层，非常细心地由清理每一条细根开始，逐渐向人参主根部挖去。这个过程称为"抬参"，寓意人参支头很大很重，需要"抬"出来。挖取中，一旦到达须根或主根附近，必须用鹿骨扦子清除土壤，保证不损坏人参的任何一个部分，即使是最细的须根也必须完整无缺。

封包

人参抬出后，就近剥下一块（桦）树皮，内面铺上苔藓、地衣，把裹有适量原坑土的人参放在里边捆扎好，称为封包。一般大支头人参由把头背着，小支头由其他人背着。遇到很小的植株不挖，若有人参籽，则撒在被挖出人参生长处的周围，让其自然发育生长。

砍照头

在发现人参的地方，或留了小参、播了人参籽的地方，要在附近树干上砍照头。

即由把头选择一株红松树，在对着发现人参的方向剥下一段长方形树皮，然后用刀在显露新鲜创面的树干

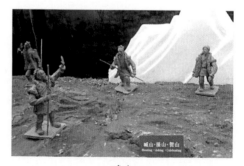

喊山

上刻痕。面向树干，左边的刻痕数代表放山人数，右边刻痕数代表抬出的人参是几品叶。

最后，还要给照头洗脸，即把剥掉树皮处用火烧一烧，以防止流出松油，掩盖了照头。

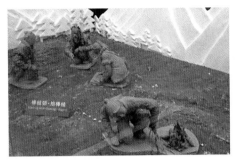
棒槌锁

辨别方向

在放山中，以前没有任何现代仪器仪表指引方向，完全靠经验行事，迷路的情况时有发生，这就需要依靠把头，依靠集体努力来摆脱不幸。

通常辨明方向的方法是，依靠进山前的标的物，或依靠太阳和北斗星定方向。

较为实用的方法还有：

① 看树冠，树叶繁茂的一面通常是西南方向；

② 看树干上的苔藓，一般生长苔藓的一面是北面（阴面）；

③ 看水流方向，顺水走向低处，就是往山下走；

④ 听乌鸦叫，在这种鸟叫的范围内必有人家、村屯。

放山"暗语"

通常挖到了人参，称为撮住米口袋，入山后不开眼，称为没撮住米口袋。

如果挖到了第一支人参是个六品叶，叫作找到了开山钥匙，如果挖到了二甲子，是吉祥的征兆，因为在人参故事中，二甲子是宝参转胎，是拿到了宝参的化身，当然皆大欢喜；如果见到了巴掌，一般宁可放弃，留待以后采挖。

放山中强调说吉利话，如常用拿字，象征着拿到了棒槌。所以把抽烟叫拿火，休息叫拿堆，吃饭叫拿饭，睡觉叫拿睡，改变临时住处叫拿房子。

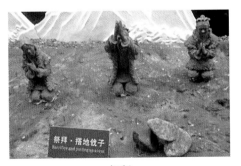
祭拜

放山季节和时间

一般把农历四月初至白露期间定为放山季节。

农历四月初，采挖人参出土后的幼嫩植株，称为放芽草市。

五月，人参植株繁盛，茎叶深绿，称为放青（黑）草市。

六月，人参果实由绿变红，鲜艳易辨，称为放红榔头市，又叫跑红头。

七月，人参果实脱落，残留在总花梗上的果柄与韭菜花果柄形状相似，呈扫帚状，称为放扫帚市，又叫放韭菜花。

放山结束称为辍棍，一般是在白露前20天左右。

过了白露，买卖人参活动结束，称为叩秤。

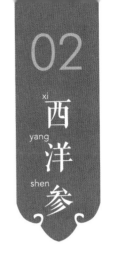
{ 一 名称来源 }

【来源】西洋参为五加科植物西洋参*Panax quinquefolium* L.的干燥根。

西洋参又称广东人参、花旗参，由于美国旧称为花旗国而得名，原产于美国北部到加拿大南部一带，以威斯康星州为主。通常照产地分成（一般所称的）花旗参与加拿大参；两者虽然同种，但因为气候影响，前者的参面横纹比后者更明显，有效成分含量也较高。

【别名】西洋人参、西参、洋参、佛兰参、正光结参、花旗参、广东人参、美国人参、正面参、顶光参、泡参。

＊商品名

<u>粉光西洋参</u>：又名光西洋参、粉光参、去皮参、全须参、原尾参、去皮西洋参。为西洋参采挖后趁鲜撞去外皮，再用硫黄蒸熏，晒干后，色白起粉者。

<u>原皮西洋参</u>：又名面参，原皮参、原皮洋参。为西洋参采挖后连皮晒干或烘干者。

<u>野山洋参</u>：又名野洋参、山洋参。为野生之西洋参。品质优，但产量小，极难得。

<u>种洋参</u>：为人工栽培之西洋参。品质次，但产量大，药材商品市场多为此种。

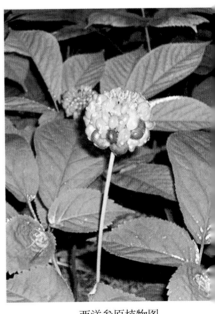

西洋参原植物图

均以表面淡棕黄色或类白色，有密集细横纹、主根呈圆柱形或长纺锤形者为佳。

＊ 配方名　西洋参、花旗参、洋参。

【产地】进口西洋参主产于美国和加拿大。我国引种栽培的西洋参已形成广东、华北、东北、陕西几个主要产区。

【采收加工】秋季采挖，洗净，晒干或低温干燥。

【炮制】去芦，润透，切薄片，干燥或用时捣碎。

【性味归经】凉；甘、微苦；归心、肺、肾经

【功能主治】补气养阴，清热生津。用于气虚阴亏，内热，咳喘痰血，虚热烦倦，消渴，口燥咽干。

{ 二 医经论述 }

《本草从新》：苦，微甘，寒。补肺降火，生津液，除烦倦。虚而有火者相宜。

《药性考》：补阴退热。姜制益气，扶正气。

《本草再新》：味甘辛，性凉，无毒。治肺火旺，咳嗽痰多，气虚呵喘，失血，劳伤，固精安神，生产诸虚。

《本草求原》：清肺肾，凉心脾以降火，消暑，解酒。

《医学衷中参西录》：能补助气分，并能补益血分。

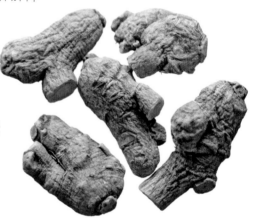

西洋参

{ ② 临床运用 }

西洋参的临床应用

＊**气阴两伤证**　本品亦能补益元气，但作用弱于人参；其药性偏凉，兼能清火养阴生津。适用于热病或大汗、大泻、大失血，耗伤元气及阴津所致神疲乏力，气短息促，自汗热黏，心烦口渴，尿短赤涩，大便干结，舌燥，脉细数无力等证。常与麦冬、五味子等养阴生津、敛汗之品同用。

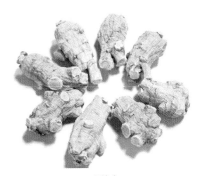

西洋参

＊**肺气虚及肺阴虚证**　本品能补肺气，兼能养肺阴、清肺火，适用于火热耗伤肺脏气阴所致短气喘促，咳嗽痰少，或痰中带血等症。可与养阴润肺的玉竹、麦冬，清热化痰止咳之川贝母等品同用。

＊**热病气虚津伤口渴及消渴**　本品不仅能补气、养阴生津，还能清热，适用于热伤气津所致身热汗多、口渴心烦、体倦少气、脉虚数者。常与西瓜翠衣、竹叶、麦冬等品同用，如清暑益气汤（《温热经纬》）。临床亦常配伍养阴、生津之品用于消渴病气阴两伤之证。

此外，本品还能补心气、益脾气，并兼能养心阴、滋脾阴。治疗气阴两虚之心悸心痛、失眠多梦。可与补心气之甘草，养心阴、清心热之麦冬、生地等品同用。治疗脾气阴两虚之纳呆食滞，口渴思饮。可与健脾消食之太子参、山药、神曲、谷芽等品同用。肾阴不足之证亦可选用。

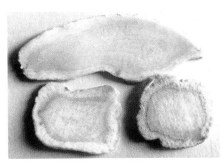

西洋参片（上）与生晒参片（下）

西洋参与人参临床应用比较

人参与西洋参均有补益元气之

功，可用于气虚欲脱之气短神疲、脉细无力等症。但人参益气救脱之力较强，单用即可奏效；西洋参偏于苦寒，兼能补阴，较宜于热病等所致的气阴两脱者。二药又皆能补脾肺之气，可以主治脾肺气虚之证，其中也以人参作用较强；但西洋参多用于脾肺气阴两虚之证。此二药还有益气生津作用，均常用于津伤口渴和消渴证。此外，人参尚能补益心肾之气，安神增智，还常用于失眠、健忘、心悸怔忡及肾不纳气之虚喘气短。

中医认为西洋参性寒，味甘微苦，入肺、脾经，具有补气养阴、泻火除烦、养胃生津之功能，适用于气阴虚而有火之症，多用于肺热燥咳、气虚懒言、四肢倦怠、烦躁易怒、热病后伤阴津液亏损等。如卒中后遗症用人参再造丸；补肾壮阳、填精养髓用龟龄集；健脾益气用参苓白术散，或气虚外感患者用人参败毒饮、生脉散等，欲求补而不燥、扶正祛邪、攻补并施，均有以西洋参取代人参的情况，可获良效。至于久病、妇女分娩、劳累过度所引起的身体虚弱、元气损伤、营养不足，以及各种出血、贫血、头晕头痛、神经衰弱、精神不振、腰酸背痛、自汗盗汗等虚弱性病症，服用西洋参后，均能迅速恢复健康。

{四} 鉴别方法

性状鉴别

● 本品呈纺锤形、圆柱形或圆锥形，长3~12cm，直径0.8~2cm。表面浅黄褐色或黄白色，可见横向环纹及线形皮孔状突起，并有细密浅纵皱纹及须根痕。主根中下部有一至数条侧根，多已折断。有的上端有根茎（芦头），环节明显，茎痕（芦碗）圆形或半圆形，具不定根（芦）或已折断。

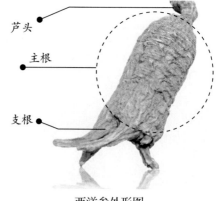

芦头
主根
支根

西洋参外形图

体重，质坚实，不易折断，断面平坦，浅黄白色，略显粉性，皮部可见黄棕色点状树脂道，形成层环纹棕黄色，木质部略呈放射状纹理。气微而特异，味微苦、甘。

- 野生品形体较小，表面土黄色，环纹较密，色黑而清晰；体轻，断面黄白色；气香，味浓。
- 栽培者表面浅黄色，皮细，环纹不黑且较疏；体质结实而沉重；味较淡。
- 饮片长圆形或类圆形。切面黄白色，有棕色环（形成层环），皮部有黄棕色或红棕色点（树脂道），近棕色环处较多而明显；周边微呈细波状，表面土黄色或淡棕黄色。气微香，味微苦、甘。

各国西洋参

* 加拿大产西洋参

<u>性状特征</u>：圆柱形或纺锤形，芦头及支根已除，长2～8cm，直径0.5～2cm，表面灰黄色粗糙，上部有密集的横环纹，全体可见纵皱纹和横向皮孔，质硬、不易折断，断面淡黄白色，无裂隙呈放射状，有极明显的棕黄色形成层环纹。皮部散有黄棕色点状树脂，无裂隙，气香而浓，味甘微苦，嚼后甜味明显。

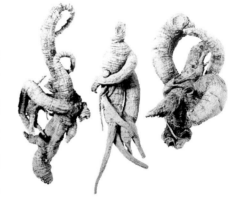

加拿大产西洋参

* 美国产西洋参

<u>性状特征</u>：圆柱形或纺锤状，芦头及支根已去，长2～6cm，直径0.5～2cm，表面黄白色较细腻，上部有密集的环纹，全体多见纵皱纹和横向皮孔，质硬、不易折断，断面淡黄白色，有明显的淡黄棕色形成层环纹。在形成层处，皮部与木质常有分

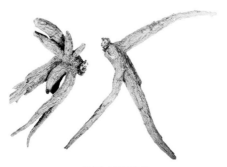

美国产西洋参

37

离，并散有多数灰棕色树脂道。气香味浓，味甘微苦。

＊国产西洋参

性状特征：圆柱形而略带纺锤形，分枝极少，带有芦头，长4～10cm，直径0.8～2.4cm，表面淡棕黄色或黄白色，上部横环纹密集，下部不规则，纵皱纹明显，具横向皮孔，质坚体轻、不易折断，断面类白色，具灰棕色形成层环纹，并散有多数类棕色树脂道，木质部结构较松，并可见裂隙。气香、味苦、嚼后稍有甜味。

国产与进口西洋参的比较

＊进口西洋参　色白，外表横纹细密，质重而坚，不易折断，粉性少；断面较平坦，微呈较质状，有细密菊花纹理；气香而浓，味微甜带苦，口感清爽，味能久留口中。

＊国产西洋参　国产参根头横环纹稀少，纵纹深陷，质坚，断而不平坦，实心，无菊花纹理；气微，味苦重而甜淡，久嚼而涩，稍粘舌。呈长圆柱形，支条较粗壮、芦头较大。表面较光滑，颜色偏黑，纵纹明显。质地轻而结，似刚出窑的红砖，粉性差，少有裂开的缝隙。仅有苦味，甘味少或无，久嚼有棉絮感。

西洋参鉴别十技巧

＊观芦头　商品西洋参芦头较小，一般看不见芦碗或芦碗稀少，较小而浅；生晒参（人参）芦头明显较大，芦碗较多，大而凹陷较深。

＊观皱纹　进口西洋参纵皱纹，不规则，粗而深；国产西洋参表面较光滑，纵皱纹细而浅，根头部横皱纹明显可见。生晒参根的上部或全体有疏浅断续的粗横纹及明显的纵皱纹，但纵皱纹不如入口西洋参粗而深。

＊观皮孔　西洋参皮孔较粗壮；生晒参的皮孔较细长。

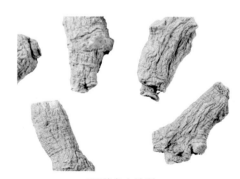

西洋参大泡粒

＊观质地　进口西洋参质地坚实而重，置手中感到沉重而坚实；国产西洋参质地次之；生晒参质地较轻，置手中有轻浮感。

＊听响声　进口西洋参一般质硬不容易剪断，当剪断时声音较轻脆，断面较整洁。国产西洋参不如上述明显；生晒参质较松，易剪断，轻脆声不明显。

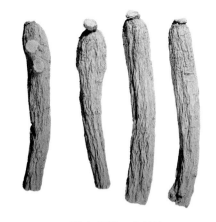

西洋参药材—大长枝

＊观裂隙　西洋参质地较致密，断面裂隙不明显；生晒参断面可见明显裂隙。

＊观朱砂点　西洋参断面可见形成层外侧多环断面继续排列的朱砂点（树脂道），并且形成层色较深，以进口者更为明显；生晒参断面形成层环色较浅，朱砂点稀少。

＊闻气色　西洋参具有特殊香气，进口者香气更浓；生晒参具青草样香气。可供鉴别。

＊尝味　取直径为0.8cm，厚约0.2cm的参片置口中，西洋参与生晒参均微甘，但进口西洋参味浓，生津作用强烈，口感可持续2分钟左右；国产西洋参味不如进口货，口感持续时间约1分钟；生晒参味较淡，生津作用较弱。

＊水泡法　用西洋参切片热开水浸泡，进口西洋参一般水质清净，少浑浊；国产西洋参一般常显浑浊。

{ 五 }　常见伪品

生晒参冒充西洋参：①根茎长圆柱形或纺锤形，芦头多已除去；②表面土黄色或黄白色，皮纹粗糙，横长皮孔粗而短；③质地较脆而疏松，断面平坦，白色或灰白色，显放射状裂隙，皮部红棕色小点不明显；④味淡带甜或有豆腥味。

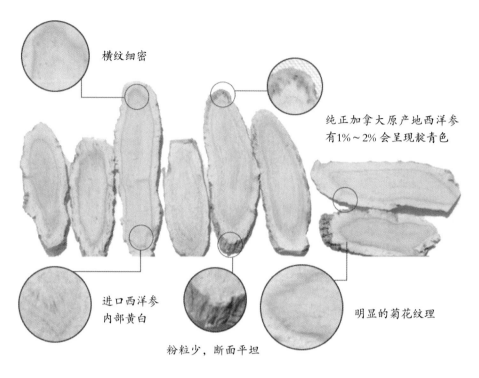

横纹细密

纯正加拿大原产地西洋参
有1%～2%会呈现靛青色

进口西洋参
内部黄白

明显的菊花纹理

粉粒少，断面平坦

西洋参鉴别

{六 贮存方法}

＊吸湿剂干燥保管法　在可密闭的缸、筒、盒的底部放适量的干燥剂，如生石灰、木炭、硅胶等，使保存环境干燥。再将西洋参用纸包好放入，加盖密闭，可防虫蛀、霉变，但应保证干燥剂不会与西洋参直接接触。

＊低温保存法　将干透的西洋参用塑料袋装好，放入冰箱贮藏柜内。如未干，应先干燥后再放入贮藏柜内。

＊常规保存法　对确已干透的西洋参，可用塑料袋密封以隔绝空气，置阴凉处保存即可。已生虫的西洋参应轻轻敲打以除去虫卵、虫尿及虫体，再置阳光下晒或50℃烘烤，以杀死虫卵和虫体。注：储存以半年左右为宜。

{七 选购方法}

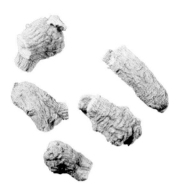

✱ 野生　以颗大、饱满、质轻、无芦头、外形佳、无虫蛀、无霉变为佳。

✱ 种植西洋参　粗壮、饱满、少分枝、油润、干燥、无虫蛀、无霉变为佳。

西洋参药材—小泡粒

{八 食用方法}

西洋参有煮服法、炖服法、蒸服法、含化法、冲服法、配枣法、炖鸡法、作汤法、煮粥法、泡酒法等方法，不同的服用方法，疗效不一。下面介绍几种常用的食用法。

含化法

【配　　方】西洋参10g。

【制　　法】将无皮西洋参放在饭锅内蒸一下，使其软化，然后用刀将参切成薄片，放在玻璃瓶内，也可以直接买西洋参饮片。一次口含一片，每天用量2～4g，早饭前、晚饭后含于口中，细细咀嚼。

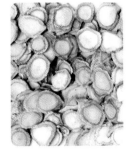

【功能主治】补气养阴，清热生津。用于气虚阴亏，内热，咳喘痰血，虚热烦倦，消渴，口燥咽干。

洋参川贝梨

【配　　方】雪梨1个，西洋参3g，川贝3g。

【制　　法】将梨削去带柄的部分，挖去梨核，放入西洋参、川贝，盖上带柄的梨，用牙签插定，加水、冰糖适量，放碗中蒸熟。分二次食。

【功能主治】清热润燥、化痰，养阴清火。用于阴虚肺热，咳嗽痰黏，咽干口渴。

西洋参鸡

【配　　方】鲜鸡1只重约2斤。腌料：西洋参10g（用搅碎机绞碎），姜茸1茶匙、盐、糖、姜汁、酒、胡椒粉少许。

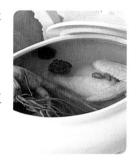

【制　　法】将鸡去除内脏洗净、沥干，放入腌料腌约2～3小时。用文火隔水蒸约1小时，即可趁热享用。

【功能主治】补气益脾，用于气虚体弱之症。

杞归洋参汤

【配　　方】西洋参10g，当归10g，枸杞10g，新鲜鱼尾（或猪肉、鸡或牛肉）。

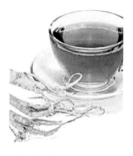

【制　　法】加水2～3杯，一起炖煮成清汤。

【功能主治】益肾补气，活血补血。用于气血双亏，面色无华。

西洋参四喜汤

【配　　方】西洋参约10g，四物一包（熟地、川芎、白芍、当归）约50g，鸡一只或排骨500g，或牛肉、羊肉（量可酌情增减）。

【制　　法】水盖满鸡、排骨或牛、羊肉，不用加盐、味精等佐料。四物汤先另煎半小时，将药汁合参蒸鸡或排骨、牛肉，隔水文火炖约1小时。

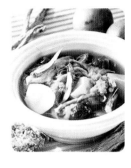

【功能主治】益气补血。此汤特别适合产后妇女及一般体弱者。

｛九　用药禁忌｝

副作用

西洋参虽然适用人群很广，但如果药不对症，也会起到反作用。

西洋参服用过量，会给人带来心情兴奋、烦躁忧虑、失眠，出现人格丧失或精神错乱等类似皮质类固醇中枢神经兴奋和刺激症状，还有头痛眩晕等。

中医认为，西洋参属于凉药，宜补气养阴。如果身体有热症，比如口干烦躁、手心发热、脸色发红、身体经常疲乏无力，使用西洋参类补品可以达到调养的目的。

反之，若咳嗽有痰、口水多或有水肿等状态时，就应避免服用西洋参，否则就会加重病情。

西洋参不利于湿症，服用时还要考虑季节性。春天和夏天气候偏干，比较适合服用西洋参，不宜服用人参或红参；而秋、冬季节更适宜服用人参。

另外，"非虚勿补"。如果身体并无不适，不宜经常服用西洋参含片。

注意事项

西洋参食用的时候应该注意以下几点。

● 服用的同时不能喝浓茶，因茶叶中含有多量的鞣酸，会破坏西洋参中的有效成分，必须在服用西洋参2～3日后才能喝茶，也最好不要喝咖啡，咖啡对西洋参的效果也有一定影响。

● 警惕不良反应。有的人服西洋参后，会出现畏寒、体温下降、食欲不振、腹痛腹泻。也有的会发生痛经和经期延迟；还有的会发生过敏反应，上下肢呈现散在性大小不等的水泡，瘙痒异常，停药后，水泡可自行吸收消退。

● 西洋参中含有一种叫人参皂苷的成分，具有提高人体抵抗力的作用。因此，体质较弱的人，如老年人、身患重病的人，时常服用西洋参都能够起到一定的增强体质作用；而一些有慢性疾病的人，如患慢性乙型肝炎的患者，服用西洋参也会有利于病情的控制和好转；对于肠热便血者，据《类聚要方》记载，西洋参与龙眼肉同蒸服用，有清肠止血之效。

● 不宜与藜芦同用。脾阳虚、寒湿中阻及湿热内蕴者禁服。

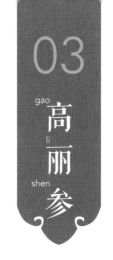
{ 一 名称来源 }

【来源】产于朝鲜半岛的人参称为高丽参，为五加科植物人参带根茎的根，经加工蒸制而成。

高丽参原植物与国产人参相同，仅因产地和加工方法不同而有所区别。高丽参分水参、红参、白参三个种类，以高丽红参著名，其药用成分与中国人参基本相同。现国内也有国产高丽红参。

【采收加工】高丽参的加工工艺复杂，不同的加工工艺制成不同种类的高丽参。刚采自参田、尚未经过晒干过程的即为水参，不过由于保存不易，因

1 年根
长有一支叶柄，上生3片小叶，主根和支根已经形成。

2 年根
长有两支叶柄，上生5片小叶，移栽后在原来的主根上长出新的支根。

3 年根
长有三支叶柄，上生5片小叶，人参此时开始开花，根的形态在这一年基本形成。

4 年根
长有四支叶柄，上生5片小叶，根进一步生长发展。

5 年根
长有五支叶柄，上生5片小叶，根进一步生长发展，此时根茎大体成型，人参已经接近成熟。

6 年根
长有六支叶柄，上生5片小叶，根完全发育成熟，有效成分达到极佳状态，此时收货的人参品质最高，专门用作优质高丽红参的原料。

高丽参生长图

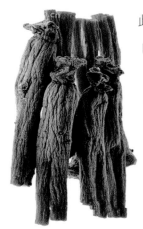

高丽参

此除了产地外很难见到；将收获的人参晾干，挑选出质量最好的加工成红参，其余加工成白参，红参是将人参热蒸后烘干而成，水分含量低于14%，组织较硬，呈黄褐色，可长期保存。白参是以4～6年生的人参为配方，剥皮后以太阳光或热风自然晒干而成，色泽呈微白的黄色。

高丽参一般生长4～6年收割，其中又以6年根的品质最优，超过6年品质便会走下坡了。国内市面上销售的高丽参以红参品种为主，高丽参的商品品种繁多，有国产与进口之分，但都是以种植6年的朝鲜参或中国人参为原料加工，其加工工艺各有不同，产品质量、疗效亦各有不同。所以就有了"六年根"之称。

【功能主治】具有大补元气、滋补强壮、生津止渴、宁神益智等功效，适用于惊悸失眠者，体虚者，心力衰竭、心源性休克等。

【注意】畏五灵脂，反藜芦，禁与萝卜同食。

名贵中药材的识别与应用

{ 二 分类分级 }

名称分类

根据在门店的销售和对人参的认识和体会，发现高丽参的定义其实可以分为"狭义"和"广义"两种。

＊狭义高丽参 产于朝鲜半岛的人参称为高丽参。为真正韩国或朝鲜进口的人参。

＊广义高丽参 利用了韩国或朝鲜的技术加工的人参都可以称之为高丽参。如某门店销售的"新开河高丽参"就是利用了韩国的技术

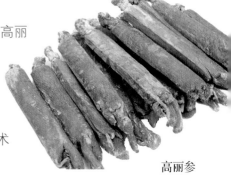

高丽参

加工（参盒背面有注明"韩国技术提供"），所以有天、地、良的韩国技术分类；而国产的"新开河参"则没有用到韩国技术，只是用了我国的技术加工，所以就没有韩国技术那种天、地、良的等级分类。同样道理我国产的"石柱参"也有天、地、良的分类也正是利用了韩国的技术加工，所以石柱参之前又有"原高丽参"的称呼（见参盒背面）。

高丽参的分级

● 朝鲜红参分为天、地、人、翁四个等级，韩国红参分为天、地、良、切、尾五个等级。

天参：红参中品质最好，内部组织致密，外形好，一级品。

地参：次于天参，二级品。

高丽参的辨别

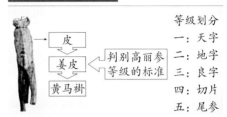

等级划分
一：天字
二：地字
三：良字
四：切片
五：尾参

高丽参的支别划分

◆ 8支	◆ 30支
◆ 10支	◆ 40支
◆ 12支	◆ 50支
◆ 15支	◆ 60支
◆ 20支	◆ 70支
8支=500g=1斤	◆ 尾参

良参：次于地参，三级品。

切参：次于良参，是将人参的参体（主根）截成两部分制成（四级品）。

尾参：由主根之外的支根、须根制成的红参（即参须），可进一步分为大尾、中尾、小尾（五级品）。

● 高丽参分为天、地、良、切、尾，每个等级中再按大、小分为不同规格，又可以分为10支、15支、20支、30支、40支、50支等。

"支"即是规格，是指每600g所装高丽参的支数。如：10支（每600g约10～16支），20支（20～28），30支（30～38），以此类推到80支等这些等级。

所以参的支数=参的净重量÷（600÷支数）

例如：正韩庄天字40支37.5g的盒装高丽参内含的人参支数为3支。

计算过程：37.5÷（600÷40）=2.5条（约为3条数）

{二 鉴别方法}

性状特征

呈长柱状,上半部均压制成不规则的方柱形,长7~16cm,直径1~2cm;表面红棕色至深红棕色,有光泽,略透明,皮细腻显油润;根茎(参芦)短而粗、凹窝状,有的具两个参芦,参芦的茎痕(芦碗)大,略似碗状;根的上部有横环纹。中下部有纵皱和少数浅纵沟,底端下部支根(参腿)1~3支,稀有4支,较粗;质坚重,不易折断,断面较平坦,红棕色,有光泽,呈角质,形成层色淡;气香特异,味微苦后甘甜。

* 主要鉴别特征

马蹄芦:高丽参的芦头大多像"马蹄"短而大,比其他人参芦头大,偶尔有双芦头。

将军膀:高丽参主根上宽下窄,与其他人参相比,"肩膀"要宽很多,有明显的不同。

黄马褂:"黄马褂"是高丽参显著特点之一,在加工过程中使"肩膀"部位呈现黄皮。

红腿:"红腿"是高丽参显著特点之一,高丽参双腿透明红亮、角质状,而且参腿笔直。

参纹深:高丽参由于生长期长,所以参皮显得稍老,参纹显得深、紧实,参纹为顺纹。

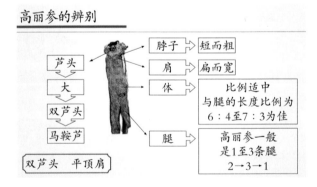

有环纹:高丽参质地细密,横切有明显的花纹(即所谓的年轮),生长年限越长的高丽参,切开后的花纹越清晰。

上等高丽参显著特征

＊ 蝴蝶芦　高丽参的顶端有短而且粗的芦头，芦碗明显而且大。

＊ 马蹄芦　指双芦头者，状如马蹄，纵观两面与肩齐平。

＊ 将军膀　指芦头以下至下身部分较普通红参宽。

＊ 着黄袍　指主根的上部具有密集、细致、均匀的黄色细点。

＊ 其他　蟋蟀纹、质硬，断面呈镜面光泽、有菊花纹，气味香浓，甘苦味浓，参条越粗的质量越好。

进口高丽参的特点

＊ 天字参　黄皮只占周身面积的1/4，具有明显的两条粗壮的腿。

＊ 地字参　周身黄皮不超过1/3，1条或2条粗壮的腿。

＊ 良字参　可周身是黄皮，腿部必须是红色，腿数无要求。

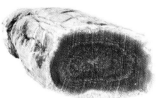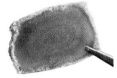

横截面菊花纹清晰——优质高丽参才会带有的特征

＊ 正品　为压成不规则的方柱形，支根2～3条，粗短无细尾，生有双马蹄芦与肩齐，习称"粗颈"。表面红棕色，有顺纹，上部显黄衣，体周有明显纵棱纹。质坚而重，断面角质光亮，有菊花纹。气郁浓香，嚼之不易溶化。

产区甄别

真正的高丽参是选用生长了6年的人参进行炮制的，分白参和红参两种，但是通常高丽参指的是红参。

红参在炮制过程中会采用多种其他中药材来化解人参的"燥气"，同时增加其功效。真正的"正官庄"高丽参相当于韩国官方认证的高丽参，其炮制的过程和其他药材的种类、配比是保密的。也就是说，韩国产的高丽参同一等级的各品牌参之间也会有所差异，这是炮制和配方的区别引起的。

国产的"高丽参"多采用长白山地区的种植人参，由于没有严格的年限界定，所以其人参的配方的选取不一定是6年生的，大多在3～4年。

● 其中芦头可以很明确的区分一下，如果芦头上的"芦碗"不是6个，而是少于6个，肯定是国产的，而非进口的原装。

＊色泽　进口的高丽参（红参），色泽酱红，表皮坚实，少有褶皱，呈压缩的四棱柱形，其中天、地两个等级的会有2条腿的分支，修剪非常齐整。人、良两个等级要求没有那么严格了。另外，在强光的透视下，真正的高丽参是半透明的，其中少有或根本没有不透明的结节。

无糖红参片

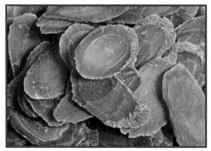

阳光照射下无花纹样纹路
含有糖分；断面泛白、粘手。

糖煮红参片

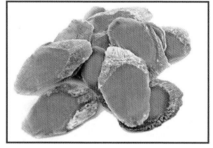

阳光照射下有明显花纹样纹路，呈半
透明状，断面平整、光滑、不粘手。

含糖劣质高丽参切片

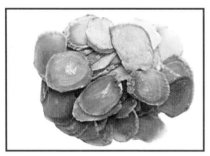

精选高丽参切片

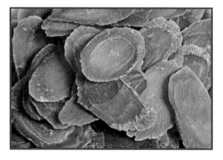

{（四）常见伪品}

冒充高丽参的伪品主要有野豇豆、商陆、华山参、土人参的根及红参。其中野豇豆的根无芦头、芦碗，表面有显著的纵纹，无横纹，有豆腥气；商陆根无芦头、芦碗、根形肥大，横切面有同心排列的三生维管束；华山参和土人参外形似人参，均无芦头、芦碗；红参为圆柱形或纺锤形；支根3~5条，参腿细尾，顶具芦碗，一般芦碗5~6个，习称"油盏头"；外表棕红，半透明，上部土黄色，体较轻易折，断面中心有浅棕色的圆心；嚼之较易溶化。

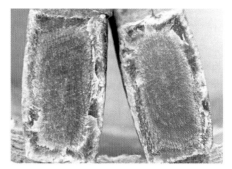

高丽参切片

{五 贮存方法}

高丽参一般不易被虫蛀，但必须保持干燥，晒时要盖上白纸，以免变色，可装在木盒或瓷瓶内密封储存；为避免受潮，应及时晒干，在瓷瓶内密封收藏，方可保持原来的色泽和不流失营养；逢梅雨季节，最好放在冰箱中冷藏，也可贮放在生石灰缸中，但不得与生石灰直接接触，生石灰也不宜放的过多（约占容器的1/4即可），这是因为高丽参过分干燥，极易碎裂，造成损失。高丽参如果是整枝的，在食用时可以用微波炉加热变软后，用刀切片食用和储存；与空气隔绝，晾干密封，防潮防虫。高丽参储藏期一般在5~10年，方法得当，可保存10年以上，药效成分几乎无异。

{六 食用方法}

＊炖服　将高丽参切成2cm薄片，放入瓷碗内，加满水，封密碗口，放置于锅内蒸炖4~5小时即可服用。

＊嚼食　以2~3片高丽参含于口中细嚼，生津提神，甘凉可口，是最简

单服用方法。

＊冲茶　将高丽参切成薄片，放在碗内或杯中，用开水冲泡，闷盖5分钟后即可服用。

参茸肉桂坐月补剂

【配　　方】高丽参9g、鹿茸5g、肉桂心5g、当归头10g、川芎片10g、白芍10g、熟地10g、茯苓15g、白术片10g、黄芪10g、桂圆肉10g、炙甘草3g。

【制　　法】先将辅药同鸡肉或瘦肉煲2小时，取出净汤一杯，加入高丽参、鹿茸于炖盅隔水文火炖2小时，熄火后再将肉桂心放入炖盅片刻，即可服食。分娩一星期后便可服用，隔五天服一剂。

【功能主治】生精养血、温肾暖胃、祛风散寒、活血通脉。用于产后恶血、崩漏带下、虚劳羸瘦、腰膝酸软。

高丽参炖白鸽汤

【配　　方】高丽参15g、老鸽1只、麦冬5g、北芪5g、生姜2片、开水500ml。调味：粗盐适量，白酒2汤匙。

【制　　法】老鸽1只，用清水冲洗干净备用，将老鸽连同高丽参一并放入炖盅，加入开水及生姜2片，将盅盖盖好，再用白纸1张湿水封好盖边，隔水炖3小时调味即可食用。

【功能主治】大补元气，益气生津。适用于体弱多病、身体虚弱之人。

高丽参炖鸡

【配　　方】高丽参20g、母鸡1只（可用乌鸡）、猪肉20g、花菇4只、米酒2汤匙。

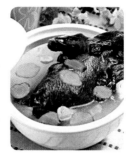

【制　　法】鸡洗净，放入滚水中煮5分钟，取出洗净。将高丽参切成片放入鸡肚内，再将鸡放入炖盅内，加入米酒1汤匙、花菇，开水适量，炖4小时，加盐调味即可服用。

【功能主治】安神益智，补而不燥。高丽参有大补元气、固脱生津及安神之功效，鸡可旺血补气，花菇补益胃气、增进食欲、化痰理气，此汤主治虚劳倦怠、心悸健忘、自汗、头晕、食欲不振等症。

高丽参枸杞子

【配　　方】高丽参15g，枸杞子20g。

【制　　法】加10倍量水，煮沸后用文火煎煮30分钟，滤过后，再同法煎煮一次。

【功能主治】五劳七伤，房事衰弱。每天是一剂，用于房劳过度，浑身无力，耳鸣眼花等症。

高丽参蛤蚧

【用　　料】高丽参50g，蛤蚧2对，冬虫夏草100g，淫羊藿250g，菟丝子90g。

【制　　法】先将蛤蚧、高丽参用米酒浸后烘干，冬虫夏草、淫羊藿慢火烘干，共研细末口服，每次5g，日服2次。

【功能主治】补肾壮阳，用于阳痿早泄。

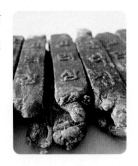

人参粥

【配　　方】大枣1杯，水10杯，栗子半杯，高丽水参2棵，大米1杯，枸杞子适量

【制　　法】大米洗净，浸泡约1小时备用。水参刮去外皮，顺丝切开。于煲内加入十杯水，放入水参、栗子、大枣。煮沸后，将火调至小火。放入大米并不时搅拌，以温火煮至大米呈软糯，加入枸杞及盐调味即可。

【功能主治】补气养血，适用于脾虚血弱、元气不足的人士，有补元、护心的作用。亦可按体质而选择白参、水参或红参。一般来说，夏天较适合吃白参及水参，冬天则适合吃红参。

{七 用药禁忌}

● 不宜与藜芦、莱菔子、五灵脂等中药同用。

● 服用时忌浓茶、红萝卜、白萝卜、菠菜、白菜、芥菜与及寒凉的蔬菜汤、冷冻食品、滑肠泻下食品，油腻难消化食品，以免影响高丽参的补益效果。

- 应避免与溴丙胺太林、苯丙酸诺龙、强心苷、普鲁卡因等西药同用。

- 本品虽对孕妇有补益作用，但孕妇服用本品务必遵医嘱。

- 儿童服用量必须在成人服用量的1/3以下。如果健康儿童服用人参而且超量，会出现性早熟等问题。

- 痰多、面红耳赤、急躁、口渴、口苦、大便干燥等症的患者慎用。

- 患有高热属于实症；高血压属于肝阳上亢；感冒实症；失眠烦躁症；湿热壅滞所致的浮肿等症者均不适合服用高丽参。

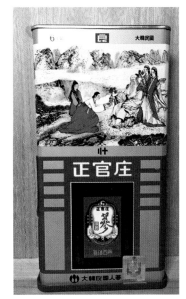

正官庄高丽参

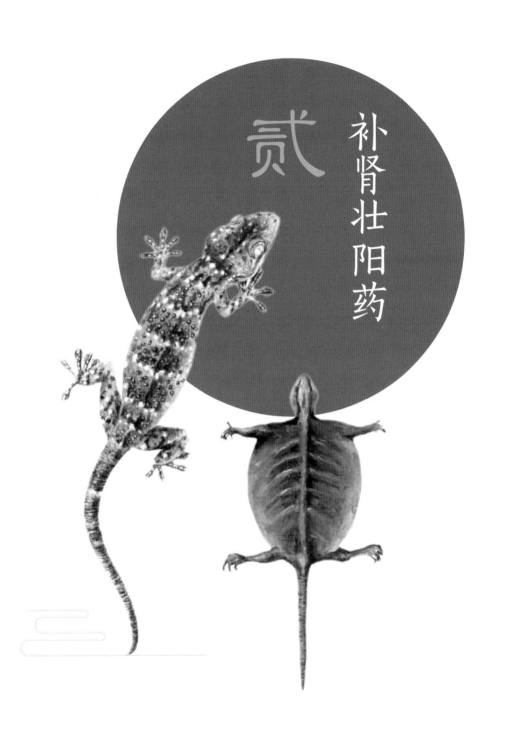

贰 补肾壮阳药

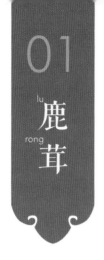

01 鹿茸
lu rong

{ 一 名称来源 }

【来源】本品为鹿科动物梅花鹿*Cervus nippon* Temminck或马鹿*Cervus elaphus* Linnaeus的雄鹿未骨化密生茸毛的幼角。前者习称"花鹿茸"，后者习称"马鹿茸"。夏、秋二季锯取鹿茸，经加工后，阴干或烘干。

鹿的种类很多，分布也很广。主要有东北梅花鹿、台湾梅花鹿、东北马鹿、新疆马鹿（叶尔羌马鹿）、西藏马鹿、天山马鹿、白唇鹿、水鹿、白鹿、台湾黑鹿、马来亚黑鹿、麋鹿、驼鹿、驯鹿、海南坡鹿等。

我国主要使用梅花鹿和马鹿。

【产地】花鹿茸：主产吉林、辽宁、黑龙江三省，河北、四川等省亦产，品质优。多为饲养，广东近年也有饲养场，有少量产品提供。

马鹿茸：主产于黑龙江、吉林、内蒙古、新疆、青海、云南、四川、宁夏、甘肃等省区。东北产者习称"东马鹿茸"，品质较优；西北产者习称"西马鹿茸"，品质较次；产于新疆的称"新疆马茸"。

【炮制】鹿茸片：取鹿茸，燎去茸毛，刮净，以布带缠绕茸体，自锯口面小孔灌入热白酒，并不断添酒，至润透或灌酒稍蒸，横切薄片，压平，干燥。

鹿茸粉：取鹿茸，燎去茸毛，刮净，劈成碎块，研成细粉。

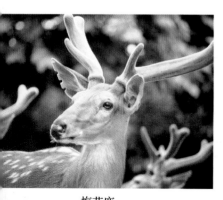

梅花鹿

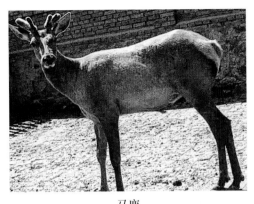

马鹿

【性味归经】甘、咸，温。归肾、肝经。

【功能主治】壮肾阳，益精血，强筋骨，调冲任，托疮毒。用于阳痿滑精，宫冷不孕，羸瘦，神疲，畏寒，眩晕，耳鸣，耳聋，腰脊冷痛，筋骨痿软，崩漏带下，阴疽不敛。

{ 二 采收加工 }

采收

采收分锯茸和砍茸两种方法。

＊锯茸 夏、秋二季锯取鹿茸，立即进行加工，阴干或烘干，目前常采用冷冻法。

＊砍茸 将鹿头砍下，再将茸连脑盖骨锯下，刮净残肉，绷紧脑皮，进行煮烫等加工，阴干或烘干。

除老鹿（不再生茸）及猎杀的野鹿是连头骨盖一并砍下，为砍茸外，一般是采用锯茸方法。

锯茸的时间应在茸角生长旺盛期锯取，北方多在清明后40～50天内、广东多在清明后10～20天内锯取的，称"花二杠"；北方在7月间、广东多在6月间锯取的，称"花三岔"。锯茸时要稳、准、快。

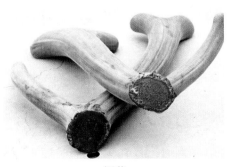

锯茸

加工方法

✻ **初步加工** 锯口要平，锯取的鲜茸先用真空泵（或打气筒）抽去大部分的血污，然后置于炸茸架上，用97℃热水反复煮炸5～6次。然后置通风处晾干。反复煮炸多次使残血排净，茸皮紧缩、易于干燥。

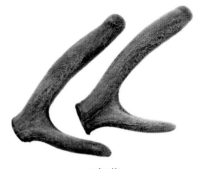
二杠茸

砍茸的加工方法与锯茸的基本一致。

✻ **厚片（原茸片）加工** 加工比较简单，将锯口朝下，放在白酒内30分钟至1小时，鹿茸通过毛细管虹吸作用被酒浸润，然后在笼屉上蒸至茸软化，再用特制的切刀切成厚度约为1mm的原茸片，分等级包装出售。

✻ **超薄片加工**

① 将上述干制鹿茸洗净去毛，按骨化程度锯成数段，在清水中浸泡30分钟，使干燥鹿茸充分吸水，然后上笼蒸煮2～3小时。

② 蒸后的鹿茸去掉茸皮，视茸的粗细纵向切成4～6条，90℃干燥1～2小时。

③ 将干燥的茸条放在鸡蛋清中浸泡12～24小时，待茸条充分吸收蛋清后将其对并在一起，包上白布捆紧，再反复蒸3次，并在每次蒸后缠紧。

④ 去掉白布，包上去毛茸皮或鹿皮，再以白布包缠，反复蒸3次，缠紧，使茸条与茸皮或鹿皮融为一体。

⑤ 去掉白布烘干，使茸条硬而不脆，软而挺，有弹性。

⑥ 刨片，将茸条用特制夹夹好，在刨刀上刨出厚7～10μm的茸片，以吸水性好的纸夹好平放，用加压器压平，然后包装。

带血茸

带血茸是指使鹿血保留在茸体内进行干燥后的鹿茸，主要加工方法是：用干面粉堵住锯口的血管，并用

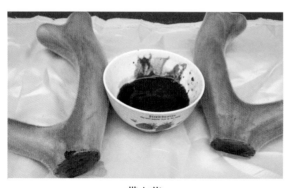
带血茸

烙铁烫之，起到止血作用，然后再采用煮炸、烘烤、冷冻或远红外干燥等方法使之干燥。

{二} 医经论述

《本经》：主漏下恶血，寒热惊痫，益气强志。

《名医别录》：疗虚劳洒洒如疟，羸瘦，四肢酸疼，腰脊痛，小便利，泄精，溺血，破留血在腹，散石淋，痈肿，骨中热，疽痒（《本草经疏》云："痒"应作"疡"）。

《药性论》：主补男子腰肾虚冷，脚膝无力，梦交，精溢自出，女人崩中漏血，炙末空心温酒服方寸匕。又主赤白带下，入散用。

《日华子本草》：补虚羸，壮筋骨，破瘀血，安胎下气，酥炙入用。

《本草纲目》：生精补髓，养血益阳，强筋健骨。治一切虚损，耳聋，目暗，眩晕，虚痢。

《中药大辞典》：壮元阳、补气血，益精髓，强筋骨。治虚劳羸瘦，精神倦乏，子宫虚冷等。

{四} 临床运用

鹿茸始载于《神农本草经》，列为中品，谓其："益气强志，生齿不老"。具有生精补髓，益血助阳，强筋健骨之效。为年老体弱者的高贵滋补佳品，多入丸散服用。

＊补益气血　鹿茸功擅益精，精旺则能化气生血。临床上用于治疗再生障碍性贫血、血小板和白细胞减少症，以及苯中毒引起的血液病等，能使病人的眩晕、头痛、倦怠乏力、齿龈出血、鼻衄、失眠等症状及血常规得到较好的

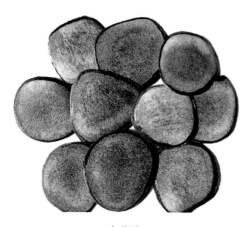

鹿茸片

改善。同时，还可以治疗失血引起的贫血等。

＊ 温肾壮阳　古往今来，鹿茸一直被视为益精填髓、温肾助阳的上乘之品。临床应用精神疲倦、形寒肢冷、腰脊酸痛、阳痿、遗精、早泄、不育等。

＊ 强心复脉　临床上，常用鹿茸制剂治疗各种原因所致的心力衰竭，尤其是风湿性心脏病而伴有心悸、腰痛、尿少等症，以及应用于低血压及其他慢性循环障碍，颇具强心升压益脑的作用。因此，也有人将鹿茸用于治疗肺心病缓解期和神经衰弱、自主神经功能失调等，取其强心益脑复脉之效。

＊ 化瘀生肌　鹿茸有行血、化瘀、消肿、解毒和生肌的作用。常用于治疗外科疮疡及伤科跌打损伤等多种疾病，尤其是慢性经久不愈者，疗效更佳。

＊ 强筋壮骨　鹿茸强健筋骨的作用，向来为古今医家所推崇。老年人精衰血少、腰脊酸楚、肢节疼痛、筋骨痿软、手足拘挛，小儿发育不良、筋骨疲软、手足拘挛，行迟、齿迟、囟门不闭合等症，不仅可以单味服用，还可以与龟板、熟地、杜仲、续断、肉苁蓉、巴戟天等配伍应用，均能起益肾壮骨强筋的作用。

＊ 固崩止带　《神农本草经》指出其"主治漏下恶血"。临床上对于崩漏、带下、不孕、胎漏属于虚寒者，可以和阿胶、当归、熟地、山药、白芍、乌贼骨等配伍应用。

＊ 强身抗老　它对降低肌肉疲劳、改善营养不良和蛋白质代谢障碍、扭转阳虚患者能量代谢低下的病理状态，促进疾病康复，均有裨益。对体弱、怕冷、无力、倦怠的久病患者，以及神经衰弱所致的头痛、失眠、心悸、疲倦、食欲不振、性功能低下，病后体衰伴有头晕、耳鸣、腰酸、精神不振、四肢无力、消化不良、小便频数的患者，均能显著地改善症状。

名贵中药材的识别与应用

{五 分类方法}

按鹿种分类

如梅花鹿茸、马鹿茸、驯鹿茸、水鹿茸（春茸）、白唇鹿茸（岩茸）等。

按生长阶段分类

如初角茸、头茬茸、再生茸；梅花鹿二杠茸、三杈茸；马鹿莲花、三杈茸、四杈茸等。

按收茸方式分类

分为锯茸和砍头茸；梅花鹿二杠锯茸，梅花鹿二杠砍头茸；马鹿三杈锯茸，梅花鹿三杈砍头茸。

按加工方式分类

分为传统加工排血茸和带血茸以及现代方法加工的活性冻干茸。

＊ 排血茸　鹿茸每年锯下后，加工分为烫茸和烘茸两大过程。烫茸的目的是使鹿茸煮炸，回水排净茸血；烘茸是使茸体干燥便于保存。烫茸是根据茸血在适当的温度内维持其液态，不至于冷却凝固的原理，使茸内血液不断从锯口向温水里渗出，温水保持40℃内直至锯口处冒白沫，无血液排出为度，然后进行干燥。

＊ 带血茸　是将锯下的鹿茸，立即用烧红的烙铁烫封锯口，使茸血不流出，再放入烘箱，烘干即可。带血茸外观色乌。茸基部皮肤有明显血管迹。马鹿茸加工时大多不排血。

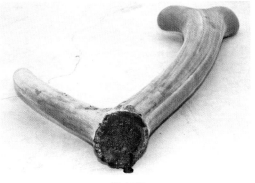

带血茸

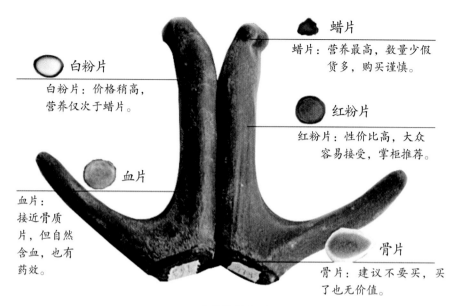

白粉片

白粉片：价格稍高，营养仅次于蜡片。

蜡片

蜡片：营养最高，数量少假货多，购买谨慎。

红粉片

红粉片：性价比高，大众容易接受，掌柜推荐。

血片

血片：接近骨质片，但自然含血，也有药效。

骨片

骨片：建议不要买，买了也无价值。

鹿茸片的来源

按来源分类

＊鹿茸片　外观为圆形薄片，无茸毛，半透明，微显光泽，质坚脆，气微腥，味微咸，鹿茸片有血片（蜡片）、粉片和老角片之说，角尖部鹿茸片为血片，中上部为粉片，下部习称老角片。

＊花鹿茸片

①茸尖部切片习称"血片""蜡片"，切面浅棕色或浅黄白色，半透明，微显光泽。

②中上部的切片习称"蛋黄片"，切面黄白色或粉白色，中间有极小的蜂窝状细孔。

③下部习称"老角片"，表面粉白色或浅白色，中间有蜂窝状细孔，外皮无骨质或略显骨质，周边灰色，质硬。

＊马鹿茸片

①"蜡片"为圆形薄片，切面灰黑色，中央米黄色，半透明，微显光泽，外皮较厚，无骨质，周边灰黑色，质坚韧。

②"粉片""老角片"切面灰黑色，中央米黄色，有蜂窝状小孔，外皮无骨质或略显骨质，周边灰黑色，质坚脆。

{六 鉴别方法}

鹿的形态

* 梅花鹿　身长1.5m左右，雄鹿有角，出生后6~8个月额骨表皮膨起，内有骨突起称为稚角（习称毛桃）；生后第二年夏天稚角延长生长称为初角茸或锥茸（习称锥角子）；生后第三年所生的角具1~2个枝叉，其后每年早春脱换新角，增生一叉，最多至4~5枝叉。

* 马鹿　身长2m余；角可多至6~8枝叉，全身披棕色或红棕色毛，无白斑。东北产者称"东马茸"，西北产者称"西马茸"。

花鹿茸经验鉴别

梅花鹿茸呈圆柱状分枝，具有一个分枝者习称"二杠"，主枝习称"大挺"，外皮红棕色或棕色，多光润，密被细茸毛，锯口灰白色，有致密的蜂窝状小孔，外围无骨质。具两个侧枝称"三岔"，三个侧枝（四岔），其形较二杠为细，略呈弓形，侧枝较长，皮红黄色，茸毛较稀而粗；气微腥，味微咸。

茸的主干称"大挺"，由"大挺"上长出的第一侧枝，称"门庄"，此时锯下的鹿茸规格称为"花二杠"。若"大挺"上再生出第二侧枝，此时锯下的称为"花三岔"。有时锯下鹿茸后，当年又能长出的鹿茸，称"再生茸"，

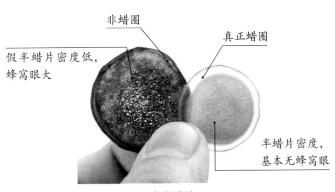

非蜡圈

真正蜡圈

假半蜡片密度低，蜂窝眼大

半蜡片密度，基本无蜂窝眼

鹿茸腊片

＊花二杠　主干（大挺）圆柱形，直立粗壮，长17～20cm，直径3～4cm。顶端呈弯头状，从基部侧出分枝（门庄），亦圆柱形但稍细，长9～15cm，直径2.5～3.5cm。全形呈人字形分开，皮黄棕色至红棕色，密生淡灰色至黄棕色细毛茸，皮茸紧贴。"虎口"（大挺与门庄交界处）有灰黑色筋脉一条。锯口卵圆形，淡褐色至黄白色，有细窝眼，外圈有较薄的骨质，中部是海绵状细孔。体轻，气微腥，味微咸。

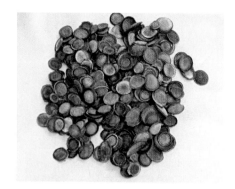
马鹿茸片

＊花三岔　大挺略呈弓状弯曲，长23～33cm，直径3～4.5cm。大挺上的同一侧长出二个侧枝，靠基部的侧枝较长。基部（或靠近基部的部分）表面常有突起的纵棱及微突起的小疙瘩，习称为"起筋"和"骨钉"或"骨豆"。皮红棕色，毛茸较稀而稍粗，锯口切面外圈的骨质较厚。其余同花二杠。

＊再生茸　全体条细瘦，长10～16cm，直径2cm左右。形与二杠相似，或只是单枝，大挺下粗上细，顶端略尖而无弯头。皮灰棕色，毛茸较稀而粗，有的生有较长的针毛。锯口外圈骨质厚，外壁有明显的纵棱线。质较重，其余与花二杠同。

＊砍茸　即带头盖骨的二杠或三岔。

＊规格等级　梅花茸分二杠、三岔、初生、再生茸四种规格。

二杠茸分为四个等级，如下。

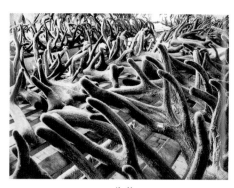
三岔茸

一等：具八字分岔一个，大挺、门庄短，粗嫩壮，顶头钝圆。锯口具蜂窝状细孔，无骨化圈，不拧嘴、不抽沟、不破皮、悬皮、乌皮、不存折（即鹿茸内部断裂，但皮未破），不臭，无虫蛀，每支重85g以上。

二等：存折不超过一处，虎口下稍呈棱纹，每支重65g以上，其余同一等。

三等：大挺、门庄等条干较瘦，兼有悬皮、乌皮、破皮不露茸，存折不超过两处，虎口以下有棱纹，每支重45g以上。

四等：要求不拧嘴，不臭，无虫蛀。兼有独挺（初生茸）、怪角（在大挺上长出的非正常分枝），不符合一、二、三等者，均属此等。

三岔茸也分四个等级，如下。

一等：具分岔二个，挺圆茸质松嫩，嘴头饱满。皮毛红棕或棕黄色，不乌皮（黑皮茸除外），不抽沟，不拧嘴。

二等：存折不超过一处，突起纵棱筋长不超过2cm，骨豆不超过茸长的40％，每支重200g以上，其余同一等。

三等：条干稍瘦，茸质嫩，不拧嘴，稍有破皮不露茸，不悬皮，存折不超过一处，不怪角、纵棱筋，骨豆较多，不臭，无虫蛀，每支重150g以上。

四等：体畸形或怪角，顶端不窜尖，皮毛色乌暗，不臭，无虫蛀，凡不符合一、二、三等者，均属此等。

初生茸为统货，要求呈圆形，圆头质嫩，锯口有蜂窝状细孔，不骨化，不臭，不虫蛀。

再生茸为统货，要求呈圆柱形，兼有独挺，圆头质嫩，锯口有蜂窝状细孔，不骨化，不臭，不虫蛀。

马鹿茸经验鉴别

形状与梅花鹿茸相似，但主干与第一侧枝基本是同时从基部长出。

具有两个侧枝的马鹿茸称为"莲花"，再生第三侧枝则为"三岔"，如此类推至四岔、五岔。

＊东马茸　大挺长25～27cm，直径约3cm。皮红棕色至灰褐色，毛茸灰色或灰黄色，毛细而光亮，锯口米黄色，蜂窝眼比花茸粗，茸体基部表面具纵棱线。分岔愈多则锯口外圈骨质愈厚，毛粗而疏，纵棱线愈粗。气微腥，味微咸。

＊西马茸　多为血茸，大挺更长，可达1m。多不圆而带纵棱或抽缩扁斜，侧枝较长而弯曲。皮深灰

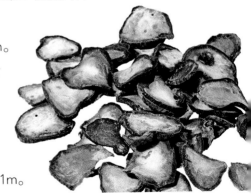

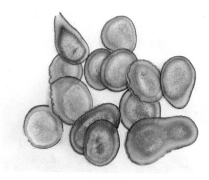

半腊片

色，毛茸粗长，灰色至灰黑色，粗糙，不光亮。锯口面多血污色。气微腥稍臭，味微咸，其他与东马茸相同。

＊马茸　分锯茸和血茸两种。

锯茸分为五个等级，如下。

一等：要求条干粗壮，嘴头饱满，包括质嫩的三岔、莲花、人字等茸，无骨豆，不拧嘴，不偏头，不破皮，不发头，不骨折，不臭，无虫蛀，每支重275～450g。

二等：包括质嫩的四岔、不足275g的三岔，人字茸等。四岔茸嘴头不超过13cm，骨豆不超过主干长度的50％，破皮长度不超过3.3cm。

三等：包括嫩五岔和三岔老茸。骨豆不超过主干长度的60％，破皮长度不超过4cm。

四等：包括老五岔、老毛杠和嫩再生茸，破皮长度不超过4cm。

五等：茸皮不全的老五岔、老毛杠、老再生茸。

锯血茸分为三个等级，如下。

一等：包括莲花、三岔，要求肥嫩饱满，不偏头，不抽沟，不破皮，不畸形，主枝及嘴头无折伤，茸头饱满，不空，不瘪。每支重不低于500g。

二等：不足一等的莲花、三岔及肥嫩的四岔、人字茸，不破皮，不畸形，茸头不空不瘪。每支重300g以上。

三等：不足一、二等的莲花、三岔茸、四岔茸及肥嫩的畸形茸。每支重不低于250g。

品质评价

● 鹿茸以茸体粗壮，顶端（嘴头）饱满，质嫩，断面周边无骨化圈，中央的蜂窝眼细密，皮毛完整，无臭味者质佳。

● 花鹿茸比马鹿茸质佳。保存茸

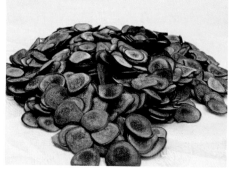

红粉片

血的色素和茸血的茸是质优品，比排血茸的质量要好。

● 在花鹿茸中，质嫩的花二杠是质量最好的，三岔质老而次之，再生茸因条干瘦瘪，断面骨化层较厚，质量更次，初生茸的骨质化程度更大，因此认为其质最次。同等的鹿茸中，凡出现突出纵棱多或明显、骨豆多的，即是质老的特征，质量便差一些。

马鹿茸亦是如此，岔数多的便质老一些。血茸主要是适用于出口的要求。

｛七 常见伪品｝

＊混淆品 驼鹿茸、驯鹿茸、狍茸。分别为同科动物驼鹿、驯鹿和狍的幼角。

＊伪品 近年来发现的假鹿茸有：①用塑胶膜制成，形状类似鹿茸的头骨架，外面包裹老鼠皮；②或用锯末为配方，加胶黏合捏成商品花鹿茸"二杠"模型，外面再包裹上动物毛皮伪

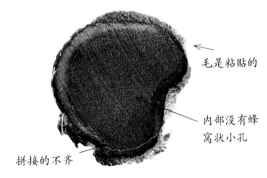

毛是粘贴的

内部没有蜂窝状小孔

拼接的不齐

假鹿茸

造；③亦有用鹿角外粘贴动物毛皮，再横切成薄片伪充鹿茸片出售。

以上伪品只要仔细观察，加热水浸泡，胶粘部自然脱落，塑料变软，水溶液染色，必要时配合镜检和理化方法，不难鉴别。

{八 食用方法}

鹿茸淮山竹丝鸡汤

【配　　方】鹿茸4g，淮山药40g，竹丝鸡120g。

【制　　法】鹿茸、淮山药洗净；竹丝鸡肉去皮，洗净切块，放入开水中煮5分钟，取出过冷水。把用料放炖盅内，加适量开水，隔水慢火炖2~3小时，趁热服。

【功能主治】温壮肾阳、收敛止带。鹿茸为峻补肾阳之要药，补肾阳、益精血，常用治肾阳不足、精血亏虚、腰酸肢冷、带下过多、宫冷不孕、小便清长。

肉蓉鹿茸鸡汤

【配　　方】鸡肉400g，肉苁蓉15g，熟地12g，菟丝子10g，山萸肉12g，远志10g，淮山药12g，鹿茸3g。

【制　　法】①鸡肉洗净、斩块，与鹿茸一齐放入炖盅内，加开水适量，炖盅加盖、置锅内用文火隔水炖2小时，备用。

②将肉苁蓉、熟地、菟丝子、山萸肉、远志、淮山药分别用清水洗净，一齐放入锅内，加水煎汁，汤成去渣留汁，把药汤冲入鸡汤中，调味供用。

【功能主治】补肾壮阳、滋养强壮。适用于元气虚损，肾阳虚衰，症见畏寒肢冷、阳痿早泄、宫冷不孕、小便清长。

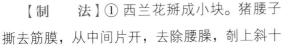

鹿茸烧双花

【配　　方】鹿茸10g，猪腰子275g，西兰花150g，料酒、葱姜汁各15g，精盐、鸡精各3g，味精1g，湿淀粉10g，清汤400g，植物油800g，芝麻油10g。

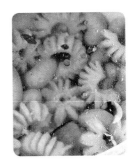

【制　　法】① 西兰花掰成小块。猪腰子撕去筋膜，从中间片开，去除腰臊，剞上斜十字花刀，再切成三角形的块，用料酒、葱姜汁各5g和精盐1g拌匀腌渍入味。

② 锅内放植物油烧至八成热，下入猪腰块，中炸至熟，倒入漏勺。锅内放入清汤，下入鹿茸烧开。煎煮至汤汁余下50g，舀出20g放入容器内，加入余下的所有调料（不含植物油）对成芡汁。

③ 西兰花下入锅内用大火炒熟，下入腰花，烹入芡汁翻匀，出锅装盘即成。

【功能主治】鹿茸味甘、咸，性温，入肝、肾经，有补肾阳、强筋骨、益精血的功能。猪腰子味咸，性平，入肾经，有补肾气、强腰膝的功能。西兰花营养丰富，富含维生素（C、A）、钙、磷、铁等，食后容易消化吸收，具有补脑髓、利脏腑、益心力、壮筋骨的功能。

鹿茸烧甲鱼

【配　　方】甲鱼750g，鹿茸片2g，香菜末、葱段、姜片、花椒、料酒、味精、酱油、白糖、猪油、鸡汤、湿淀粉各适量。

【制　　法】① 宰杀甲鱼，洗净，用酱油浸泡入味。

② 油锅烧热，将甲鱼炸成金黄色。锅内留油，将葱、姜、花椒

制成调味油。

③ 把甲鱼置碗内，加调味油、料酒、酱油、味精、鸡汤、白糖、鹿茸片，上笼蒸熟，将原汤沥出，再用少许原汤烧开，用湿淀粉勾芡，撒上香菜末，装盘。

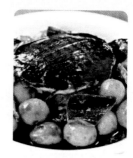

【功能主治】养血补血，温补肾阳，滋阴益气。适用于阳痿、滑精、腰痛肢软、身体虚弱等症。

鹿茸酒

【配　　方】鹿茸10g，山药30g，白酒500g。

【制　　法】以白酒500g浸渍。每次饮1～2小杯。

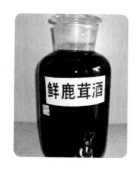

【功能主治】补肾壮阳，补肾固精。用于肾阳虚，阳痿遗精，小便频数，腰膝酸软。

{ 九　食用禁忌 }

鹿茸性温助阳，阴虚阳亢及有内热者忌用。

注意事项

服用本品宜从小量开始，缓缓增加，不宜骤用大量，以免阳升风动，头晕目赤，或助火动血，而致鼻衄。凡阴虚阳亢，血分有热，胃火盛或肺有痰热，以及外感热病者，均应忌服。

禁忌

● 鹿茸的有效成分会与水果和蔬菜中的鞣酸发生反应而被破坏，因而属配伍禁忌。凡患新感染而发热的疾病和突然发生剧烈痛证的人，都属禁忌。凡体格壮实而无需服食的人或食茸过量的人，都容易引起头涨、胸闷或鼻衄等反应，须立即停药观察，而不可强行续用。

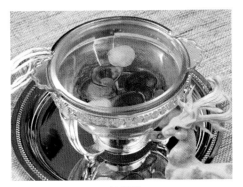

鹿茸酒

● 鹿茸性温助阳，有以下情况者不宜服用鹿茸。

① 有"五心烦热"症状，阴虚的人；② 小便黄赤，咽喉干燥或干痛，不时感到烦渴而具有内热症状的人；③ 经常流鼻血，或女子行经量多，血色鲜红，舌红脉细，表现是血热的人；④ 正逢伤风感冒，出现头痛鼻塞、发热畏寒、咳嗽多痰等外邪正盛的人。⑤ 有高血压症，头晕、走路不稳，脉眩易动怒而肝火旺的人。

附

鹿副产品

鹿产品依其可用性分为再生性产品（即鹿健在时能连续多次获得的产品）和非再生性产品（即将鹿宰杀后所获得的一次性产品）。前者如鹿茸、鹿茸血、鹿血、鹿胎、鹿角、鹿角盘、鹿胎衣、鹿乳、鹿精液、鹿角胶、鹿角霜、鹿香等；后者如鹿尾、鹿鞭、鹿筋、鹿肉、鹿皮、鹿脂、鹿

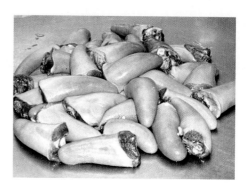

鹿尾巴

心、鹿肝、鹿肾、鹿骨、鹿髓、鹿脑、鹿骨膏、鹿靥（鹿甲状腺）、鹿头肉、鹿蹄肉等。

鹿副产品的来源

* 鹿角　为马鹿、梅花鹿、驼鹿、驯鹿的骨化角。

* 鹿角胶　黄棕色，半透明，质脆，断面具玻璃样光泽。

* 鹿角霜　熬制鹿角胶后剩余的残渣，较常用。

* 鹿筋　鹿的四肢韧带，保留蹄壳及少许皮毛。

* 鹿鞭　鹿的阴茎及睾丸。

* 鹿尾巴　马鹿或梅花鹿的干燥尾巴。

各种鹿副产品的功效

* 鹿茸血　补虚，和血，壮阳，治疗虚损腰痛及心悸，失眠，崩漏带下。有促进新陈代谢的功能，增强体质和促进机体功能的作用，对治疗神经衰弱及各种虚损症疗效甚佳。

名贵中药材的识别与应用

＊鹿鞭　补肾壮阳益精。治劳损，腰酸痛，肾虚，耳聋，耳鸣及阳痿，宫冷不孕等。

＊鹿尾　滋补强壮剂，暖腰膝，益肾精，治疗肾虚，遗精，头昏耳鸣等。

＊鹿胎粉及鹿胎膏　妇科良药，对于久婚不孕、虚寒崩漏、白带多下、月经不调等疗效显著。

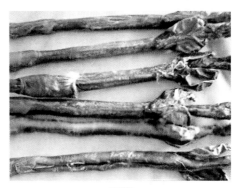

鹿鞭

＊鹿筋　壮筋骨，治劳损，风湿性关节炎，转筋。

＊鹿骨胶　补血损，强筋骨，治劳损，转筋，腰膝疼痛酸软。

＊鹿角、鹿脱盘　行血，消肿，益肾，虚劳内伤，瘀血作痛，腰脊疼痛等。

＊鹿骨膏　由鹿骨加鹿皮或中药蒸制而成，能益气补血，强筋壮骨，活血祛风，对老年体弱者有较好的强健作用。

＊鹿脂　温中散寒通肌理，治臃肿，四肢不遂，面疮等。

＊鹿肾　补肾气，安五脏，治肾炎，肾虚，耳聋等。

＊鹿心　养气补血，安神气血两亏，心慌心悸，风湿性心脏病。

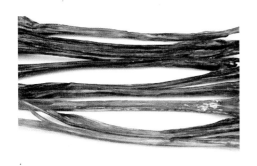

鹿筋

＊鹿肝　对维生素A缺乏症有明显疗效，对甲型病毒性肝炎、乙型病毒性肝炎及各类肝病、眼病的治疗也有其特效。

＊鹿肉　鹿肉肉质细嫩，味鲜营养价值高（即高蛋白，低脂肪）。中药典籍记载其具有补五脏、调血脉、益气力、强筋骨之功能。

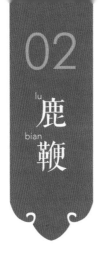

{ 一 名称来源 }

【来源】本品为鹿科动物梅花鹿*Cervus nippon* Temminck或马鹿*Cervus elaphus* Linnaeus的干燥阴茎及睾丸（雄性的外生殖器）。杀鹿后，割取阴茎及睾丸，除去残肉及油脂，整形后风干或低温烘干。

梅花鹿鞭主产于吉林、辽宁、河北等地；马鹿鞭主产于黑龙江、吉林、内蒙古等地。

以粗壮、条长、无残肉及油脂者为佳。

【炮制】鹿鞭采收：鹿屠宰后立即剥皮，要留少量包皮于阴茎上，加工后使鹿鞭带一撮包皮毛是真品的标志之一，便于与伪品区别。取鞭时一手提起阴茎包皮，一手握利刃，将阴茎与腹壁剥离至坐骨处切断，并将两睾丸带输精管切断，此时梅花鹿阴茎长30～35cm，马鹿阴茎长45～50cm。剖开腹腔，骨盆部尚有阴茎5～6cm，并且有前列腺、尿道球腺。精囊腺等，也应一并切取，但这部分阴茎一般没有被利用。由澳大利亚和新西兰进来的冻装鲜赤鹿鞭，就有骨盆部分的鹿鞭，但在中国加工时也被弃掉。

整形：去掉阴茎上的残肉、脂肪和筋膜。目前阴茎整形有三种方法。一是将阴茎至自然状态，睾丸绑在阴茎下1/5处，阴茎根朝上，用线吊起来；二是将阴茎拉直（自然长度），睾丸绑在阴茎下1/5处，将阴茎龟头和阴茎根分别钉在木板上，包皮向后翻转露

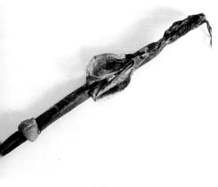

鹿鞭

出龟头数厘米；三是将阴茎拉直（自然长度），睾丸绑在阴茎下1/5处，将阴茎根与包皮分别钉在木板上。其中第二种方法较多用。

干燥：将整好形的阴茎及睾丸放在50～60℃烘箱中烘烤至干，或自然风干。自然风干要注意防止腐败和虫蛀。

鹿肾片：将鹿肾洗净，温水浸润，切片，晒干或烘干。

鹿肾粉：将鹿肾片入炒热的砂子中，并同炒至松泡，取出碾粉。

【性味归经】甘、咸、温。归肝、肾经。

【功能主治】补肾阳，益精血。用于劳损，腰膝酸痛，肾虚耳鸣，阳痿，宫寒不孕。

【用法用量】内服：煎汤，15～30g；炖服，熬膏或入丸、散剂。

【贮藏】置阴凉干燥处，防蛀。

【注意】阴虚者慎用。

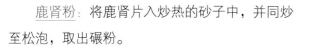

鹿鞭片

{ 二 医经论述 }

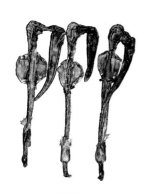

鹿鞭

《名医别录》：主补肾气。

《日华子本草》：补中，安五藏，壮阳气。

《四川中药志》1979年版：补肾壮阳，用于肾虚阳痿，耳鸣，妇人子宫寒冷久不受孕，慢性睾丸发炎。

《山东药用动物》：补肾壮阳，益精，下乳。治劳损腰膝酸痛，遗精，滑精，乳汁不足。

{ ② 鉴别方法 }

★ 梅花鹿鞭　阴茎呈类扁圆柱形，长25～50cm，中部直径1.2～1.8cm。阴茎一侧多有凹沟，对应一侧多有隆脊，两侧面光滑，半透明，斜肋纹明显。龟头类圆柱形，长2～5cm，先端钝圆，表面棕黄色至黑棕色，光滑，半透明，可见斜肋纹。包皮有的呈环状隆起，直径1.4～2.0cm，不隆起者有的伸长达12cm，先端带有鹿毛。阴茎中下部带二枚睾丸，睾丸扁椭圆形，长4.5～9.0cm，中部直径2.5～4.5cm，表面棕黄色至黑棕色，皱缩不平，一侧有附睾附着，附睾体狭窄而弯曲，附睾尾变粗呈瘤状突起，长约1～1.5cm。质坚韧，不易折断，气微腥。

★ 马鹿鞭　阴茎长约35～60cm，中部直径1.3～2.4cm。睾丸长6～11cm。

★ 鹿鞭　又名鹿肾。将雄鹿宰杀后割取阴茎及睾丸，除净残肉及油脂，固定于木板上风干即成。以粗大、油润、无残肉及油脂、无虫蛀、干燥者为佳。

鹿鞭片：又名鹿肾片。为原药洗净润透，切片晒干入药者。

鹿鞭粉：将鹿鞭片用沙土炒至松泡，然后筛去沙土，碾成细粉入药者。

梅花鹿鞭鞭体要有圆圈纹理

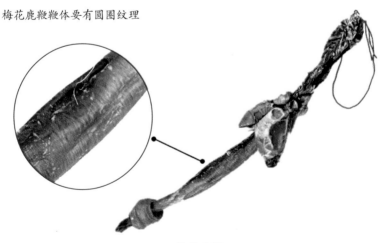

梅花鹿鞭

{（四）食用方法}

临床应用主要用于补肾壮阳，治疗性功能障碍。如阳痿、早泄、腰腿酸痛以及妇女不孕和产后缺乳。

鹿鞭蒸鸡

【配　　方】鹿鞭30g，味精3g，子公鸡1只，酱油15g，姜丝3g，花椒水25g，葱段50g，八角2粒，料酒10g，鸡汤200g，盐5g，素油100g。

【制　　法】① 把子公鸡宰杀后，去毛桩内脏及爪，从脊背处劈开，掰离胸骨，把水用洁净布揾干。

② 炒锅内放素油，烧至六成热时，把鸡放入油内，炸至深红色时捞出，放在碗里。把葱、姜、盐、料酒、味精、花椒水、制过的鹿鞭、酱油、八角放入鸡碗内，添汤，上屉蒸透取出。

③ 把汤滗在碗内，除去葱、姜、八角，把鸡扣在盘里。

④ 炒锅内放素油，把葱段放入锅内，煸炒至金黄色时，把鸡汤倒入锅内，加味精，用淀粉勾芡，淋上明油，浇在鸡身上即成。

【功能主治】补肾壮阳，益精。每日1次，佐餐食用。适用于肾阳虚所致的阳痿，腰膝酸痛，耳鸣、宫寒不孕等症。

鹿鞭酒

【配　　方】鹿鞭1根，鹿茸50～100g，枸杞200g，锁阳50g，海马20g，蛤蚧20g，山药50g，纯粮50° 以上白酒5kg，加入冬虫夏草20g，人参1根效果更佳。

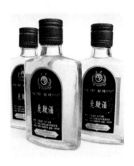

【制　　法】将以上各药，洗净，切片，或
直接放入密闭容器中，加入白酒，密封30天后
使用。

【功能主治】补肾壮阳，益精填髓。适用
于虚损劳伤，阳痿，腰膝酸痛，耳鸣，妇女宫
寒，尿频等症。

鹿鞭春兴丸

【配　　方】鹿鞭150g，肉苁蓉400g，丁香200g，白僵蚕
100g，海马30g，煅阳起石500g，木香20g，蛤蚧2对，淫羊藿80g，
盐茴香50g。

【制　　法】将以上群药共研为细末，过孔径0.172mm（100目）
筛，混匀，重过，取炼蜜为丸，药粉与炼蜜比例为1∶1.0～1.1。

【功能主治】补肾兴阳。用于阳痿，滑精，精冷精少，耳鸣，腰
腿酸痛。一次1丸，一日2次，淡盐水送下。

鹿鞭丸

【配　　方】山萸肉100g，熟地120g，杜仲100g，巴戟115g，
淫羊藿125g，阳起石100g，鹿鞭150g。

【制　　法】鹿鞭切寸段，用滑石粉或阳起石粉文火炒至膨胀酥
松，粉末，其他药碎断后粉末，与鹿鞭末过0.216mm（80目）筛，
取炼蜜为丸，蜜与药粉比例为1∶1.1～1.2。

【功能主治】滋阴壮阳。用于治疗男子阳痿，女子虚寒白带，久不受孕。每次1丸，一日2次。

鹿鞭壮阳汤

【配　　方】牛鞭200g，鹿鞭2条，人参3g，猪肘肉500g，肥母鸡500g，枸杞15g，山药200g，料酒30g，胡椒粉2g，味精1g，花椒3g，盐3g，姜35g，葱30g。

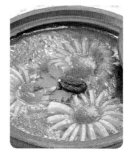

【制　　法】鹿鞭用温水发透，刮去粗皮杂质，剖开，洗净后切成3cm长的段。母鸡肉切成条块，猪肘洗净，山药润软后切成2cm厚的瓜子片，枸杞去杂质待用。锅内倒入清水，放入姜、葱、料酒和鹿鞭，用武火煮15分钟，捞出鹿鞭，原汤暂不用。如此3次。用砂锅置火上，加入适量清水，放入猪肘、鸡块、鹿鞭、人参，用武火烧开，除去浮沫，加入料酒、葱、姜、花椒用文火炖两个半小时，除去姜、葱，将猪肉捞出作他用。将山药、枸杞、食盐、胡椒粉、味精放入锅中，改用武火炖至山药酥烂。用一个碗，先捞出山药铺底，上盛鸡肉块。鹿鞭、枸杞，随后倒入原汤即成。

【功能主治】温肾壮阳、补血益精之功。适用于阳痿、遗精较明显的患者。

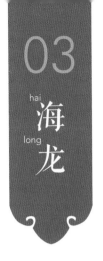

03

hai
海龙
long

{一 名称来源}

【来源】本品为海龙科动物刁海龙*Solenognathus hardwickii*（Gray）、拟海龙*Syngnathoides biaculeatus*（Bloch）或尖海龙*Syngnathus acus* Linnaeus的干燥体。多于夏、秋二季捕捞，刁海龙、拟海龙除去皮膜及内脏，洗净，晒干；尖海龙直接洗净，晒干。

海龙，也称杨枝鱼、管口鱼，它是一种硬骨鱼，动物学分类中归海龙科。海龙科约有150多种，亦有说200种，我国有25种海龙。

【炮制】海龙：用水刷净，切块或捣碎。

酒制海龙：取净海龙，用黄酒润透，微火烘烤至黄色酥脆即成。

【性味归经】甘，温。归肝、肾经。

【功能主治】温肾壮阳，散结消肿。用于阳痿遗精，癥瘕积聚，瘰疬痰核，跌扑损伤；外治痈肿疔疮。

海龙功效同海马，但补肾壮阳作用强于海马。以体长、饱满、体大、头满齐全为佳。

【用法用量】内服：煎汤，3~9g；研末，1.5~3g。外用：适量，研末掺敷。

【贮藏】置阴凉干燥处，防蛀。

【注意】孕妇及阴虚火旺、有外感者均应禁服。

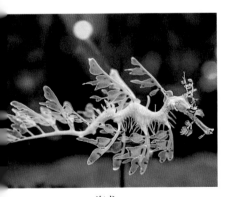

海龙

{ 二 医经论述 }

《纲目拾遗》：功倍海马。催生尤捷效。

《现代实用中药》：为强壮药，有兴奋作用，用于老人及衰弱者之精神衰惫。治血气痛。

《中药鉴别手册》：补肾壮阳。治阳痿、不育。

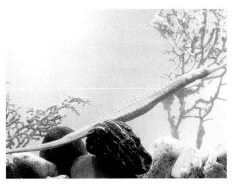

刁海龙

{ 三 鉴别方法 }

海龙的动物形态

＊ 刁海龙　海栖鱼类，体形狭长而侧扁。全长37～50cm。体高远大于体宽。躯干部五棱形，尾部前方六棱形，后方逐渐变细，为四棱形，尾端卷曲。背鳍41～42；臀鳍4；胸鳍23。骨环25～26+56～57。腹部中央棱特别突出，体上棱脊粗强，骨环每个棱面中央及每个间盾上均形成一个颗粒状突起棘。头长，与体轴在同上水平线上，或与体轴形成大钝角。眼眶四周、吻管背腹面及顶部的后端均被有大小不等的粗糙颗粒状棘；颈部背方呈棱脊状，具颈棘2个。吻特别延长，约为眶后头长的2倍。眼大而圆，眼眶突出，眼间隔小于眼径，凹陷。鼻孔每侧两个，很小，位于眼前缘前方。口小，前位。口闭时，口裂几乎呈垂直状。两颌短

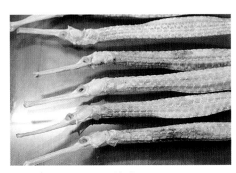

刁海龙

83

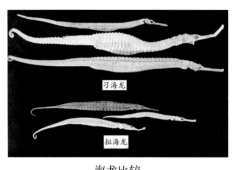

海龙比较

小，微可伸缩。无牙。鳃盖突出，不具隆起嵴，具明显的放射状线纹。鳃孔小，呈裂孔状，位近头侧背缘。肛门位于体1/2后方腹面。鳞为骨片状，全体均复骨片，成环状。躯干部与尾部上侧棱不相连续。背鳍较长，基部不隆起，完全位于尾部；始于尾环第1节，止于第10或11节。臀鳍极小，位于肛门后方。胸鳍短宽，侧位较低。无尾鳍。体淡黄色，于躯干部上侧棱骨环相接处有一列黑褐色斑点，各鳍淡色。喜栖息于沿海藻类繁茂之处，其习性及繁殖情况与海马相似。根据《本草纲目拾遗》的记载："此物有雌雄，雌者黄，雄者青"。雄鱼在尾部前方腹面有育儿囊，担负着孕育幼鱼的职责。本品无食用价值，仅供药用。

＊**拟海龙**　体长而平扁，全长20～22cm。躯干部粗强，近四棱形；尾部细尖卷曲，前方六棱形，后方渐弱，为四棱形。体宽大于体高。背鳍40～41；臀鳍5～6；胸鳍20～22。骨环16～17+51～53。头长，与体轴在同上水平线上。胸鳍基部前方，各具一较大而突出的结，头上除眼嵴上缘各具一向后的小棘外，余无棘刺。吻长而侧扁，吻长约为眶后头长的2倍。眼眶稍突出，前方与吻管背缘成平直斜线。体无鳞，完全包于骨环中。躯干部与尾部上侧棱及下侧棱完全相连续。体上棱嵴粗杂。背鳍较长，起于体环最末节，止于尾环第9～10节。臀鳍很小，紧位于肛门后方。胸鳍短宽，侧位较低。无尾鳍。体鲜绿黄色，腹侧鲜黄色。体侧及腹面均有大小不等鲜黄斑点，吻侧及下方具有不规则深绿色网纹。背鳍、臀鳍及胸鳍均为绿黄色。

分布于我国南海，日本、菲律宾、印度洋、非洲东岸及澳洲各海中。

＊**尖海龙**　体细长，呈鞭状，全长11～20cm。躯干部七棱形，尾部四棱形，尾部后方渐细。体高宽近相等。头长而细尖。吻呈管状，大于头长的1/2。鳃盖隆起，于前方基部1/3处，具一直线隆起嵴，此嵴后方有放射线纹。体无鳞，被包于骨环中。躯干部下侧棱与尾部下侧棱相连续，躯干部中侧棱

尖海龙

与尾部上侧棱相连续。腹面中面棱止于肛门的前方。背鳍较长，始于最末体环，止于第九尾环。臀鳍短小，紧位于肛门后方。胸鳍呈扇形，位低。尾鳍长，后缘圆形。体绿黄色，腹侧淡黄，体上具多数不规则暗色横带。背鳍、臀鳍及胸鳍淡色，尾鳍黑褐色。

分布于我国沿海，及印度尼西亚、非洲东部各海中。

海龙的性状

＊**刁海龙**　体狭长侧扁，全长25～50cm。表面黄白色或灰褐色。头部具管状长吻，口小，无牙，两眼圆而深陷，头部与体轴略呈钝角。躯干部宽3cm，五棱形，尾部前方六棱形，后方渐细，四棱形，尾端卷曲。背棱两侧各有1列灰黑色斑点状色带。全体被以具花纹的骨环及细横纹，各骨环内有突起粒状棘。胸鳍短宽，背鳍较长，有的不明显，无尾鳍。骨质，坚硬。气微腥，味微咸。

＊**拟海龙**　体长平扁，躯干部略呈四棱形，全长20～22cm。表面灰黄色。头部常与体轴成一直线。

＊**尖海龙**　体细长，呈鞭状，全长10～20cm，未去皮膜。表面黄褐色。有的腹面可见育儿囊，有尾鳍。质较脆弱，易撕裂。

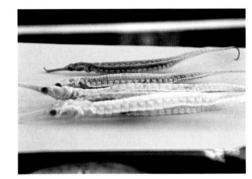

刁海龙

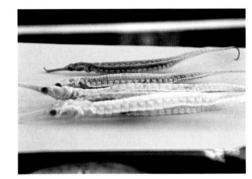（右侧竖排）贰·补肾壮阳药

｛（四）常见伪品｝

粗吻海龙

来源于海龙科动物粗吻海龙*Trachyrhamphus serrattus* Temminck et Schlegel的干燥全体。性状特征：体细长方柱形，全长22～28cm，中部略

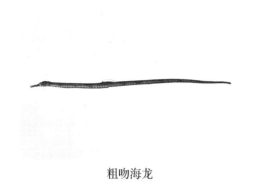

粗吻海龙

粗。吻管状，吻背中央一行细锯棘刺。表面灰棕色，有数个灰褐色横斑，全体每一骨环上有细密的"扇形"图案状花纹，躯干部具7条纵棱，其两侧棱和腹下棱不明显，有骨环23个，尾部4条纵棱，有骨环47～49个，有尾鳍。

海螺鱼

来源于海龙科动物海螺鱼*Halicampus koilomatodon*（Bleeter）的干燥全体。体细长呈鞭状，全长12～15cm，吻短管状，近头长的1/2，头与体轴在同一直线上，后头部中央有2个隆起嵴，表面灰黑色，躯干部具6条纵棱，骨环16～17个，尾部具4条纵棱，有骨环36～37个，有尾鳍。

蓝海龙

来源于海龙科动物蓝海龙*Syngnathus cyanospilus* Bleeker的干燥全体。体长方柱形，吻长管状。表面灰褐色，有数个浅棕色窄横斑，全体每一骨环上有细密的"扇形"图案状花纹。躯干部具7条纵棱，其两侧棱不明显，有骨环12～13个，尾部具6条纵棱，其两侧棱不明显，有尾鳍。

低海龙

来源于海龙科动物低海龙*Syngnathus djarong* Bleeker的干燥全体。体细长，略侧扁，全长8～13cm，吻短，为头长的1/2，鳃盖中央有一线状嵴。表面棕黄色，躯干部有7条纵棱，有骨环16个，尾部骨环37～39个，有尾鳍。

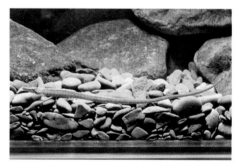

低海龙

刺冠海龙

来源于海龙科动物刺冠海龙*Corythoichthys crenulatus*（Weber）的干燥全体。体细长方柱形，全长9～11cm，前后近粗细，头较小，吻管状，眼眶下方有棘刺。表面灰白色，有数个暗色横斑，全体每一骨环上有细密的"扇形"图案状花纹。躯干部具7条纵棱，有骨环18～19个，尾部4条纵棱，有尾鳍。

冠海龙

来源于海龙科动物冠海龙*Corythoichthys fasciatus*（Gray）的干燥体。体细长鞭状，棘刺在眼眶下方稍后，体上无暗色横斑，眼眶后的头上有瘤状突起，躯干部具6条纵棱，骨环17个，尾部4条纵棱，有骨环36～37个，有尾鳍。

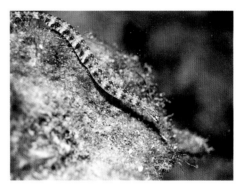

冠海龙

舒海龙

来源于海龙科动物舒海龙*Syngnathus schlegeli* Kaup的干燥全体。体细长方柱形，全体9～13cm，表面灰棕色，有数个不明显浅棕色横斑，全体每一骨环上有细密的"扇形"图案状花纹，头颌下无棘刺。躯干部具7条纵棱，有骨环18～20个，尾部4条纵棱，有尾鳍。

宝珈海龙

来源于海龙科动物宝珈海龙*Microphis boaja*（Bleeker）的干燥全体。体狭长侧扁，全长23～27cm，头部较长，与体轴呈一条线，吻扁管状，灰白色，有稀疏棕黑色斑，全体每一骨环上有条纹和不规则灰白色"U"形斑组成的图案状花纹。躯干部具7条纵棱，有骨环22个，除腹下棱外，环棱呈透明翅状，尾部前段具6条纵棱，后段4条纵棱，有骨环34个，有尾鳍。

多棘刁海龙

来源于海龙科动物多棘刁海龙 *Syngnathus guntheri* Dunker的干燥体。体长条形而侧扁，中部略粗壮。长36～47cm，头部具管状长吻，头鳃部被棘状突起，表面黄白色，有类圆形突起的"雪花样"纹理与横纹组成的图案状花纹，躯干部7条纵棱，有骨环25～26个，尾部前段具6条纵

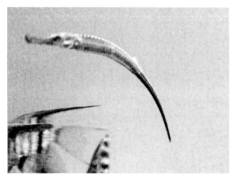

宝珈海龙

棱，后段类方形、具4条纵棱，有骨环66～68个，尾端卷曲，无尾鳍。

海龙属于国家二类保护动物。刁海龙、拟海龙主产于广东沿海，尖海龙主产于山东、大连沿海，药物资源匮乏，不能满足市场需求，有必要对市售的混淆品进行深入探讨，不断扩大新药源，以满足临床用药。

〖 五 〗 食用方法

海龙巴戟炖猪肉

【配　方】巴戟天60g，海龙15g，杜仲15g，猪瘦肉300g。

【制　法】将巴戟天、海龙、杜仲洗净；猪瘦肉洗净，切块。全部用料放入锅内，加清水适量，武火煮沸后，改用文火煲2小时，调味即可。

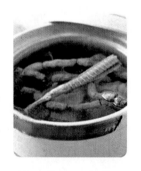

【功能主治】补肾壮阳。用于肾虚阳衰，症见性欲减退、举而不坚、早泄遗精、腰膝酸软者。

姜丝炒海龙

【配　　方】海龙300g，九层塔20g，辣椒10g，姜15g，葵花籽油2大匙，酱油1大匙，盐少许，高鲜味精少许，细砂糖少许，米酒少许，白醋少许。

【制　　法】① 海龙洗净切成约5cm长的段状；辣椒洗净切片；姜洗净切丝；九层塔取嫩叶洗净沥干水分，备用。

② 取一锅倒入适量的水和1大匙白醋（分量外）煮开后放入海龙段余烫约2分钟，捞出沥干水分，备用。

③ 另热一锅倒入葵花籽油，爆香辣椒片和姜丝，加入海龙段拌炒均匀，再放入所有调味料拌炒至入味，最后加入九层塔叶拌炒均匀即可。

【功能主治】补肾壮阳。用于肾虚阳衰，证见性欲减退、举而不坚、早泄遗精、腰膝酸软者。

海龙鹿茸酒

【配　　方】海龙2条，鹿茸5g，大海马一个，淫羊藿30g，炒杜仲30g，玉竹20g，人参20g，黄精30g，枸杞50g，肉苁蓉30g。

【制　　法】以上材料装入一个大玻璃器皿中，加纯粮白酒5斤封口，每天摇晃两次，7天后即可饮用；每天2次，一次1两。

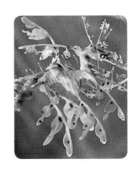

【功能主治】补肾壮阳。壮腰身、强体力，对男性性功能具有促进作用。

龙马精神羊肉汤

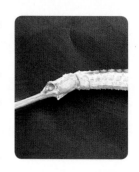

【配　　方】带皮羊腿1只（1.5kg），海龙3只，海马3只，黑枣6枚，靓陈皮1片，党参2汤匙（30g），北芪2汤匙（30g），老姜2片，桂圆肉2茶匙（10g），白胡椒粒1茶匙（5g），枸杞2茶匙（10g），盐1茶匙（5g）。

【制　　法】羊腿洗刷干净，剁成大块，再用沸水烫去血水洗净。将所有材料分别用清水冲洗干净待用。锅中注入3200ml清水，大火烧沸后加入所有材料（枸杞留用），待再次烧沸后转小火煲煮约2.5小时。

【功能主治】温肾壮阳。用于肾虚阳衰，证见性欲减退，举而不坚，阳痿早泄，冬天手脚发冷者。

海龙海马煲乳鸽

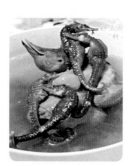

【配　　方】乳鸽一只，海马20g，海龙10g，枸杞、姜、葱、料酒、白酒、胡椒粉、盐适量。

【制　　法】① 用少许白酒把海马、海龙浸泡2小时，冲洗干净后备用。

② 把乳鸽收拾干净后，冷水下锅焯一下水后捞出控干水分备用。

③ 枸杞用清水泡软后洗净。姜洗净后用刀拍松，葱洗净后切段。

④ 砂锅中加入适量的清水，放入姜、葱段、海马、海龙，中火加热。

⑤ 砂锅煮开后放入焯过水的鸡块、少许料酒、枸杞，转文火炖1小时。

⑥ 关火前10分钟后加盐调味，食用时撒少许胡椒粉即可。

【**功能主治**】补肾壮阳，益气填精。用于肾虚阳衰，证见性欲减退，举而不坚，阳痿早泄，也具有降低血压，养颜美容的功效。

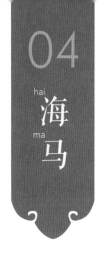

{① 名称来源}

【来源】海龙科动物线纹海马*Hippocampus kelloggi* Jordan et Snyder、刺海马*Hippocampus histrix* Kaup、大海马*Hippocampus kuda* Bleeker、三斑海马*Hippocampus trimaculatus* Leach或小海马（海蛆）*Hippocampus japonicus* Kaup的干燥体。夏、秋二季捕捞，洗净，晒干；或除去皮膜及内脏，晒干。

海马属于硬骨鱼。头部像马，尾巴像猴，眼睛像变色龙，还有一条鼻子，身体像有棱有角的木雕。

【产地】热带海域，如广东、福建、台湾等沿海地区。

【选购】以个体大、坚实、头尾齐全、头尾卷曲、气味腥咸为佳。

【性味归经】甘，温。归肝、肾经。

【功能主治】温肾壮阳，散结消肿。用于阳痿，遗尿，肾虚作喘，癥瘕积聚，跌扑损伤；外治痈肿疔疮。

【用法用量】3~9g，外用适量，研末敷患处。

【贮藏】置阴凉干燥处，防蛀。

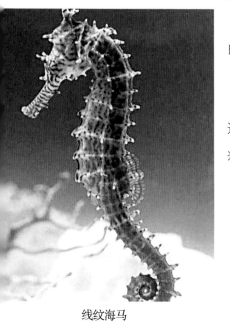

线纹海马

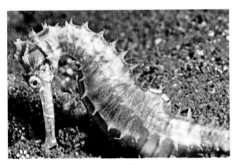

刺海马

海马之名称始载于《本草拾遗》："谨按《异志》云：海马，生西海，大小如守宫虫，形若马形，其色黄褐。性温、平，无毒。主妇人难产，带之于身，神验。"以后的历代本草均使用"海马"这一名称，一直沿用至今。

《图经本草》：踢鼠项下云："又有一种水马，生南海中，头如马形，长五、六寸，虾类也。"陈藏器云："妇人将产带之，不尔临时烧末，饮服，亦可手持之。"

《本草衍义》：《注》"又引用水马，首如马，身如虾，背伛偻，身有竹节纹，长二三寸，今谓之海马。"

《本草蒙荃》："海马种也虾属，二三寸长；雌雄相对不离，色泽黄褐。首类马仍系虾身，背有纹，仿佛竹节。每每得之，下胎易来，果难产圣药。"

《本草纲目》：以水马为海马的"释名"，曰："弘景曰：是鱼虾类也，状如马形，故名；藏器曰：海马出南海，形如马，长五六寸，虾类也；时珍曰，按齐济总录云：海马，雌者黄色，雄者青色；又徐表南方异物志云：海中有鱼，状如马头，其咏垂下，或黄或黑，海人捕得，不以吠食，暴干嫡之，以备产患，即此也。"

《本草求真》：海马种亦虾属，雌雄勿离。首类马，身似虾，浮于水而。亦主下胎、催产及佐房术之用也。

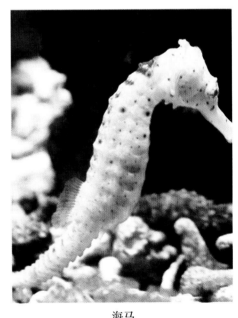

海马

{（三）鉴别方法}

海马因其头部酷似马头而得名，但有趣的是它却是一种奇特而珍贵的近陆浅海小型鱼类，头侧扁，头每侧有2个鼻孔，头与躯干成直角形，胸腹部凸出，由10～12个骨头环组成，一般体长10cm左右，尾部细长，具四棱，常呈卷曲状，全身完全由膜骨片包裹，有一无刺的背鳍，无腹鳍和尾鳍。

＊ 线纹海马　呈扁长形而弯曲，体长约30cm。表面黄白色。头略似马头，有冠状突起，具管状长吻，口小，无牙，两眼深陷。躯干部七棱形，尾部四棱形，渐细卷曲，体上有瓦楞形的节纹并具短棘。体轻，骨质，坚硬。气微腥，味微咸。

＊ 刺海马　体长15～20cm。头部及体上环节间的棘细而尖。

＊ 大海马　体长20～30cm。黑褐色。

＊ 三斑海马　体侧背部第1、4、7节的短棘基部各有1黑斑。

＊ 小海马（海蛆）　体形小，长7～10cm。黑褐色。节纹及短棘均较细小。

线纹海马

{（四）分类分级}

海马，为近陆浅海中的小型鱼类，种类较多，分布较广，分布在中国海区的有冠海马、棘海马、大海马、斑海马、克氏海马及日本海马6种。养殖的种类主要是斑海马及大海马两种，以斑海马养殖最多。海马可以用作中药，中药认为海马是海龙科动物克氏海马、刺海马、大海马、斑海马或日本海马除去内脏的全体。

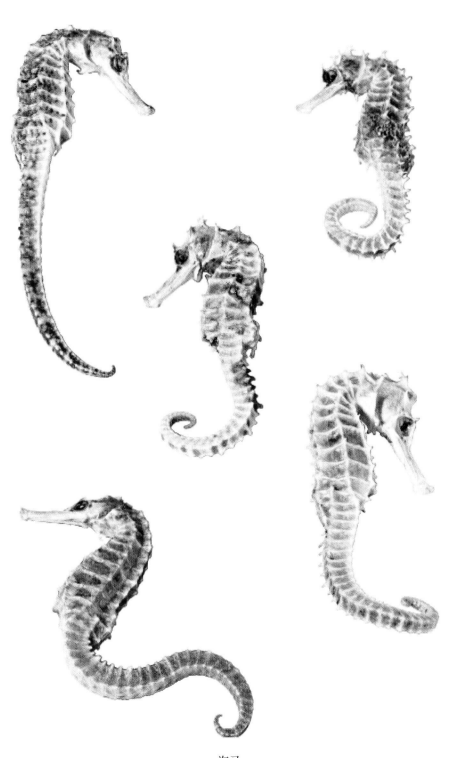

海马

克氏海马

海栖鱼类。海马中以此种体形最大，体长30~33cm。侧扁，腹部颇凸出。背鳍18~19；臀鳍4；胸鳍18。体环11+39~40。躯干部骨环呈七棱形，尾部骨环呈四棱形，尾端卷曲。除头部及腹侧棱棘较发达外，体上各棱棘均短钝，呈瘤状。头冠低小，尖端具5个短小棘，略向后方弯曲。

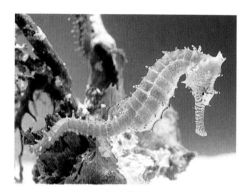

克氏海马

吻细长，呈管状；吻长稍大于眶后头部长度，约等于眼后缘颈背第一棘长。眼较大，侧上位。眼间隔小于眼径，微隆起。鼻孔很小，每侧两个，相距甚近，位于眼前方。口小，位于吻端；张开时，略呈半圆形。无牙。鳃盖凸出，无放射状嵴纹。鳃孔小，位于头侧之背后方。紧靠于颈部背方第一棘基底。颈部背方中央嵴纹较锐，具2突起状棘；具颊下棘；胸鳍基部下前方，亦有短钝粗强的棘。肛门位于躯干第十一骨环的腹侧下方。体无鳞，完全为骨质环所包。体上各环棱棘均不发达，呈短钝瘤状；唯腹侧棱棘突出，腹下嵴不甚突出。背鳍长，较发达，有18~19鳍条，位于躯干最后2骨环及尾部最前2骨环背方。臀鳍短小，位于肛门后方。胸鳍短宽，略呈扇形，侧位。无腹鳍及尾鳍。各鳍无棘，鳍条不分枝。体淡黄褐色，体侧具不甚规则或呈囊纹状的白色斑点及线纹。

刺海马

体形较大，体长20~24cm。背鳍18；臀鳍4；胸鳍18。体环11+35~36。头冠不高，尖端具4~5细而尖锐的小棘。吻细长，呈管状；吻长大于或等于眶后之头长。体上各骨环接结处及头部的小棘特别发达，仅后部尾环的小棘不甚明

刺海马

显。这是刺海马有别于其他种类的特征。体为淡黄褐色，背鳍近尖端具一纵列斑点，臀、胸鳍淡色，体上小棘尖端呈黑色。分布于我国广东沿海及福建；日本、朝鲜、印度、新加坡、印度尼西亚、东非和红海等国家和地区也有分布。

三斑海马

体形较大，体长10～18cm；背鳍20～21；臀鳍4；胸鳍17～18。体环11+40～41。头冠短小，顶端具5个短小突棘。吻管较短，不及头长的1/2。体节1、4、7、11骨环，尾节1、5、9、13、17骨环，背方接结呈隆起状嵴，背侧方棘亦较其他种类为大。体黄褐色乃至黑褐色，眼上具放射状褐色斑纹，体侧背方第1、4、7节小棘基部各具一大黑斑，是三斑海马与其他种类的明显特征。分布于中国东海与南海、福建与广东沿海（包括海南岛）；此外还分布于东非、新加坡及东印度群岛的沿海。

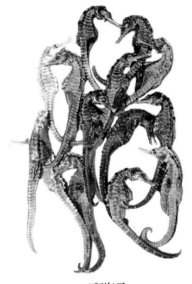

三斑海马

小海马

体形很小，略侧扁。头部小刺及体环上棱棘发达。体冠较小，有不突出的钝棘。吻短口小。鳃盖突出而光滑，鳃孔小，位于鳃盖后方。体暗褐色，有时可随环境而变化。

日本海马

体长7.6～10cm。头冠低小，上具5个短小钝棘。吻部较短，约近头长的1/3。体侧扁，腹部突出。尾部四棱形，以后渐细，卷曲。骨质环体部11，尾部37～38；躯干部第1、4、7、11和尾部5、9、10、12体环棱棘特别发达。背鳍16～17，臀鳍4，胸鳍13。体灰褐色，头上、吻部及颊部具不规则斑纹，体侧亦有不规则斑纹，腹缘黑褐色。分布于中国辽宁、河北、山东、广东沿海等地。

97

｛五 食用方法｝

人参海马粉

【配　　方】人参100g，海马100g，小茴香100g。

【制　　法】上述药材共研细末，加盐少许。每次1g，温水送下，或用熟肉点食。

【功能主治】本方以人参、海马补元气、壮肾阳，小茴香温肾助阳。用于肾阳虚、元气不足，阳痿腰酸，少气乏力。

海马苁蓉鸡

【配　　方】海马1对，肉苁蓉30g，菟丝子15g，子公鸡1只。

【制　　法】子公鸡去肠杂，洗净，切块，加水与海马一同煨炖；肉苁蓉、菟丝子水煎取浓汁，待鸡烂熟时加入，用生姜、胡椒、盐等调味。

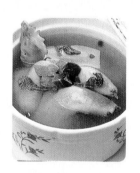

【功能主治】补肾壮阳，益阴补血。用于肾虚阳痿、精少，或肝肾虚亏，不孕。

海马平喘散

【配　　方】海马5g，当归10g。

【制　　法】先将海马捣碎，加当归和水，共煎2次。每日分2次服。

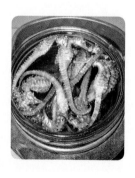

【功能主治】补肾壮阳。主治阳痿，虚烦不

眠，肾虚哮喘，神经衰弱等。

三鞭酒

【配　　方】鹿鞭、海狗鞭、狗鞭、蛤蚧、海马、鹿茸、人参、青桂花、沉香、龙骨、阳起石、覆盆子、桑螵蛸各等量。

【制　　法】共切碎浸入酒中，10日后饮酒。每日2次，每次50ml，早晚服。

【功能主治】主治肾虚遗精，阳痿，神经衰弱，腰背酸痛，贫血头晕，惊悸健忘，自汗盗汗等。

龟龄集酒

【配　　方】鹿茸100g，人参100g，熟地30g，穿山甲40g，肉苁蓉40g，杜仲20g，枸杞子20g，海马50g，蚕蛾10g，锁阳20g，急性子20g，黑附子100g，生地40g，麻雀脑20g，甘草10g，川牛膝20g，青盐40g，补骨脂20g，硫黄2g，细辛10g，石燕50g，地骨皮20g，天门冬20g，大蜻蜓20g，淫羊藿20g，砂仁20g，菟丝子30g，公丁香15g，白酒10000ml。

【制　　法】上述各品切成碎片，一起放入酒中密封浸泡15日后饮用，每日2次，每次10～20ml。

【功能主治】大补元阳，益肾固本。适用于肾阳虚亏，命门之火不足所致的神疲乏力，头晕耳鸣，畏寒肢冷，腰膝酸软，筋骨酸痛，阳痿早泄，男子不育，女子不孕等。

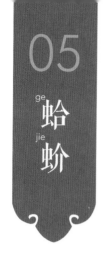

｛ 一　名称来源 ｝

【来源】本品为壁虎科动物蛤蚧*Gekko gecko* Linnaeus的干燥体。全年均可捕捉，除去内脏，拭净，用竹片撑开，使全体扁平顺直，低温干燥。

【性状】本品呈扁片状，头颈部及躯干部长9～18cm，头颈部约占三分之一，腹背部宽6～11cm，尾长6～12cm。头略呈扁三角状，两眼多凹陷成窟窿，口内有细齿，生于颚的边缘，无异型大齿。吻部半圆形，吻鳞不切鼻孔，与鼻鳞相连，上鼻鳞左右各1片，上唇鳞12～14对，下唇鳞（包括颏鳞）21片。腹背部呈椭圆形，腹薄。背部呈灰黑色或银灰色，有黄白色或灰绿色斑点散在或密集成不显著的斑纹，脊椎骨及两侧肋骨突起。四足均具5趾；趾间仅具蹼迹，足趾底有吸盘。尾细而坚实，微现骨节，与背部颜色相同，有6～7个明显的银灰色环带。全身密被圆形或多角形微有光泽的细鳞，气腥，味微咸。

【产地】主产于我国广西南宁、龙津、宁明、百色、田阳、保德等地，云南、广东亦产。进口商品多来自泰国、印尼、柬埔寨等国。

【加工方法】捕捉蛤蚧，除去内脏，拭净，用竹片撑开，使之扁平顺直，低温干燥。

炮制时先除去鳞片，然后切成小块，再用酒浸润烘干或直接烘干，之后可打粉或煮肉同食。

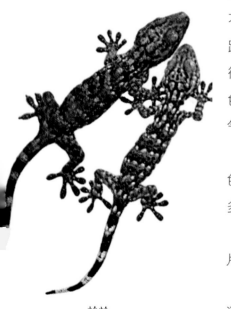

蛤蚧

古有"毒在眼，效在尾"之说，故有部分人在加工蛤蚧时去除头足。

【炮制】蛤蚧：除去鳞片及头足，切成小块。

酒蛤蚧：取蛤蚧块，用黄酒浸润后，烘干。

【性味归经】其性平味咸，归肺、肾二经。

【功能主治】补肺益肾，纳气定喘，助阳益精。用于虚喘气促，劳嗽咯血，阳痿遗精。

【用法用量】3～6g，多入丸散或酒剂。

【贮藏】用木箱严密封装，常用花椒拌存，置阴凉干燥处，防蛀。

{ 二 医经论述 }

《海药本草》：疗折伤，主肺痿上气，咯血咳嗽。

《日华子本草》：治肺气，止嗽，并通月经，下石淋及治血。

《开宝本草》：主久肺劳，疗咳嗽，下淋沥，通水道。

《本草衍义》：补肺虚劳嗽有功。

《纲目》：补肺气，益精血，定喘止嗽，疗肺痈消渴，助阳道。

《本草再新》：温中益肾，固精助阳，通淋，行血。蛤蚧尾能治疝。

{ 三 鉴别方法 }

性状

全体呈扁片状，头部及躯干长9～18cm，尾长6～14cm。头稍扁，略呈三角，形似蛤蟆头，两眼凹陷窟窿，吻鳞不达及鼻孔，口内角质齿细小密生，边缘处无大牙；背部灰黑或银灰色，有黄白、灰绿色或橙红色（进口）斑点散

101

在。脊椎骨及两侧肝骨突起；四足均有五趾，趾间具蹼迹，除第1指，趾外均具钩状短爪，趾底面有褶纹，俗称吸盘；尾细长而结实，扁圆形，上粗下细，中部微现骨节，颜色与背部相同，有不甚明显的银灰色环带5～7条；全体密被圆形式多角形微有光泽细鳞；质坚韧，气腥，味微咸。

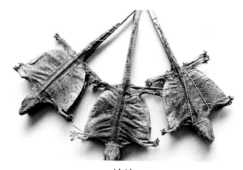

蛤蚧

特征

蛤蚧加工扁片形，蛤蟆头状眼凹深；吻鳞不与鼻孔切，口无大牙细齿列。背部灰黑或银灰，黄红斑点其上嵌；足有吸盘及蹼瓜，七个银环细尾找。

{（四）选购方法}

- 以体大、肥状、尾全，不破碎者为佳。

- 优质蛤蚧一般体长约30cm左右，头大稍扁呈三角形，口大，上下颌有较多细小牙齿，眼突而大，不能闭合。头背部为棕色，躯干背部呈紫灰色，夹杂红砖色及蓝色斑点，腹部扁平，为灰白色，尾部有7条带状斑纹，四肢短小，不能跳跃。挑选蛤蚧主要是防止被蜥蜴假冒。蜥蜴与蛤蚧相似，其特点是指及趾为圆柱形，而蛤蚧的指和趾扁平而大。若取出蛤蚧的眼珠，可用力搓出一黄色颗粒，而蜥蜴没有。

〔五 食用方法〕

蛤蚧的食疗保健作用：① 增强性功能作用；② 平喘作用；③ 免疫增强作用；④ 延缓衰老作用；⑤ 抗炎作用及其他作用。

蛤蚧酒

【配　　方】蛤蚧5～6条，当归、肉苁蓉、龙骨、大枣、川芎、白芷各24g，白酒5kg。

【制　　法】① 生泡法：将活蛤蚧洗净，晾干，剖腹去内脏，抹去血。用50度以上的白酒浸泡。每5kg酒放蛤蚧5～6条，浸泡3个月。若每5kg酒配放当归、肉苁蓉、龙骨、大枣、川芎、白芷等中药各24g，或只加当归24g共浸泡，均可增加酒味和功效。少量浸泡时，瓶装酒0.5kg放蛤蚧1条，浸泡2个月，喝完后还可加酒泡第2次。

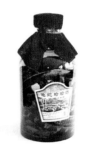

② 干泡法：用淡盐水洗去干蛤蚧的污物，去鳞，切成小块浸泡，蛤蚧与酒的比例同生泡法。

【功能主治】补肺益肾，纳气定喘，助阳益精。用于虚喘气促，劳嗽咯血，阳痿遗精。

人参蛤蚧酒

【配　　方】蛤蚧一对，人参10～20g，白酒2000ml。

【制　　法】蛤蚧去除竹片及鳞片，烘烤干燥，与人参共浸于白酒中，浸泡10天即可饮用。每日酌量饮10～20ml。

【功能主治】补肾壮阳、益气安神。适用于身体虚弱、食欲不振、失眠健忘、阳痿早泄、肺虚咳喘、夜多小便等。

人参蛤蚧散

【配　　方】蛤蚧1对，苦杏仁12g，炙甘草9g，人参12g，云苓15g，川贝12g，桑白皮12g，知母12g。

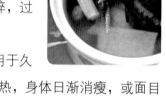

【制　　法】以上各药，烘干后，粉碎，过80目筛，每次服用3～5g，一天3次。

【功能主治】益气清肺，止咳定喘。用于久咳气喘，痰稠色黄，或咳吐脓血，胸中烦热，身体日渐消瘦，或面目浮肿，脉浮虚，或日久成为肺痨。

【加减法】① 若无阴虚内热，去知母，桑白皮减量为6g。

② 咳吐脓血或痰中带血者，加白茅根15g　田七末4g。

③ 属于阴虚火旺者，加入麦冬12g。

蛤蚧防喘汤

【配　　方】蛤蚧1个，胎盘1个，鱼腥草75g，北杏仁10粒，瘦猪肉少许。

【制　　法】将各味洗净，以慢火煲汤3小时以上，加盐调味，分2次服食，每周或10日内煲3次。

【功能主治】补肾纳气、化痰定喘。适用于支气管哮喘的治疗。

名贵中药材的识别与应用

蛤蚧糯米团

【配　　方】蛤蚧粉25g，糯米200g。

【制　　法】糯米洗净焙干为末，与蛤蚧粉混合均匀，加水适量，入白糖少许，共揉为面团，上笼蒸熟食之，每日1剂。

【功能主治】补肺益脾止喘。适用于支气管哮喘的治疗。

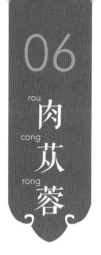

06 肉苁蓉

rou cong rong

｛一 名称来源｝

【来源】本品为列当科植物肉苁蓉*Cistanche deserticola* Y.C. Ma的干燥带鳞叶的肉质茎。

肉苁蓉属列当科濒危种，别名大芸、寸芸、苁蓉、查干告亚（蒙语）、地精。

【性状】该品扁圆柱形，稍弯曲，长3~15cm，直径2~8cm。表面棕褐色或灰棕色，密被覆瓦状排列的肉质鳞片，通常鳞片先端已断。体重，质硬，微有柔性，不易折断。断面棕褐色，有淡棕色点状维管束，排列成波状环纹。气微，味甜、微苦。

【产地】主产于内蒙古自治区、新疆维吾尔自治区、甘肃、青海等地，素有"沙漠人参"之美誉。以内蒙古自治区、甘肃省所产质量优，新疆维吾尔自治区产量大。生于湖边、沙地梭梭林中。寄生于藜科植物梭梭（盐木）*Haloxylon ammodendron* Bunge的根上，为世界濒危保护植物。

肉苁蓉为名贵中药，有经济价值，是历代补肾壮阳类配方中使用频度最高的补益药物之一。肉苁蓉是古地中海残遗植物，对于研究亚洲中部荒漠植物区系具有一定的科学价值。但肉苁蓉由于被大量采挖，其数量已急剧减少。据调查，每千株寄生植物梭梭中，仅有7株肉苁蓉。又因梭梭是骆驼的优良饲料和当地群众的燃料，因此过度放牧和大量砍挖梭梭，也使得肉苁蓉处于濒危的境地。

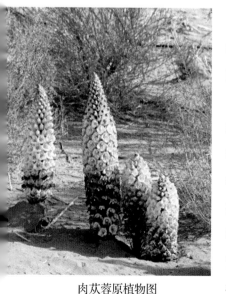

肉苁蓉原植物图

【采收加工】多于春季苗未出土或刚出土时采挖，除去花序，切段，晒干。4~5月上旬采挖，留小采大。去掉花序或苁蓉头，晾晒于干净沙滩上或房顶上，1个多月后由黄白色变成肉质棕褐色，即为甜大芸。

【炮制】酒苁蓉：取肉苁蓉片，加入黄酒拌匀，量炖罐内，密闭，隔水加热炖透。或置适宜的容器内，蒸透，至酒完全被吸尽，表面黑色时取出，干燥。肉苁蓉每100kg，用黄酒20kg。

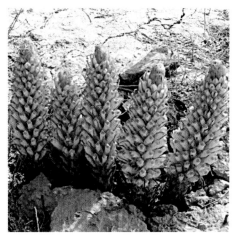

宁要苁蓉一筐，不要金玉满堂

肉苁蓉：取原药材，除去杂质，大小个分开，稍浸泡，润透，切厚片，干燥。盐苁蓉须用清水漂净盐后，晒至七八成干，闷润，再切片，干燥。

盐大芸：秋季采收者因水分大，不易干燥，把肥大者投入盐湖中，腌1~3年，用时洗去盐分，为盐大芸。

【性味归经】甘、咸，温。归肾、大肠经。

【功能主治】补肾阳，益精血，润肠通便。用于阳痿，不孕，腰膝酸软，筋骨无力，肠燥便秘。

《本草拾遗》中曾记载："肉苁蓉三钱，三煎一制，热饮服之，阳物终身不衰"。

【注意】阴虚火旺及大便泄泻者忌服。

{ ⬤ 医经论述 }

《本经》：主五劳七伤，补中，除茎中寒热痛，养五脏，强阴，益精气，妇人癥瘕。

《别录》：除膀胱邪气、腰痛，止痢。

《药性论》：益髓，悦颜色，延年，治女人血崩，壮阳，大补益，主赤

贰·补肾壮阳药

白下。

《日华子本草》：治男绝阳不兴，女绝阴不产，润五脏，长肌肉，暖腰膝，男子泄精，尿血，遗沥，带下阴痛。

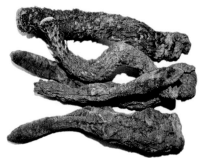

肉苁蓉药材

《本草经疏》：肉苁蓉，滋肾补精血之要药，气本微温，相传以为热者误也。甘能除热补中，酸能入肝，咸能滋肾，肾肝为阴，阴气滋长，则五脏之劳热自退，阴茎中寒热痛自愈。肾肝足，则精血日盛，精血盛则多子。妇人癥瘕，病在血分，血盛则行，行则癥瘕自消矣。膀胱虚，则邪客之，得补则邪气自散，腰痛自止。久服则肥健而轻身，益肾肝补精血之效也，若曰治痢，岂滑以导滞之意乎，此亦必不能之说也。

《本草汇言》：肉苁蓉，养命门，滋肾气，补精血之药也。男子丹元虚冷而阳道久沉，妇人冲任失调而阴气不治，此乃平补之剂，温而不热，补而不峻，暖而不燥，滑而不泄，故有从容之名。

《本经逢原》：肉苁蓉，《本经》主劳伤补中者，是火衰不能生土，非中气之本虚也。治妇人癥瘕者，咸能软坚而走血分也。又苁蓉止泄精遗溺，除茎中热痛，以其能下导虚火也。老人燥结，宜煮粥食之。

《玉楸药解》：肉苁蓉，暖腰膝，健骨肉，滋肾肝精血，润肠胃结燥。凡粪粒坚小，形如羊屎，此土湿木郁，下窍闭塞之故。谷滓在胃，不得顺下，零星传送，断落不联，历阳明大肠之燥，炼成颗粒，秘涩难通，总缘风木枯槁，疏泄不行也。一服地黄、龟胶，反益土湿，中气愈败矣。肉苁蓉滋木清风，养血润燥，善滑大肠，而下结粪，其性从容不迫，未至滋湿败脾，非诸润药可比。方书称其补精益髓，悦色延年，理男子绝阳不兴，女子绝阴不产，非溢美之词。

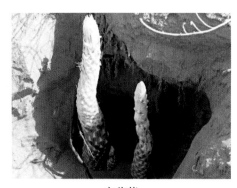

肉苁蓉

《本草求真》：肉苁蓉，诸书既言峻补精血，又言力能兴阳助火，是明因其气温，力专滋阴，得此阳随阴附，而阳自见兴耳。惟其力能滋补，故凡癥瘕积块，得此而坚即消。惟其滋补而阳得助，故凡遗精茎痛，寒热时作，亦得因是而除。若谓火衰至极，用此甘润之品，同于桂、附，力能补阳，其失远矣。况此既言补阴，而补阴又以苁蓉为名，是明因其功力不骤，气专润燥，是亦宜于便闭，而不宜于胃虚之人也。谓之滋阴则可，谓之补火正未必然。

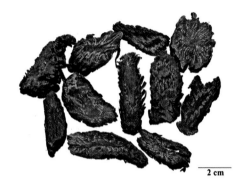
肉苁蓉药材

《本草正义》：肉苁蓉，《本经》主治，皆以藏阴言之，主劳伤补中，养五脏，强阴，皆补阴之功也。茎中寒热痛，则肾脏虚寒之病，苁蓉厚重下降，直入肾家，温而能润，无燥烈之害，能温养精血而通阳气，故曰益精气。主癥瘕者，咸能软坚，而入血分，且补益阴精，温养阳气，斯气血流利而否塞通矣。《别录》除膀胱邪气，亦温养而水府寒邪自除。腰者肾之府，肾虚则腰痛，苁蓉益肾，是以治之。利，今木皆作痢，是积滞不快之滞下，非泄泻之自利，苁蓉滑肠，痢为积滞，宜疏通而不宜固涩，滑以去其著，又能养五脏而不专于攻逐，则为久痢之中气己虚，而积滞未尽者宜之，非通治暑湿热滞之痢疾也。苁蓉为极润之品，市肆皆以盐渍，乃能久藏，古书皆称其微温，而今则为咸味久渍，温性已化除净绝，纵使漂洗极淡，而本性亦将消灭无余，故古人所称补阴兴阳种种功效，俱极薄弱，盖已习与俱化，不复可以本来之质一例论矣。但咸味能下降，滑能通肠，以主大便不爽，颇得捷效，且性本温润，益阴通阳，故通腑而不伤津液，尤其独步耳。自宋以来，皆以苁蓉主遗泄带下，甚且以主血崩溺血，盖以补阴助阳，谓为有收摄固阴之效。要知滑利之品，通导有余，奚能固涩，《本经》除阴中寒热痛，正以补阴通阳，通则不痛耳。乃后人引申其义，误认大补，反欲以通利治滑脱，谬矣。

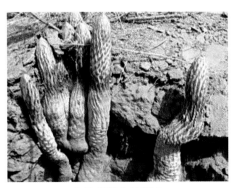
肉苁蓉长在沙漠上

{（三）临床运用}

- 用于肾虚阳痿，遗精早泄及腰膝冷痛，筋骨痿弱。治肾虚阳痿、遗精、早泄等症，配熟地黄、菟丝子、山萸肉等；治腰膝冷痛、筋骨痿弱，配续断、补骨脂等。

- 用于肠燥便秘，与火麻仁、柏子仁等药同用。

{（四）鉴别方法}

＊肉苁蓉　呈扁圆柱形，稍弯曲，长3～15cm，直径2～8cm。表面棕褐色或灰棕色，密被覆瓦状排列的肉质鳞叶，通常鳞叶先端已断，鳞叶菱形或三角形，宽0.5～1.5cm，厚约2mm，尚可见鳞叶脱落后留下的弯月形叶迹。体重，质硬，微有柔性，不易折断，断面棕褐色，有淡棕色点状维管束，排列成波状环纹。气微，味甜、微苦。

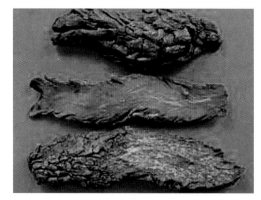

肉苁蓉饮片

＊管花肉苁蓉　呈类纺锤形、扁纺锤形或扁柱形，稍弯曲，长5～25cm，直径2.0～9cm。表面棕褐色至黑褐色。断面颗粒状，灰棕色至灰褐色，散生点状维管束。

{五} 常见伪品

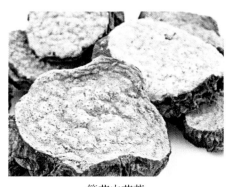

管花肉苁蓉

盐生肉苁蓉

呈圆柱形，鳞叶卵形至矩圆状披针形，长1～2.5cm，宽4～8cm。穗状花序圆柱形，苞片较短，卵状披针形。表皮黄褐色，具有不定式气孔，质硬无柔性，断面有淡棕色维管束，排列为菊花状纹。气微，味微咸苦。

草苁蓉

茎单一，挺直，长15～35cm，直径0.5～1cm，暗黄褐色或褐色，有纵棱沟纹和白色短绒毛。叶互生，鳞片状或披针形、略皱缩，长0.8～1.5cm，黄褐色。茎上部为穗状花序，长5～10cm有绒毛，下部花较疏散，上部花密集，花干缩，展平后呈唇形，长1.5～1.8cm，呈黄褐色或淡紫色。有的穗下部有蒴果，椭圆形，长约1cm，褐色。质硬脆，易折断，断面类白色，中间有一不规则的棕色环纹。无臭，味淡。

新疆莎东肉苁蓉

呈扁圆锥状或纺锤形，长30cm。宽5～9cm，茎下部鳞叶较疏，上部密集，鳞叶茎部宽阔。体重、质坚硬、难折断，断面棕黑色，有点状维管束散布，有的中空。气微，味甜而微苦。

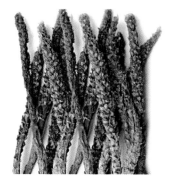

草苁蓉

{ 六 选购方法 }

肉苁蓉为列当科植物肉苁蓉带鳞叶的肉质茎。主产于内蒙古、甘肃、新疆、青海等地的沙质土壤和半沙质的草原地带。苁蓉比较平补，补益力量还比较大，适合长期进补，因为对人的补益是和人参相似的，所以有"沙漠人参"之称。

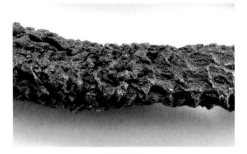

肉苁蓉

肉苁蓉肉质茎呈长扁圆柱形，长3~15cm，直径2~8cm，下粗上细。表面棕褐色或灰棕色，密被覆瓦状排列的肉质鳞叶，鳞叶菱形或三角形。体重，质硬难折断。断面棕褐色，有淡棕色点状维管束，排列成波状环纹，木部约占4/5，有时中空。气微，味甜，微苦。以条粗壮、密生鳞叶、质柔润者为佳。

商品有淡苁蓉和咸苁蓉两种，淡苁蓉以个大身肥、鳞细、颜色灰褐色至黑褐色、油性大、茎肉质而软者为佳。咸苁蓉以色黑质糯、细鳞粗条、体扁圆形者为佳。

{ 七 食用方法 }

肉苁蓉可有效地预防、治疗男子肾虚阳痿、遗精早泄及女子月经不调、闭经不孕等疾病。适宜性功能衰退的男子；月经不调、不孕、四肢不温、腰膝酸痛的女性；体质虚弱的老年人、高血压患者、便秘者。对患有子宫肌瘤的患者有显著效果。

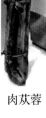

肉苁蓉

名贵中药材的识别与应用

肉苁蓉粥

【配　　方】肉苁蓉30g，鹿角胶5g，羊肉100g，粳米150g。

【制　　法】肉苁蓉煎水取汁，羊肉切小块，与米同煮粥，临熟时下鹿角胶煮至粥熟。

【功能主治】源补肾阳、益精血。用于肾虚、精血不足，阳痿泄精、早泄，妇女宫寒不孕，腰膝酸痛。

益肾明目酒

【配　　方】肉苁蓉、巴戟天、远志、川牛膝、五味子、续断各35g，覆盆子50g，山萸肉30g，白酒1000ml。

【制　　法】将上药切片或共捣为粗末，用纱布袋盛，置于净坛中，注酒浸之，密封坛口，春夏5日，秋冬7日，然后添冷开水1000g，合均备用。每日早、晚各1次，每次空腹温饮服10～15ml。每日早、晚各1次，每次空腹温饮服10～15ml。

【功能主治】益肾补肝，养心，聪耳明目，悦容颜。适用于肝肾虚损，耳聋目昏，腰酸腿困，神疲力衰等症。

毓麟酒

【配　　方】肉苁蓉、覆盆子、炒补骨脂各30g、桑椹、枸杞、菟丝子、韭子、楮实子、巴戟天各23g，山萸肉、牛膝各22g，莲须15g，蛇床子、炒山药、木香各7.5g，白酒3000ml。

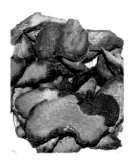

【制　　法】将上药切片或加工成粗末，装入纱布袋内，与白酒共置入容器内，密封，隔水煮4小时后，埋入土中2天，退火气既成。每日早、晚各1次，每次饮服20ml。

【功能主治】补肝益肾，助阳固精。适用于阳痿，早泄，补育。

蛤蚧参茸酒

【配　　方】肉苁蓉、人参各30g，鹿茸6g，蛤蚧一对，巴戟天、桑螵蛸各20g，白酒2000ml。

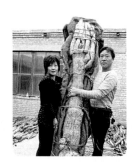

【制　　法】将鹿茸切成薄片，人参碎成小段，蛤蚧去掉头足，碎成小块。其余3味药均粗碎，同前药用纱布袋盛之，扎紧口。再将酒倒入小坛内，放入药袋，加盖密封，置阴凉处，经常摇动数下，经14天后即可开封饮服。每日早、晚各1次，每次空腹温饮10～15ml。

【功能主治】补元气，壮肾阳，益精血，强腰膝。适用于元气亏损，神疲食少，气短喘促，精神萎靡，失眠健忘，心悸怔忡，梦遗滑精，腰膝寒冷酸痛，下肢软弱无力，女子宫寒及肚腹冷痛等症。

四补酒

【配　　方】肉苁蓉、柏子仁、何首乌、牛膝各30g，白酒1000ml。

【制　　法】将上药加工切碎，入净器中，倒入白酒浸泡，封固，置阴凉处，每日摇晃数下，春夏10日，秋冬20日，澄清既得。

每日2次，每次饮服10～15ml。

【功能主治】益气血，补五脏，悦颜色。适用于气血不足，心慌气短等症。

〔 八 用药禁忌 〕

- 相火偏旺、胃弱便溏、实热便结者禁服。
- 《得配本草》：忌铜、铁。火盛便闭、心虚气胀，皆禁用。
- 《本草经疏》：泄泻禁用，肾中有热，强阳易兴而精不固者忌之。
- 忌用铜、铁器烹煮。
- 凡肾阳不足，病见男子阳痿、不育及女子宫寒不孕者，宜与巴戟天、熟地、五味子等配伍；若肾阳亏虚，精血不足，大便秘结不通者，多与当归、牛膝、熟地相伍；若老年性、习惯性便秘者，宜与决明子、蜂蜜同用；若津亏气滞，大便秘涩者，可与麻仁、沉香相合。便溏者慎用。

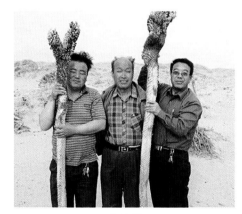

肉苁蓉

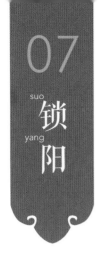

{ 一 名称来源 }

【来源】本品为锁阳科植物锁阳*Cynomorium songaricum* Rupr．的干燥肉质茎。春季采挖，除去花序，切段，晒干。

【性状】本品呈扁圆柱形，微弯曲，长5～15cm，直径1.5～5cm。表面棕色或棕褐色，粗糙，具明显纵沟及不规则凹陷，有的残存三角形的黑棕色鳞片。体重，质硬，难折断，断面浅棕色或棕褐色，有黄色三角状维管束。气微，味甘而涩。

【产地】主产于内蒙古、宁夏、新疆、甘肃等省区。

【采收加工】春季采挖，除去花序，切段，晒干。

【炮制】洗净，润透，切薄片，干燥。

【性味归经】性味甘，温。入肾、大肠经。

【功能主治】补肾阳，益精血，润肠通便。用于腰膝痿软，阳痿滑精，肠燥便秘。

【用法用量】内服：煎汤，7.5～15g；入丸、散或熬膏。

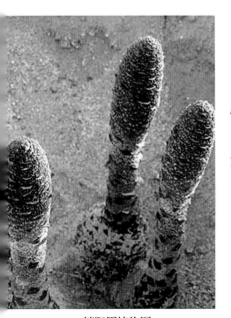

锁阳原植物图

｛二｝ 医经论述

本品有补肾润肠的功效。治阳痿，尿血，血枯便秘，腰膝痿弱。

《本草衍义补遗》：补阴气。治虚而大便燥结用。

《纲目》：润燥养筋。治痿弱。

《本草原始》：补阴血虚火，兴阳固精，强阴益髓。

《内蒙古中草药》：治阳痿遗精，腰腿酸软，神经衰弱，老年便秘。

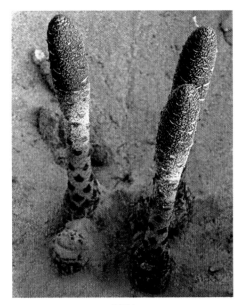

锁阳

｛三｝ 临床运用

＊ 作用原理　① 对免疫功能的影响；② 清除自由基；③ 抗血小板聚集；④ 具有糖类皮质激素样作用。

＊ 临床主治　阳痿早泄、阴衰血竭；气弱阴虚，大便燥结、小便频数，血尿，淋漓不尽；腰膝酸软、疲乏无力；畏寒俱冷，四肢疼痛；月经不调，宫冷带下；女子不孕，男子不育；失眠健忘，脱发早白，胃酸溃疡等。

最新医学研究发现：锁阳能够促进人体细胞再生和新陈代谢，增强免疫调节能力，具有明显的防癌、抗病毒和延缓衰老作用。近年来，用锁阳治疗前列腺肥大和增生、白血病、糖尿病、哮喘、早泄都取得了很好的效果。

{四} 鉴别方法

干燥全草呈扁圆柱形或一端略细，长
8～21cm，直径2～5cm。表面红棕色至
深棕色，皱缩不平，形成粗大的纵沟或
不规则的凹陷，有时可见三角形的鳞
片，和有部分花序存在。质坚硬，不
易折断，断面略显颗粒性，棕色而柔润。气
微香，味微苦而涩。锁阳片为横切或斜切成的厚约

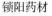

锁阳药材

1cm左右的片段，往往用绳穿串。以个肥大、色红、坚实、断面粉性、不显筋
脉者为佳。

{五} 食用方法

锁阳强身汤

【配　　方】锁阳10g，枸杞10g，甘草5g。

【制　　法】水煎取汁。或用汤包、料袋直
接投入锅内，加羊肉、鸡肉等共煮，待熟时加
食盐、味精、葱花、姜末调味煮沸即可食用。
每日1剂，供2～3人。

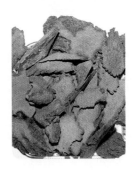

【功能主治】温阳益精，适用于下元不足引
起的遗精、阳痿及精少、精稀等症。

羊肾巴戟锁阳汤

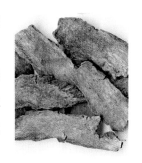

【配　　方】羊肾6只，锁阳15g，巴戟天30g，淫羊藿15g，生姜6g，精盐、黄酒各适量。

【制　　法】将羊肾洗净去筋膜臊腺，巴戟天、锁阳、淫羊藿、生姜洗净后与羊肾一同放入砂锅，加适量清水，用大火煮沸后转用小火炖2小时，加精盐和黄酒调味既成。

【功能主治】温补肾阳，适用于肾阳亏虚型阳痿。

锁阳壮阳粥

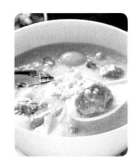

【配　　方】锁阳10g，精羊肉100g，大米100g。

【制　　法】将羊肉洗净细切，先煎锁阳，去渣，后入羊肉与米同煮为粥。

【功能主治】温阳补肾。适用于平素体阳虚，腰膝酸软，肢冷畏寒，阳痿，老年便秘等症。

锁阳补肾粥

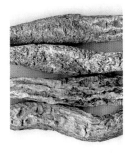

【配　　方】锁阳6g，核桃仁30g，莲子15g，巴戟天10g，黑豆15克，粳米30g。

【制　　法】将黑豆洗净泡软，莲子去心，核桃仁捣碎，巴戟天和新鲜锁阳用纱布包好，与黑豆、莲子、核桃仁一同放入砂锅内，加水用温火煮至米烂粥成，去掉药包，调味咸甜均可。

【功能主治】可补肾壮阳，健脾益气。适用于平素体阳虚，腰膝酸软，肢冷畏寒，阳痿等症。

鞭煲

【配　　方】锁阳30g、枸杞20g、玉竹15g、沙参30g、鲜牛鞭1付、姜30g、胡椒5粒、料酒20ml、盐4g。

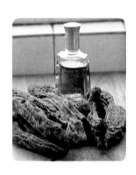

【制　　法】① 先将鲜牛鞭切开尿管洗净，入锅中水煮沸5分钟，取出在水上冲洗切成长5cm、宽1cm的长条待用。

② 将锁阳、枸杞、玉竹、沙参漂洗去泥沙，将锁阳切成0.5cm厚的片待用。

③ 将牛鞭与诸药同入砂锅中加清水3500ml和料酒、胡椒，待锅开后，撇去浮沫，调至小火，炖2小时，牛鞭软，汤汁浓缩至2000ml放盐即可食用。

【功能主治】温肾壮阳。适用于阳痿、早泄。

｛六 用药禁忌｝

阴虚火旺，脾虚泄泻及实热便秘者禁服锁阳。长期食用锁阳，亦可致便秘。泄泻及阳易举而精不固者忌锁阳。大便滑，精不固，火盛便秘，阳道易举，心虚气胀，皆禁用锁阳。

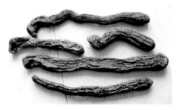

锁阳药材

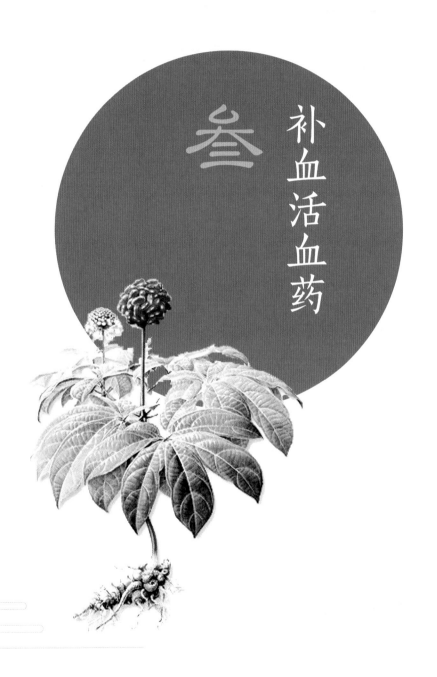

补血活血药

叁

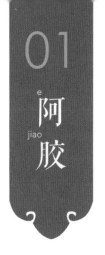

01 阿胶
e
jiao

{ 一 名称来源 }

【来源】 本品为马科动物驴*Equus asinus Linnaeus*的皮去毛后熬制而成的胶。

阿胶以马科动物驴的皮为配方，采用东阿地下水经煎煮、浓缩等九十多道工序炼制而成的固体胶块。

阿胶起源于2500年前，炮制品又名阿胶珠。因产于东阿而得名。李时珍《本草纲目》记载"阿胶，本经上品。弘景曰：'出东阿，故名阿胶'"；沈括《梦溪笔谈》说："阿井水，性趋下，清且重。取井水煮胶，谓之阿胶"。

【性状】 上品阿胶的性状描述为"黑如莹漆，光透如琥珀，质硬而脆，断面光亮"且"真者不作皮臭，夏月亦不湿软"。

【性味归经】 甘，平。归肺、肝、肾经。

【功能主治】 补血滋阴，润燥，止血。用于血虚萎黄，眩晕心悸，肌痿无力，心烦不眠，虚风内动，肺燥咳嗽，劳嗽咯血，吐血尿血，便血崩漏，妊娠胎漏。

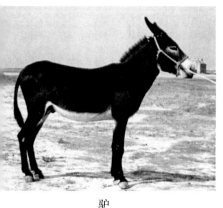

驴

{ 二 医经论述 }

自《神农本草经》以来，历代《本草》皆将阿胶列为滋补上品，无毒，老少皆宜、四季皆可服用；

久服轻身益气，延年益寿。李时珍《本草纲目》将其誉为"补血圣药"。

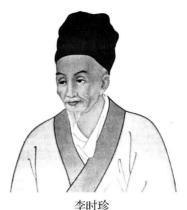

李时珍

阿胶最主要和最著名的功能还是妇科用药。对妇女血虚、萎黄症、月经不调、经水不止、子宫出血、血崩，以及胎产血亏诸症，用之可补。

阿胶能补血、滋阴、润燥、止血。用于血虚萎黄、眩晕心悸、肌痿无力、心烦不眠、虚风内动、肺燥咳嗽、劳嗽咯血、吐血尿血、便血崩漏、妊娠胎漏、缺铁性贫血。

《纲目》：阿胶，大要只是补血与液，故能清肺益阴而治诸证。按陈自明云：补虚用牛皮胶，去风用驴皮胶。成无己云：阴不足者，补之以味，阿胶之甘，以补阴血。杨士瀛云：凡治喘嗽，不论肺虚、肺实，可下可温，须用阿胶以安肺润肺，其性和平，为肺经要药。小儿惊风后瞳仁不正者，以阿胶倍人参煎服最良，阿胶育神，人参益气也。又痢疾多因伤暑伏热而成，阿胶乃大肠之要药，有热毒留滞者，则能疏导，无热毒留滞者，则能平安。数说足以发明阿胶之蕴矣。

《本草述》：阿胶，其言化痰，即阴气润下，能逐炎上之火所化者，非概治湿滞之痰也。其言治喘，即治炎上之火，属阴气不守之喘，非概治风寒之外束，湿滞之上壅者也。其言治血痢，如伤暑热痢之血，非概治湿盛化热之痢也。其言治四肢酸痛，乃血涸血污之痛，非概治外淫所伤之痛也。即治吐衄，可徐徐奏功于虚损，而暴热为患者，或外感抑郁为患者，或怒气初盛为患者，亦当审用。

《本草经疏》：阿

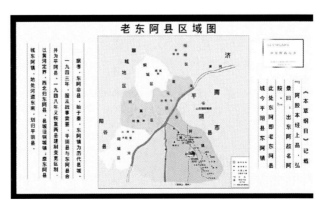

老东阿县区域图

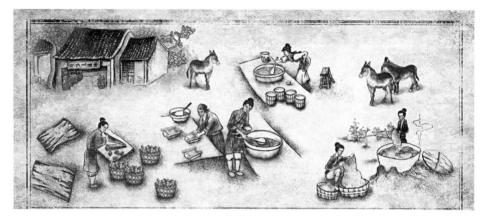

制胶图

胶，主女子下血，腹内崩，劳极洒洒如疟状，腰腹痛，四肢酸疼，胎不安及丈夫少腹痛，虚劳羸瘦，阴气不足，脚酸不能久立等证，皆由于精血虚，肝肾不足，法当补肝益血。《经》曰：精不足者，补之以味。味者阴也，此药具补阴之味，俾入二经而得所养，故能疗如上诸证也。血虚则肝无以养，益阴补血，故能养肝气。入肺肾，补不足，故又能益气，以肺主气，肾纳气也。今世以之疗吐血、衄血、血淋、尿血、肠风下血、血痢、女子血气痛、血枯、崩中、带下、胎前产后诸疾，及虚劳咳嗽、肺痿、肺痈脓血杂出等证者，皆取其入肺、入肾，益阴滋水、补血清热之功也。

〔二 鉴别方法〕

胶"出东阿，故曰阿胶"；阿胶又名驴皮胶，为马科动物驴的皮经漂泡去毛后熬制而成的胶块。古时以产于山东东阿、用阿井之水制法者为道地正品阿胶，这也是阿胶得名之由来。到了近代，凡是用驴皮为配方制得者统称阿胶。

《神农本草经》记载："（阿胶）生东平郡，煮牛皮作

124　阿胶

之，出东阿。"南朝梁代陶弘景《名医别录》曰："出东阿，故曰阿胶也。"清代吴仪洛《本草从新》载："真胶产于古齐国之阿地。"清末曹炳章《增订伪药条辨》云："阿胶出山东东阿县，以纯驴皮、阿井水煎之，故名阿胶。其色光洁，其味甘咸，其气清香，此真阿胶也。"由此可见，阿胶是山东东阿所产的道地药材。

阿胶的鉴别要点

真阿胶烊化后，气清香，有麻油味，稠而不黏腻，味微咸。10年以内者，呈苍翠色，质尚坚，五六十年以上者，色转黄而松脆更佳。真正的驴皮胶表面呈棕黑色，光滑，光照透明呈棕红色，质硬易碎，断面棕褐色，具玻璃样光泽，气微香，味微甜。

标准阿胶胶片的颜色

＊胶汁　胶汁在浓缩、未加辅料（黄酒、豆油、冰糖）前，颜色是浅黄色。

＊阿胶　整块阿胶的表皮呈黑色或黑褐色（胶片越厚颜色越黑），同一料阿胶（一般1.2～2吨），阿胶块越厚越黑，胶片外表平滑，有光泽，对光照可见成略透明状；拍碎后，碎片颜色变浅，对光成半透明状琥珀色；打粉后成淡黄色。

晾胶时间越长，阿胶颜色越黑，保存时间越长，颜色越黑。阿胶的颜色主要取决于辅料冰糖添加后，熬制的火候（如同卤制红烧肉用蜂蜜或白糖上色，糖熬化后起沫的色越枯，肉色就越黑；同理熬胶时，蒸发的稠度，越接近15%的水分凝胶，阿胶颜色越深）以及后期晾胶蛋白质和空气氧化的情况，而导致颜色深一点或浅一点。

＊打粉后成淡黄色　阿胶之所以是"阴阳齐占，五行齐备，有血有肉有情之物，是天生圣药"，颜色也

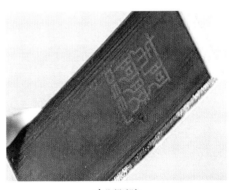

东阿阿胶

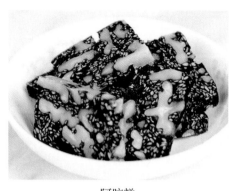

阿胶糕

算是其中一绝：胶片是黑色或黑褐色，拍断，断面就是半透明的琥珀色，打粉后就成淡黄色了，世间仅此一物，别无他物。

✳ **标准阿胶片的外形** 胶片外表平滑，无气孔油孔、漏粉条情况；边角无缺损；四边笔直，无弯曲。拍碎断面光滑，四面笔直（不弯曲）。

✳ **胶片的味道** 在鼻子前闻，气味微腥，入口微甜（阿胶的熬制要加冰糖）、微苦，在鼻子前闻，气味微腥（略带皮臭味：行话叫胶香味），用打火机烧会闻到和烧头发一样的气味（头发烧焦的味道是蛋白质烧焦的味道，证明是用皮子熬的胶）。含在口中，自然而化，腻腻的、黏黏的、微甜、微微有点苦味，有胶香味（胶腥味）。

{四} 真伪鉴别

伪品阿胶

伪品阿胶是利用旧杂皮、烂皮、动物碎骨等熬制而成的牛皮胶、杂皮胶，味臭难闻，色暗无光，质硬不易破碎，断面乌黑或灰黑，气微腥，外形不光滑，不平整，有黏性，夏季容易软化，服用后不仅对身体无益，其中的有害物质还会危害人体健康。

鉴别方法

✳ **外表** 阿胶为长方形或方形块，质硬而脆，无油孔、气孔及明显刀纹。

✳ **颜色** 正品阿胶平滑有光泽，断面对光照视呈棕色半透明状，胶块表面当以黄透如琥珀色，光黑如漆者为真。

硬脆程度

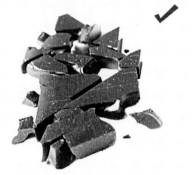 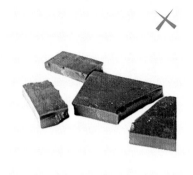

正品阿胶表面平整，拍碎后断面光滑细腻，颜色表里一致，碎裂程度相对均匀。

劣质阿胶表面不光滑，不平整，拍碎后断面不光滑不均匀，颜色表里不一致，碎裂程度大小不均匀。

＊ 气味　真者无皮臭味，夏日亦不湿软。将正品阿胶砸碎后，放入杯中，加沸水适量，随即盖上杯盖，放置1～2分钟，打开后胶香味浓。或去除胶片外层包装，用湿热毛巾包1～2分钟，打开后，有胶香味。伪品经以上两法检验，无胶香味，有腥臭味；于水中加热溶化，液面有一层脂肪油，具肉皮汤味。

＊ 火试　取少许样品放在容器内灼烧，初则迸裂，随后膨胀融化冒白烟，有浓烈的麻油香气，灰化后残渣为乌黑色，质地疏松，呈片或团块状，不与容器黏结。

＊ 水试　煮沸溶解，溶液呈浅棕红色，混浊，并有白色物质析出，液面有油滴，取胶溶于水中，液澄明，无混浊。

＊ 拍打　取一块拿在手中用力拍在桌上可裂成数块碎片断面呈棕色、半透明、无异物者为真，若拍打软而不碎者，则疑为杂皮胶，为伪品。

＊ 溶液　阿胶溶液静置4小时后不凝集，伪品溶液凝集成糊状。

＊ 常见伪品　一是牛皮胶，质硬不易破碎，灼烧有浓烈的浊臭气，水试溶液液面无油滴；二

东阿阿胶

是杂皮胶，灼烧有豆油香气，水试溶液呈暗灰棕红色，液面有少数油点；三是骨胶，表面不透明、无光泽，有气泡所致的小孔洞，侧面有不规则的皱纹，质硬不易打碎，气微臭；四是明胶类，平滑光亮，质脆，气微或具墨汁样臭。火试后变为白色片状粉，不黏结。

龟胶和鹿胶外形与阿胶相似，其区别在于：龟胶，表面棕色略带微绿，上面有黄色"油头"，对光视之洁净如琥珀、质坚硬；鹿胶，表面黑棕色，对光视之半透明，一面有黄白色多孔性薄层，质脆易碎，断面红棕色，具玻璃光泽。

常见以多种动物的皮熬制成的胶块冒充正品阿胶，与正品阿胶的主要区别为：光泽性差，有深暗感，质韧不易破碎，碎块断面无光泽，带腥臭气，灼烧后有腥臭味。杂皮胶呈长方块，土棕色，不透明，无光泽。质软，不易打碎，断面亦无光泽；碎片对光照视不透明，气异臭。10%的水溶液呈淡棕色或乳白色，混浊，白色泡沫较多，有异臭。灰化后残渣成土黄色或灰白色，粉泥状，易吸潮。味咸涩，口尝具细砂感。

阿胶真伪辨别

* 看包装

真：印刷清晰、精美，品名标记有凸凹感，有防伪标志。

假：印刷粗糙，字体模糊，无防伪标志。

* 看质地

真：硬而脆，均匀细腻，一拍即碎，断面光亮，无油孔、气孔及明显刀纹。

假：质硬而不脆，拍不易碎，断面灰黑色，不光亮，易发软黏合。

* 看胶块

真：比较方正，光亮，色泽均匀，呈棕褐色。

假：印字模糊，手可擦掉，胶块乌黑，不规则。

* 透光性

真：对光透视，呈半透明琥珀色或棕色。

假：对光透视色泽暗或不透光。

* 闻气味

真：胶液澄清，无异物，有清香味（透明杯，热水溶，5分钟后）。

假：溶液浑浊，有颗粒状物，气味腥臭。

{ 五 } 注意事项

- 阿胶不能与其他中药一起入汤剂煎煮，必须用药液或开水、黄酒溶化后服用。
- 本品性质黏腻，有碍消化，故脾胃虚弱、食欲不振者不宜服用。
- 中医辨证有痰湿及呕吐、泄泻者不宜服用。
- 应将本品放置于阴凉干燥处，密闭保存。
- 凡脾胃虚弱，呕吐泄泻，腹胀便溏、咳嗽痰多者慎用。

{ 六 } 食用方法

阿胶糖液

【配　　方】阿胶6～10g。

【制　　法】将阿胶块砸碎，取6～10g，放入碗中，加入开水至多半碗。阿胶是较难溶化的，必须用筷子反复搅拌直到溶化开为止，再加入白砂糖（冰糖或红糖也可）或蜂蜜，搅拌均匀即可服用。

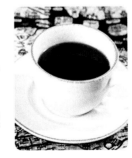

【功能主治】补血活血，适用于缺铁性、营养性贫血、失血过多、久病耗血、经多不调等症。

阿胶粥

【配　　方】阿胶15g，米100g，冰糖50g。

【制　　法】取大米或小米100g，先加适量水煮成粥后，阿胶砸碎后的小块15g，冰糖50g做成粥，阿胶在加入前先用开水溶化后加入粥内搅匀，沸腾一次即可。不要将阿胶与米一起同煮，易糊锅底。

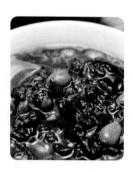

【功能主治】补血益肾，强身健体，延年益寿。适用于营养性贫血、失血过多、久病耗血、经多不调等症。

自制阿胶枣

【配　　方】阿胶5g，大枣500g，黄酒适量，红糖适量。

【制　　法】① 将阿胶砸碎后，放入大瓷碗中，大约加入两小匙水和少量酒，盖好盖子入锅蒸至阿胶全部化开，加入少量红糖，待糖溶化后再滴入数滴酒就可出锅。

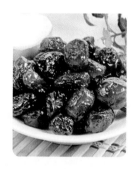

② 将枣洗干净后，放入白瓷碗中，置微波炉中加热2分钟后，上下翻动再加热1分钟即可。

③ 将枣倒入装阿胶的大碗中，拌匀，使枣表面裹上薄薄的一层阿胶浆。然后，放入盘中晾干，即可。

【功能主治】阿胶有补血滋阴、润燥、止血等多种功效，红枣营养丰富，含有多种维生素和有机酸。秋冬每天吃几个阿胶枣，可增强体质、养颜抗衰。

阿胶乌鸡汤

【配　方】阿胶10g、乌骨鸡、瘦肉30g、桂圆肉10g、陈皮12g。

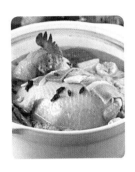

【制　法】将乌骨鸡洗净斩件，瘦肉洗净切块，盛碟上，包以微波保鲜纸，留一小孔透气，高火煮3分钟，取出倒去血水。器皿中加开水将5～10g的阿胶放入微波炉内高火加热1分钟，拿出后搅拌一下，使其完全溶化，将溶化好的阿胶与桂圆肉和生姜片、陈皮放入器皿中加入适量水，入微波炉内高火加热3分钟，把乌骨鸡、瘦肉与所有材料同放在一器皿内，加盖过材料面的热水，盖上盖，放入炉内，用高火煮约15分钟，取出搅拌一下，再放入炉内用中火煮15分钟，出炉后加适量盐调味即可。

【功能主治】滋阴润燥，补血养颜，润泽肌肤。适用于气血不足，面色无华等症。女士美容养颜，减少皱纹和色斑，延缓衰老。

东阿阿胶固元膏

【配　方】阿胶500g，核桃250g，枣干250g，枸杞200g，芝麻200g，冰糖300g，黄酒750ml。

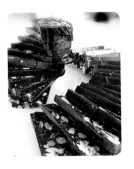

【制　法】① 准备一个不锈钢的烤盘，铺上一层保鲜膜。

② 在保鲜膜上刷上一点香油。

③ 阿胶装在保鲜袋里。

④ 放在菜板上，用刀背敲碎；敲不了太碎，则敲成小块。

⑤ 不锈钢锅里放入冰糖。

⑥ 放入黄酒，开中小火。

⑦ 煮至冰糖稍有融化，放入阿胶。

⑧ 转成小火，用木铲不停地翻拌，以防糊锅，有助于阿胶融化。

⑨ 熬到拿起木铲，阿胶像飘带一样飘落，这个过程需要50~60分钟。

⑩ 放入核桃、枣、枸杞、黑芝麻，用木铲继续搅拌一会，离火，将阿胶倒在盘子中，用木铲将表面抹平；放至阴凉的地方放凉，待完全凉透后，用利刀切成薄片，装在保鲜盒里，放于冰箱冷藏保存。

熬煮阿胶的时候，需要耐心，一定要把阿胶完全融化，火不要大，大火易糊锅底。添加的材料可根据自己的需要增减。黑芝麻是炒熟的。

【功能主治】养血补血，美容养颜。适用于老人补血、补肾。女士美容养颜，减少皱纹和色斑，延缓衰老。早晚各吃一块。

{ 一 名称来源 }

【来源】鲍鱼是一种原始的海洋贝类，单壳软体动物，只有半面外壳，壳坚厚，扁而宽。鲍鱼是中国传统的名贵食材，为四大海味之首。

【名称】鲍鱼，古称鳆，又名"镜面鱼，九孔螺，明目鱼，将军帽"。名为鱼，实则不是鱼，鲍鱼同鱼类毫无关系，倒跟田螺之类沾亲带故，它属于腹足纲。据考证：盾鱼，因鲍叔牙爱吃，而被称为鲍鱼。

鲍鱼呈椭圆形，肉紫红色，鲍鱼肉质柔嫩细滑，滋味极其鲜美，非其他海味所能比拟，历来被称为"海味珍品之冠"，素有"一口鲍鱼一口金"之说，价格昂贵。素称"海味之冠"的鲍鱼，自古以来就是海产"八珍"之一。"鲍、参、翅、肚"，都是珍贵的海味，而鲍鱼列在海参、鱼翅、鱼肚之首。

鲜鲍经过去壳、盐渍一段时间，然后煮熟，除去内脏，晒干成干品，肉质鲜美，营养丰富。

【性状】鲍鱼的形状有的像人的耳朵。螺旋部只留有痕迹，占全壳的极小部分。壳的边缘有9个孔，海水从这里流进，排出，连鲍的呼吸、排泄和生育也得依靠它，所以鲍鱼又叫"九孔螺"。壳表面粗糙，有黑褐色斑块，内面呈现青、绿、红、蓝等色交相辉映的珍珠光泽。

【产地】全世界约有90种鲍，它们遍及太平洋、

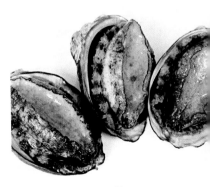

鲍鱼

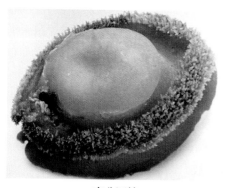

南非网鲍

大西洋和印度洋。中国渤海海湾产的叫皱纹盘鲍，个体较大，东南沿海产的叫杂色鲍，个体较小；西沙群岛产的半纹鲍、羊鲍是著名食用鲍。由于天然产量很少，因此价格昂贵。

在中国北方分布的盘大鲍有4~5个，南方分布的杂色鲍有7~9个。

【性味归经】味辛、臭，性平，无毒。

【功能主治】养阴、平肝、固肾，调经、滋阴补养、强壮腰力、润燥利肠。可调整肾上腺分泌，具有双向性调节血压的作用。

鲍鱼是名贵的海珍品之一，肉质细嫩，鲜而不腻；营养丰富，清而味浓，烧菜、调汤，妙味无穷。由于一些海水被污染，因此鲍鱼不建议生吃。

【注意】鲍鱼忌与鸡肉、野猪肉、牛肝同食。痛风患者及尿酸高者不宜吃鲍肉，只宜少量喝汤；感冒发烧或阴虚喉痛的人不宜食用；素有顽癣痼疾之人忌食。

{二 医经论述}

《孔子家语·六本》：如入鲍鱼之肆，久而不闻其臭。

《食疗本草》记载：鲍鱼"入肝通瘀，入肠涤垢，不伤元气。壮阳，生百脉"。

主治肝热上逆，头晕目眩，骨蒸劳热，青盲内障，高血压，眼底出血等症。

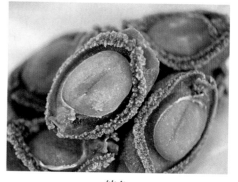

鲍鱼

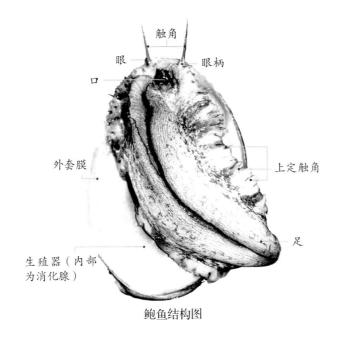

触角

眼　　　　　　　眼柄

口

外套膜

上定触角

足

生殖器（内部
为消化腺）

鲍鱼结构图

鲍鱼的壳，中药称石决明，因其有明目退翳之功效，古书又称之为"千里光"。石决明还有清热平肝，滋阴壮阳的作用，可用于医治头晕眼花，高血压及其他类症。

鲍鱼营养价值极高，富含丰富的球蛋白；鲍鱼的肉中还含有一种被称为"鲍素"的成分，能够破坏癌细胞必需的代谢物质。

{二 鉴别方法}

干鲍鱼以质地干燥，呈卵圆形的元宝锭状，边上有花带一环，中间凸出，体形完整，无杂质，味淡者为上品。

市场上出售的鲍鱼有紫鲍、明鲍、灰鲍三种干制品，其中紫鲍个体大，呈紫色，有光亮，质量好；明鲍个体大，色泽发黄，质量较好；灰鲍

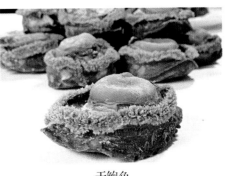

干鲍鱼

个体小，色泽灰黑，质量次。其实就是虾青素的含量，虾青素含量高则呈紫色，虾青素含量低则呈黄色，虾青素被氧化了则呈灰色。

{四 常见伪品}

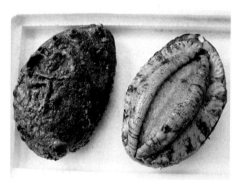

干石鳖

由于干鲍鱼在市面上的售价不菲，因此常有用"干石鳖"冒充"干鲍鱼"出售。

鲍鱼如其他贝类动物一样，有一个硬贝壳，但鲍鱼壳的贝壳部很小，壳口很大，边缘有九个左右的小孔（俗称"九孔螺"的缘故）。它的足部很发达，足底平。市场上出售的干鲍鱼已去壳，外形略似艇状，有一面非常光滑，即为鲍鱼的足底部分。

而"石鳖"也有发达的足部，足底也是平的，因此稍作加工即可用来冒充鲍鱼，但"石鳖"因肉体较薄，晒干后会收缩弯曲，且其足的边缘很粗糙。

"假鲍鱼"与"真鲍鱼"的最大的区别在于，前者背部中央有片壳板，加工晒干时虽被剥掉，但总会留下道明显的印痕。所以，凡是背面有道明显深印痕迹的"鲍鱼"就是假鲍鱼无疑。

{五 优劣辨别}

优质鲍鱼的辨别

色泽：鲍鱼呈米黄色或浅棕色，质地新鲜有光泽；外形：鲍鱼呈椭圆形，鲍身完整，个头均匀，干度足，表面有薄薄的盐粉，若在灯影下鲍鱼中部呈红色更佳；肉质：鲍鱼肉厚，鼓壮饱满，新鲜。

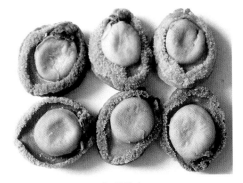

优质鲍鱼

劣质鲍鱼的特征

颜色：其颜色灰暗、褐紫，无光泽，有枯干灰白残肉，鲍体表面附着一层灰白色物质，甚至出现黑绿霉斑；外形：体形不完整，边缘凹凸不齐，个体大小不均和近似"马蹄形"；肉质：肉质瘦薄，外干内湿，不陷亦不鼓胀。

鲍鱼也有望闻问切

望：色泽均匀、未发制的干鲍对着灯光照整体呈现半透明状态；闻：拥有一股自然的海鲜清鲜味；问：鲍心肥厚饱满、裙边无破损；切：放在手掌心有明显自然的沉重感。

品尝一只好的鲍鱼的方法

好的鲍鱼口感可慨括为四个字：香、甜（甘）、嫩（弹牙）、滑。

香即鲜香，甜即回味甘甜，嫩即软硬适中，滑即口感细腻顺滑；顺着鲍鱼纤维组织切片裹上鲜香鲍汁，入口稍含2秒，钟细嚼下肚，喉部感觉顺滑，入胃拥有少见的一股满足感；未添加调味品的鲍汁回味更是甘甜顺滑。

｛ 六 分类分级 ｝

按照产地分类

鲍鱼的品种较多，全世界约有800多品种，主要分布在以下4个区域：太平洋西北部、太平洋东北部、太平洋西南部和非洲南部。产地大多集中在澳大利亚、日本、墨西哥、美国、加拿大、朝鲜、南非、新西兰、韩国等国家和中国的大连、福建、汕尾、湛江、台湾等地区的附近海域；有土生鲍和养殖鲍之分，土生鲍的肉质和味道都较养殖鲍鲜美得多。

● 中国产主要品种有皱纹盘鲍、杂色鲍、半纹鲍、羊鲍和耳鲍。

"干鲍鱼"因产地和加工的不同，具体又被称为"网鲍""窝麻鲍""吉品鲍"，以及鲜为人知的中国历代朝迁贡品"硇洲鲍"等。

鲜活鲍鱼品种主要包括皱纹盘鲍和杂色鲍，鲜活皱纹盘鲍价格比杂色鲍价格高4倍左右。皱纹盘鲍主要分布在黄海北部以及渤海海峡的部分岛礁周围海域，杂色鲍分布在东海及南海的部分海域。皱纹盘鲍肉质细腻柔韧、口感好，是我国鲍科各种类中品质最好、价格最高、最受市场欢迎的种类。皱纹盘鲍也是我国黄、渤海海区唯一进行规模养殖的鲍科种类。皱纹盘鲍是我国所产鲍中个体最大者，鲍肉肥美，为海产中的珍品。

● 日本出产的三种鲍鱼：网鲍，吉品鲍，禾麻鲍。其中以吉品鲍最负盛名，有鲍中之王之称。日本号称鲍鱼皇国，制法鲍鱼的技术相当精湛。

网鲍：出产于日本青森县，是鲍中顶级绝品，原产于日本千叶县，后因海水污染，现以青森县出产的品质较佳，其外形椭圆呈咖啡色，鲍边细小，鲍枕呈珠粒状，烹制起来柔软稔滑，色泽金黄，香味浓郁鲜美，用刀横切便能看到鲍身带有网状花纹，故称网鲍。

吉品鲍：出产于日本岩手县，此鲍鱼个头较小，形如元宝，鲍枕边高竖，色泽灰淡，吃起来浓香爽口。

禾麻鲍：出产于日本青森县大间歧，此种鲍鱼个头最小，身上左右均有两个孔，是因为其生长在岩石缝隙中，渔民用钩子捕捉及用海草穿吊晒干所至。然而这些也成为"禾麻"的标识。禾麻鲍肉质嫩滑，香味浓厚。与前两者构成世界"三大名鲍"。

● 南非鲍鱼　品质仅次于日本三

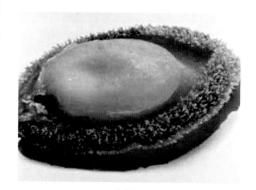

网鲍

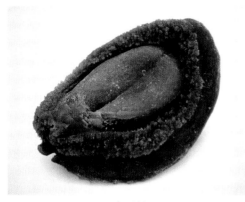

吉品鲍

大名鲍，不论从形体、肉质，还是口感及香味都与日本干鲍相接近，而且价钱比日本干鲍要便宜得多，是美食家们比较青睐的佳肴。南非干鲍体形小于网鲍，味道不如网鲍却胜于鲜鲍，价格适中，是目前中高档酒楼中较常使用的一种鲍鱼。

● 澳洲绿唇鲍　是目前世界上鲍科中品种最优良的种类之一。由于澳洲鲍主要靠进口，一直以来价格昂贵，是普通鲍鱼的几倍。

● 美国、加拿大等地主产红鲍、绿鲍和桃红鲍　值得一提的是红鲍，最大体长可达30cm。是鲍属动物中个体最大的一种。

● 中东各国出产中东鲍，形体不大，颜色褐而偏红，鲍边细小，鲍枕扁平，较之日本干鲍，质更硬，鲜香味也较逊色。

● 菲律宾出产的苏洛鲍，长而尖，肉质韧，难以煨酥，质较次。

以色分类

以色分类有青边鲍、黑边鲍和棕边鲍。

＊青边鲍　唇边呈绿色，肉质细嫩，味道浓郁，多以冰冻鲍或熬汤之用。

＊黑边鲍　唇边是黑色，此鲍鱼以罐头制成鲜活鲍销售，肉质香糯粘牙。

＊棕边鲍　唇边呈棕色，因其味浓色重成名，多作干鲍之用。

以加工形态分类

以加工形态分类可分为干

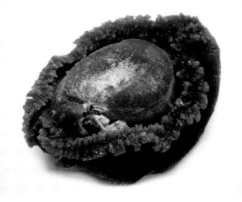

窝麻鲍

鲍、鲜鲍、速冻鲍和罐头鲍

＊干鲍　经过干制加工程序的鲍鱼，其特点是保存期长，便以运输，其味道和口感都比鲜鲍好。其制法是在把鲍鱼捕捞上岸后，立刻由人将鲍鱼肉从壳中完整取出，浸泡在盐水中约半天，接着以冷热水交复清洗，再加入盐水煮上，之后以炭火烘烤至干，再置太阳下晒制，到达一定的程度后，移至阴凉处风干，至少一个月的时间方能完成，所以鲍鱼的干制过程的重点便是在去壳、清洗、煮熟与曝晒等过程，而这又直接影响干鲍鱼的品质。

＊冰冻鲜鲍　是指将新鲜鲍鱼去壳处理后，急速冷冻制作而成，市面上的冷冻鲍鱼部分是用已死的鲍鱼来制作，且化冰后会破坏肉质组织和重量减少。因此对鲍鱼的品质较难掌握。

＊鲜鲍　是指新鲜活鲍鱼，是以存活的状态直接烹调食用的鲍鱼。

＊罐头鲍鱼　又称汤鲍，因罐中有汤汁则命名，其是将新鲜活鲍鱼经处理后立即装罐以保持稳定的品质。其食用简单，不需烹煮，只需加热即可（家庭用，可保存约两年）。

	干鲍	鲜鲍	速冻鲍	罐头鲍鱼
制作方法	将鲍鱼肉从壳中取出，浸泡在盐水后以冷热水交复清洗，再用盐水煮后以炭火烘烤至干，置太阳下晒制后，移至阴凉处风干	将新鲜鲍鱼去壳处理后而成	将鲜鲍鱼除壳去脏后速冻而成	将鲜活鲍鱼取肉去脏后直接装罐，加入盐水后封罐，再经真空高温杀菌而成
特点	保存期长，便于运输，其味道和口感都比鲜鲍好，不会受到任何保鲜剂的腐蚀，烹制需时较长	蒸或煮之后，味略似墨鱼或鸡肫，鲜而略带韧脆，有嚼头。也像干鲍一样涨发，则酥软滑嫩。较之涨发后的干鲍，另有一功。但香味明显不及干鲍	一方面速冻品死活难辨；另一方面，鲍鱼纤维受损，口感不耐嚼。成品颜色偏白略呈淡黄色	将新鲜活鲍鱼经处理后立即装罐以保持稳定的品质。许多人在制作鲍鱼菜式时改用罐头鲍鱼。无需涨发，开罐即可食用，方便

	干鲍	鲜鲍	速冻鲍	罐头鲍鱼
优质品种及优质品特征	以个头厚大、肉质丰腴和"糖心"的淡干鲍为好。日本网鲍、吉品鲍、禾麻鲍，其中以吉品鲍最负盛名，有鲍中之王之称	新鲜和美味的肉质，以每年的5月份最肥美。甚至可作刺生，质嫩而脆。以南非和澳洲的青边鲍为佳	质量逊色很多，价格也最便宜	常用的有皇冠日本吉品鲍、墨西哥车轮鲍

按加工形态分

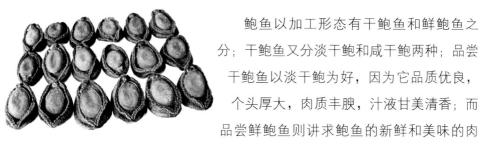

鲍鱼以加工形态有干鲍鱼和鲜鲍鱼之分；干鲍鱼又分淡干鲍和咸干鲍两种；品尝干鲍鱼以淡干鲍为好，因为它品质优良，个头厚大，肉质丰腴，汁液甘美清香；而品尝鲜鲍鱼则讲求鲍鱼的新鲜和美味的肉质，以每年的5月份最肥美，而在10、11月份肉较瘦。

干鲍鱼

＊干鲍鱼

干鲍鱼烹制一般需时较长，要用精制的顶汤反复煨味，使干鲍鱼能够充分吸收其他佐料的味道，故香味浓郁，肉质甘腴；原只干鲍鱼的极品更讲求个大、肉丰和"糖心"。

＊鲜鲍鱼

鲜鲍鱼的烹制则不同，它十分讲究火候的把握，火候不够则味腥，过火则肉质变韧发硬；所以，鲍鱼非常注重调味的得法，浓淡的适宜，否则鲍鱼本身的鲜味是出不来的。

按来源分

根据是否养殖，可以分为土生鲍和养殖鲍。

分级

* 鲍鱼的等级按"头"数计，每司马斤（俗称港秤，约合655g）有"2头""3头""5头""10头""20头"不等，"头"数越少价钱越贵；即所谓"有钱难买两头鲍"。目前以网鲍头数最少，吉品鲍排第二，禾麻鲍体积最小，头数也最多；二头的禾麻鲍及吉品鲍已成为目前罕见品种，已犹如古董珍品一样。

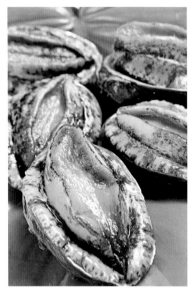

鲜鲍鱼

* 大网鲍干鲍鱼的质量等级，主要以其产地、种类及个头的大小来划分。从鲍鱼的个头来讲，顶级干鲍鱼为500g 2～4头，特级500g 6～8头，一级500g 10～12头。选择干鲍鱼时以个头大小均匀、肉质厚实、表面洁净、体干坚硬、无异味者为佳。

大网鲍干鲍鱼价格在每公斤7000元左右。

* 即食鲍鱼　即食鲍鱼现基本以去脏去边形式销售，规格及价格可分为：一等（10只/kg），二等（11～14只/kg），三等（15只以上/kg）。

｛七　干鲍泡发｝

硼砂和碱发

先将干鲍鱼用温水洗净，放在冷水锅中慢火炖煮，水量以浸没鲍肉为宜，当煮沸半小时左右，把鲍肉捞出，汤汁盛于碗中，以备烹调时使用。

将煮过的鲍肉重新放进锅里，每100g鲍肉加硼砂15g，碱20g，水量适中，慢火炖煮2～3小时。当发好的鲍鱼软而透明，恰似富有弹性的凉粉状时，即可取出。

经过泡发，从锅中捞出的鲍鱼，用清水洗去硼砂和碱，再用第一次煮的原汤浸起，放入冰箱中备用。

清水发

将鲍鱼用清水泡上，10小时以后取出，洗去污物，使之发白，再换水煮，或者放碗中加少量水，置于屉中蒸，以体软透明，呈富有弹性的凉粉状为止。

鸡汤发

将鲍鱼用清水浸泡10小时以上，洗净，放进砂锅中，加鸡腿两条，肥肉一块（猪肉和鸡肉皆可），加葱、姜、料酒适量，并加满清水，用微火焖4小时左右，以能捏透为宜。

综合发

将鲍鱼泡于冷水中48小时；取出后用沸水泡一晚，让其自然舒展，回复原状；将干鲍四周刷洗干净，彻底去沙，否则会影响到鲍鱼的口感与品质；洗净后加水没过鲍鱼，置于蒸笼内以大火蒸10小时；于砂锅中加入鲍鱼、老母鸡、猪小排、生猪油与糖、姜葱等材料；慢炖12小时（也可使用蒸笼或电蒸锅，不过砂锅具保温功能，因此效果最佳）后再温一晚；第二天取出后，加入原汁、蚝油整颗慢煲1.5小时后，即可品尝到口感绝佳的鲜美鲍。

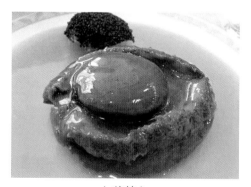
红烧鲍鱼

红焖鲍鱼

【配　方】水发鲍鱼300g、熟火腿15g、熟笋花12片、湿香菇75g、上汤300g、熟鸡油50克、瘦肉250g、老母鸡。

味精、姜、葱、胡椒粉、红豉油、芝麻油、酱油、绍酒、湿淀粉各适量。

【制　法】①将鲍鱼洗净，加入姜、葱、绍酒、酱油，下开水锅煮2分钟，捞起、洗净，放入锅内（竹篾片垫底）。老母鸡、瘦肉下锅炒香，加绍酒，加入上汤、红豉油、精盐，煮沸后倒入鲍鱼锅内，先用武火后用文火炖2小时，捡去老鸡肉、瘦肉，捞起鲍鱼，用直刀短切约6成深（不要切断），再用斜刀花后切成3mm厚鲍片。火腿切片待用。

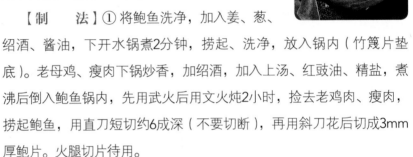

②把炒锅烧热，下鸡油、香菇、笋花略炒，烹入绍酒，加入上汤、鲍鱼片，焖约1分钟，下酱油、味精、胡椒粉，用湿淀粉调稀勾芡。淋上芝麻油，炒匀上盘，放上火腿片即成。特点肉质软嫩，醇香可口，鲜味极浓。

【功能主治】补血、调经、养阴、平肝、固肾，用以治疗骨折、扭伤、瘀血不散、女子下身流血等。

红烧鲍鱼

＊红烧鲍鱼制法一

【配　方】干紫鲍、老母鸡、净火腿、干贝、烤鱼翅汤、干贝

名贵中药材的识别与应用

汤、白糖、精盐、酱油、料酒、淀粉、鸡油等。

【制　　法】将干紫鲍用水发制好，加入鸡肉、火腿、干贝，上火焖3小时后，将鲍鱼取出，原汤过箩备用；将鲍鱼剞上花刀，再斜切成0.5cm厚的片；将100g焖鲍鱼的原汤和烤鱼翅的汤、干贝汤一起放进双耳锅，煮沸后放入鲍鱼片，滚煮10分钟，加入白糖、精盐、酱油、料酒等调料，以淀粉调成浓汁，出锅前加少许鸡油。

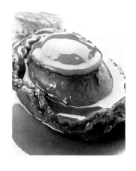

＊ 红烧鲍鱼制法二

【配　　方】活鲍鱼、老鸡、老鸭、脊骨、火腿、葱、姜；鲍鱼酱、上汤、鸡汁、鸡粉、生油、盐、鸡油、湿淀粉。

【制　　法】将活鲍鱼宰杀去内脏，留肉用牙刷刷干净、清净，取砂锅底部垫鸡、鸭骨块加汤，上面将处理干净的鲍鱼摆上以水没过鲍鱼为准，中火烧开，小火煨8～9小时即可，将煨透入味的鲍鱼装盘；另起锅加上汤、加调味品，调准口味及色泽，用生粉勾芡加明油浇在煲好的鲍鱼上即成。

＊ 红烧鲍鱼制法三

【配　　方】鲍鱼4只（重约750g），西兰花适量。上汤、精盐、味精、酱油、香油、米酒、湿淀粉各适量。

【制　　法】锅置火上，倒入上汤，加精盐、酱油、米酒，下鲍鱼烧入味，再用湿淀粉勾薄芡，待收汁时加味精、香油和匀起锅，装盘，西兰花点缀于盘边即可。

【功能主治】补血调经、养阴、平肝、固肾，用以治疗骨折、扭伤、瘀血不散、女子下身流血等，也可以用于血压的双向调节。

瘦肉鲍鱼汤

【配　　方】鲍鱼（连壳）500g，夏枯草50g，瘦猪肉20g。

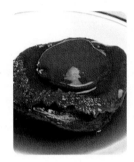

【制　　法】拣选新鲜鲍鱼，将鲍鱼壳和鲍鱼肉分离。鲍鱼壳用清水擦洗干净，去掉泥污；鲍鱼肉去掉污秽粘连部分，再用清水洗干净，切成片状。再加上夏枯草、瘦猪肉，一齐放入已经用猛火煲滚了的清水内，改用中火，继续煲3小时左右，以少许盐调味，即可佐膳饮汤吃肉了。

【功能主治】平肝息风、止头痛、除烦躁的作用，可用于肝肠亢盛的血压高病症的治疗。

花旗参鲍鱼生鱼汤

【配　　方】花旗参20g切片、干鲍鱼片60g、生鱼一条重约380g、猪展300g、红枣10粒去核、姜1片，盐适量。

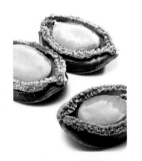

【制　　法】花旗参、红枣洗净；干鲍鱼片用清水浸约1小时；把适量之水煲滚，放下姜1片，下干鲍鱼片、猪展煮5分钟捞起洗净；生鱼刽后，洗净抹干水；烧热锅，下油一汤匙，放下生鱼，煎至两面皆微黄色铲起；水12杯或适量放入煲内煲滚，放入生鱼、花旗参、猪展、干鲍鱼片、红枣煲滚，慢火煲3.5小时，下盐调味。

【功能主治】花旗参益血补脾肺。生鱼生肌润肤。鲍鱼滋补润燥、明目。红枣补脾和胃、益气生津。

鲍鱼干锅鸡

【配　　方】小鸡一只斩块，鲜鲍鱼4~5只，香菇数朵泡软，红枣4~5粒，蒜8~10粒，姜3片。泡香菇水小半杯，老抽，生抽各一大匙，糖大半匙，香醋数滴，米酒一大匙。

【制　　法】锅里两大匙油烧热，放入姜片，蒜粒爆香。加入鸡块，香菇，鲍鱼翻炒数下后放糖，酱油，水，上盖焖煮5分钟。开盖转大火烧至汤汁将近收干（不停翻炒），滴香醋，拌匀熄火。将所有材料转入砂锅，上盖置小火上烧至热锅，将米酒从盖上淋下至香气溢出即可。

【功能主治】补血、调经、养阴、平肝、固肾，用以治疗骨折、扭伤、瘀血不散、女子下身流血等。

{ 九 注意事项 }

水发干鲍鱼

＊ 鲍鱼浸泡和清洗干净后，一定要用砂锅和砂煲进行发制，这样才能保持鲍鱼的鲜美度。

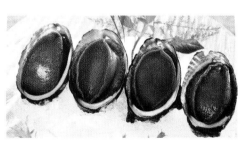

＊ 砂锅和砂煲底部一定要垫上竹箅子或大葱，以防鲍鱼巴锅和烧煳。

＊ 煨、煲鲍鱼时一定要用小火，以免汤汁溢出或烧干。

＊ 鲍鱼的浸泡和煨、煲的时间一定要够，这样才能使鲍鱼涨透回软。

＊ 顶汤的制法是发制干鲍鱼的关键工序之一，顶汤的质量在一定程度上影响到鲍鱼发制的成败。因此制作顶汤时，一是要将配方的血水汆净，二是要熬制

要够时间，三是要将汤汁过滤干净。

＊ 顶汤（老汤）的制法

配方：老母鸡1只约1500g，猪五花肉500g，猪瘦肉500g，猪排骨500g，金华火腿750g，生姜30g，大葱100g，陈皮15g，纯净水适量。

制法：老母鸡宰杀后洗净，除去内脏另作他用，将鸡身入沸水锅中氽

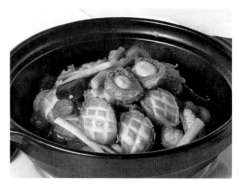

红烧鲍鱼

去血水后捞出；猪五花肉、猪瘦肉、猪排骨均洗净，亦入沸水锅中氽去血水后捞出；金华火腿用温水浸泡约1小时，刮洗干净后斩成块，放入蒸盆内，放上生姜10g、大葱30g，均拍破，入笼蒸熟后取出，拣去姜葱待用。

将老母鸡、猪五花肉、猪瘦肉、猪排骨、金华火腿一起放入垫有竹箅子的汤锅内，再放入剩余的生姜、大葱、陈皮，掺入纯净水，用大火烧开后撇净浮沫，转用小火煨约24小时，捞去料渣，晾冷后用纱布将汤汁过滤一遍，即成。

保存

＊ 干鲍鱼的保存　干鲍购买回家后，先依序以塑胶袋、报纸与塑胶袋完整包裹密封好存放于冷冻库中，只要不受潮，约可存放半年到一年。

＊ 冷冻鲍鱼保存　冷冻鲍鱼可在本地超级市场购得，购回后需储存于冷冻库中，且冷冻后不能化冰，从冷冻库取出后即应于当餐食用完毕，否则会使原味流失，品尝不到鲍鱼的鲜美。冷冻鲍鱼如何烹制呢？首先要解冻，再将它刷洗干净，用刀面在鲍鱼肉两面拍打，让肉质自然松软，加蛋白、酒等调味料拌腌过后，就可快炒或白灼等，口感很不错，若烹饪功夫不错的话，也可以煨制方法处理。

何谓八珍

八珍，原指八种珍贵的食物，后来指八种稀有而珍贵的烹饪配方。八珍的最早提法见于《周礼·天官冢宰》："食医，掌和王之六食、六饮、六膳、百馐、百酱、八珍之齐。"应该说中国历代都有"八珍"，但内容各不相同。以清代的"山水八珍"和满汉全席的"四八珍"为例。

＊"山水八珍"　山八珍为熊掌、鹿茸、犀鼻（象拔、犴鼻）、驼峰、果子狸、豹胎、狮乳、猴脑；水八珍为鱼翅、鲍鱼、鱼唇、海参、裙边鳖甲壳外围裙状软肉、干贝、鱼脆、蛤士蟆。

＊**满汉全席的"四八珍"**

山八珍：驼峰、熊掌、猴脑、猩唇、象拔（象鼻）、豹胎、犀尾、鹿筋。

海八珍：为燕窝、鱼翅、大乌参、鱼肚、鱼骨、鲍鱼、海豹、狗鱼或娃娃鱼。

禽八珍：红燕、飞龙（东北山林中的一种叫榛鸡的鸟）、鹌鹑、天鹅、鹧鸪、彩雀（可能是孔雀）、斑鸠、红头鹰。

草八珍：猴头菌、银耳、竹荪、驴窝菌、羊肚菌、花菇、黄花菜、云香信（可能是香菇的一种）。

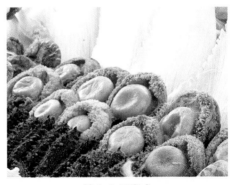

鲍鱼鱼翅海参

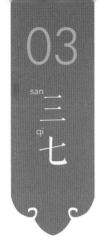

{ 一 名称来源 }

【来源】本品为五加科植物三七Panax notoginseng（Burk.）F.H.Chen的干燥根及根茎。秋季花开前采挖，洗净，分开主根、支根及根茎，干燥。支根习称"筋条"，根茎习称"剪口"。

三七是中国特有的名贵中药材，也是我国最早的药食同源植物之一，三七自古以来就被公认为具有显著的活血化瘀、消肿定痛功效，具有"金不换""南国神草"之美誉。因枝分三枝，为七片，故称为三七，又名田七、金不换等，古时亦称昭参、血参、人参三七、田三七、山漆、三七参等。因常在春冬两季采挖，又分为"春七"和"冬七"。由于三七同为人参属植物，而它的有效活性物质又高于和多于人参，因此又被现代中药药物学家称为"参中之王"。

【别名】参三七、田七、土三七、血山草、六月淋、蝎子草、铜皮铁骨、盘龙七、金不换。临床用名有三七、三七粉、熟三七。

【性状】主根呈类圆锥形或圆柱形，长1~6cm，直径1~4cm。表面灰褐色或灰黄色，有断续的纵皱纹及支根痕。顶端有茎痕，周围有瘤状突起。体重，质坚实，断面灰绿色、黄绿色或灰白色，木部微呈放射状排列。气微，味苦回甜。

筋条呈圆柱形或圆锥形，长2~6cm，上端直径

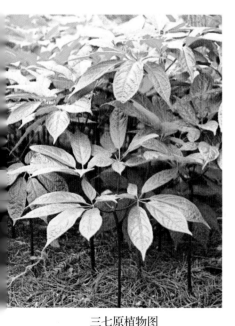

三七原植物图

约0.8cm，下端直径约0.3cm。

剪口呈不规则的皱缩块状及条状，表面有数个明显的茎痕及环纹，断面中心灰绿色或白色，边缘深绿色或灰色。

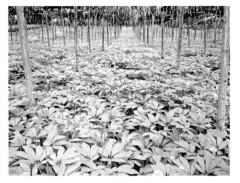
人工种植三七

【产地】主产于云南文山、广西田阳、靖西、百色等地，多系栽培。四川、贵州、江西等省亦有种植。

原植物生于山坡林下，属于生态幅窄的亚热带高山阴性植物，喜温暖稍阴湿的环境，忌严寒酷暑，以疏松红壤或棕红壤，微酸性土壤最宜生长。

【采收加工】春七：种后3~7年7月开花前采挖，根饱满，质佳。

冬七：11月种子成熟后采挖，称"冬七"，根较松泡，质较次。

除去地上部分，洗净，剪下芦头、支根及须根，主根习称"三七头子"，曝晒至半干，反复搓揉，以后每日边晒边搓，直至全干，称为"毛货"。将毛货置麻袋中反复冲撞，使表面光滑，即为成品。待至全干放入麻袋内撞至表面光滑即得。根茎习称"剪口"，支根习称"筋条"，须根习称"绒根"。

【炮制】三七粉：取三七，洗净，干燥，碾细粉。

熟三七粉：取三七，净选，洗净，润透，蒸制，干燥，碾细粉。

【性味归经】三七粉：甘、微苦，温。归肝、胃经。

熟三七粉：甘、微苦，温。归肝、胃经。

【功能主治】三七粉：散瘀止血，消肿定痛。用于咯血，吐血，衄血，便

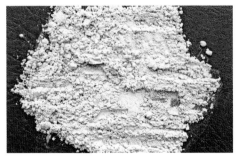
熟三七

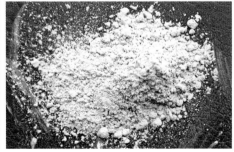
生三七

三七粉

血，崩漏，外伤出血，胸腹刺痛，跌扑肿痛。

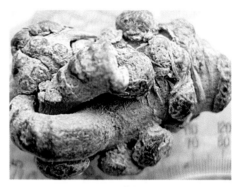

三七药材

熟三七粉：补血和血，补气，增强免疫。用于贫血，失血虚弱，月经不调，产后恶血不尽，以及放化疗引起的气血亏虚诸症（引自《四川省中药饮片炮制规范》）。

明代著名的药学家李时珍称其为"金不换"。三七是中药材中的一颗明珠，清朝药学著作《本草纲目拾遗》中记载："人参补气第一，三七补血第一，味同而功亦等，故称人参三七，为中药中之最珍贵者"。扬名中外的中成药云南白药和片仔癀，即以三七为主要配方制成。从目前资料看，人参在补气方面居优，而三七则在活血、止血、补血、止痛等方面见长。

【用法用量】3～9g；研粉吞服，一次1～3g。外用适量。

【贮藏】置阴凉干燥处，防蛀。

【注意】孕妇慎用。

⚫ 医经论述

《本草纲目》：金不换，近时始出，南人军中用为金疮要药，云有奇功。又云：凡杖仆伤损，瘀血淋漓者，随机嚼烂，罨之即止；清肿者，即消散。若受杖时，先服一二钱，则血不冲心；杖后尤宜服之。产后服，亦良。大抵此药气味温，甘微苦，乃阳明、厥阴血分之药，故能治一切血病，与血竭相似。

止血散血定痛，金刃伤，跌仆杖疮、血出不止者，嚼烂涂，或为末掺之，其血即止，亦主吐衄血，下血血痢，崩中经水不止，产后恶血不下，血运血痛，赤目痈肿，虎咬蛇伤。

《景岳全书》：味甘气温，乃阳明、厥阴血分之药，故善止血散血定痛。

名贵中药材的识别与应用

凡金刃刀箭所伤，及跌扑杖疮血出不止，嚼烂涂之，或为末掺之，其血即止。亦治吐血衄血、下血血痢、崩漏、经水不止、产后恶血不下，俱宜自嚼，或为末，米饮送下二三钱。若治虎咬蛇伤等证，俱可服可敷。叶之性用与根大同，凡折伤跌扑出血，敷之即止，青肿亦散。

《本草备要》：一名山漆。泻，散瘀定痛。甘苦微温。散血定痛，治吐血衄血，血痢血崩，目赤痛肿，醋磨涂即散，已破者为末掺之。为金疮杖疮要药。杖时先服一二钱，则血不冲心。杖后敷之，去瘀消肿，易愈。大抵阳明、厥阴血分之药，故治血病。此药近时始出，军中恃之。

《本经逢原》：时珍云：此药近时始出，南人军中，用为金刃箭疮要药，止血散血定痛，为末掺之。吐血衄血，崩中下血血痢，产后恶血不下，并宜服之。凡杖扑伤损，瘀血淋漓者，随即嚼烂罨之，青肿者即消。若受杖时，先服一二钱，则血不冲心，杖后尤宜服之。此阳明、厥阴血分之药，故能治一切血病，独用研服尤良，取其专力也。一种庭砌栽植者，以苗捣敷肿毒即消，亦取散血之意。

《得配本草》：甘、微苦，温。入足厥阴经血分。止血散血，定痛，治一切血病。

得生地、阿胶，治吐衄。活血之力。得当归、川芎，治恶血。

味微甘而苦，颇似人参，以末掺猪血中，血化为水者真。肿毒，醋磨涂；刃杖伤，嚼涂；血痢崩下，煎汁服。

血虚吐衄，血热妄行，能损新血。无瘀者禁用。

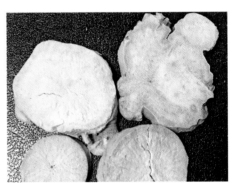

冷冻干燥的三七片

《本草新编》：三七根，味甘、辛，气微寒，入五脏之经。最止诸血，外血可遏，内血可禁，崩漏可除。世人不知其功，余用之治吐血、衄血、咯血、与脐上出血、毛孔渗血，无不神效。然皆用之于补血药之中，而收功独捷。大约每用必须三钱，研为细末，将汤剂煎成，调三七根末于其中饮之。若减至二钱，与切片煎药，皆不能取效。

三七根，止血神药也，无论上、中、下之血，凡有外越者，一味独用亦效，加入于补血补气之中则更神。盖止药得补，而无沸腾之患；补药得止，而有安静之休也。

《本草分经》：甘、苦，微温。散瘀定痛，能损新血，治吐衄，痈肿，金疮，杖疮。大抵阳明、厥阴血分之药。

《医学衷中参西录》：三七，味苦微甘，性平（诸家多言性温，然单服其末数钱，未有觉温者）。善化瘀血，又善止血妄行，为吐衄要药。病愈后不至瘀血留于经络证变虚劳（凡用药强止其血者，恒至血瘀经络成血痹虚劳）。兼治二便下血，女子血崩，痢疾下血鲜红（宜与鸦胆子并用）久不愈，肠中腐烂，浸成溃疡，所下之痢色紫腥臭，杂以脂膜，此乃肠烂欲穿（三七能化腐生新，是以治之）。为其善化瘀血，故又善治女子癥瘕，月事不通，化瘀血不伤新血，允为理血妙品。外用善治金疮，以其末敷伤口，立能血止疼愈。若跌打损伤，内连脏腑经络作疼痛者，外敷、内服奏效尤捷，疮疡初起肿疼者，敷之可消（当与大黄末等分，醋调敷）。

三七之性，既善化血，又善止血，人多疑之，然有确实可征之处。如破伤流血者，用三七末擦之则其血立止，是能止血也；其破处已流出之血，着三七皆化为黄水，是能化血。

{二 临床运用}

对血液和造血系统的作用

三七具有良好的止血功效，能明显缩短出血和凝血时间；能促进各类血细胞分裂生长、增加数目，具有显著补血功效；具有活血化瘀、去瘀生新的明显疗效。

对心血管系统的作用

实验表明：三七在明显扩张血管、降低冠脉阻力、增加冠脉流量、加强和改善冠脉微循环、增加营养性心肌血流量的同时，能降低动脉压，略减心率，使心脏工作量减低，从而明显减少心肌的耗氧量，可治疗心肌缺血、心绞痛及休克。

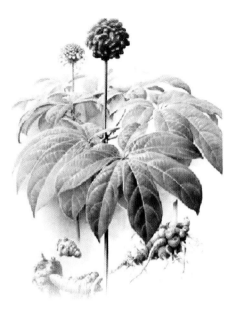

三七全株

对神经系统的作用

三七地上部分对中枢神经有抑制作用，表现为镇静、安定与改善睡眠等功能；地下部分能兴奋中枢神经，提高脑力和体力，表现出抗疲劳性；其各个部分均有利于增强记忆能力，并有明显镇痛作用。

抗炎症作用

三七对多种原因引起的血管通透性增加有明显的抑制作用，具有较强的抗炎功效。

三七对免疫系统的功用

三七总皂苷可显著提高巨噬细胞的吞噬率和吞噬指数，提高外周血中白细胞总数，减少白细胞的移动指数，三七具有一定的免疫调节作用。

三七的抗肿瘤作用

三七中含有三七皂苷、β-榄香烯、微量元素硒等抗癌活性物质；三七皂苷Rh$_1$对培养的肝癌细胞有明显的抑制作用；三七皂苷Rh$_2$具有较强的抗肿瘤活性，并能诱导癌细胞逆转成非癌细胞。特别是三七经高温高压蒸制一定时间后，降低了三七中三七皂苷R$_1$、人参皂苷Rg$_1$、Re、Rb$_1$等的含量，增加人参皂苷Rh$_1$、Rg$_2$、Rg$_3$、20R-Rg$_2$和Rh$_2$，尤其对Rg$_3$的转化影响最为显著，Rg$_3$对人直肠癌细胞SW-480有显著抗肿瘤活性。目前我国相关学者已利用Rg$_3$活性成分研制了国家一类新药，并对其抗肿瘤作用进行了深入系统的研究，其抗肿瘤机制为抑制肿瘤细胞增殖、浸润，对抗肿瘤细胞的转移作用，抑制胃癌诱导的血管内皮细胞增殖，促进肿瘤细胞凋亡以及提高荷瘤小鼠的免疫功能等。相信随着研究深度的增加，其更为明确的抗肿瘤机制会进一步明确。此外，通过动物实验和临床研究的观察发现，熟三七粉对于肿瘤相关性贫血及放化疗所致的白细胞减少症具有良好的纠正作用，可明显改善血红蛋白、红细胞计数、白细胞计数等指标。在与紫杉醇等常规化疗药物联合应用的试验中，研究人员还观察到了熟三七粉的"增效减毒"作用。

抗氧化，延缓衰老作用

三七皂苷在化学结构上与人参相似，因此具有类人参的滋补作用，能调节免疫功能，增加超氧化物歧化酶（SOD）的活性，减少脂质过氧化物（LPO），改善记忆，以及促进蛋白质、核酸代谢等，故具有延缓衰老和抗疲劳的作用。

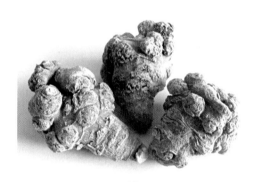

三七

对物质代谢的影响

三七皂苷对血糖的影响取决于机体血糖水平，可升高或降低血糖，具有双向平衡调节血糖的作用。能影响血脂代谢，降低血脂水平，特别是三酰甘油含量明显降低。三七可促进肝、肾、睾丸及血清中的蛋白质合成，对各器官组织的脱氧核糖核酸（DNA）合成具有促进作用。

益智和改善记忆作用

三七皂苷是一种具有较好前景的促进学习记忆能力的药物。

三七的其他作用及临床情况

以三七注射液治疗久治不愈的血瘀型慢型肝炎病人，疗效显著，转氨酶全部恢复正常。以三七甲醇提取物治疗小儿急性肾炎，疗效明显。

三七提取物可增强机体的抗辐射能力，减轻辐射对造血系统的损害。三七制剂对子宫平滑肌以及人的离体圆韧带有兴奋作用，三七制剂可治疗子宫脱垂、输卵管阻塞等症。

三七总皂苷注射液对脑血管病后遗症，特别是急性缺血性脑血管病疗效较好，表现为头晕、头痛、共济失调、语言障碍等症状有明显改善。

{（四）鉴别方法}

＊ **三七原植物** 多年生草本，主根倒圆锥形或短纺锤形，常有瘤状突起的分枝。茎直立，单一。掌状复叶，3～6片轮生茎顶。伞形花序顶生，花小，多数两性。核果浆果状，近肾形，熟时红色。

＊ **药材性状（头子）** 略呈圆锥形，长1～6cm，直径1～4cm。表面灰褐色或灰棕色，有蜡样光泽。有横向皮孔和不连接的纵皱纹，顶端有茎痕，周围有瘤状突起。体重，质坚硬，不易击碎，击碎后皮部与木部常分离。断面灰黄绿或棕黄色，中央木部颜色较深，角质状，有放射状纹理。气微，味苦而后回甜。以个大、体重，质坚，表面光滑，断面灰绿或黄绿色者为佳。

＊ **主根** 略呈类圆锥形或圆柱形，长1～6cm，直径1～4cm。表面灰褐色或灰黄色，有断续的纵皱纹及支根痕。顶端有茎痕，周围有瘤状突起。体重，质坚实，打碎后皮部与木部常分离。断面灰绿色、黄绿色或灰白色，皮部有细小棕色树脂道斑点，木部微呈放射状排列。气微，味苦而回甘。

＊ **剪口** 经加工后根茎的俗称；准确地说是长在土里的三七与长在土外的三七秆连接的关节部

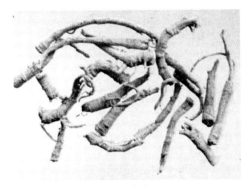

三七筋条

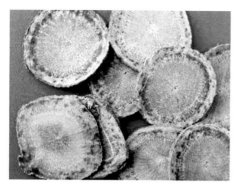

三七片

位。呈不规则的皱缩块状及条状，表面有数个明显的茎痕及环纹，断面中心灰绿色或白色，边缘深绿色或灰色。

＊筋条 呈圆柱形，长2~6cm，上端直径约0.8cm，下端直径约0.3cm。

＊头 俗称，表示三七大小的专用规格单位，指质量为500g的干燥三七主根个数。比如说20头三七表示500g重量有20个左右三七，30头就是500g有30个左右三七，头数越少表示三七越大，质量越好，等级越高。

＊三七根 就是指三七的支根。根据粗细分为筋条和毛根，中部直径大于0.4cm支根的叫筋条，须根及中部直径小于0.4cm支根的叫毛根，他们都有药用价值，只是相对三七便宜一些，但也有部分地方把三七理解成三七根，实际三七和三七根是三七全株的不同部位。

＊春三七 摘除花薹后采挖的三七，一般三七花是8月份采摘，就是采摘三七花后采挖的三七叫春三七，这个时候采挖的三七饱满，质量高。

＊冬三七 就是留种后采挖的三七，三七花7、8月份现蕾，如果8、9月份采摘干燥就是我们常说的三七花，但三七花如果不采摘长到11、12月份，三七花就会变成红色的三七红籽，俗称三七种子，留种后采挖的三七就是冬三七。

＊三七茎叶 三七植株茎和叶的干燥品，都有药用价值。

＊三七切片 鲜三七主根经切片干燥后的初加工制品。

＊三七粉 三七主根部经粉碎后的初加工制品。

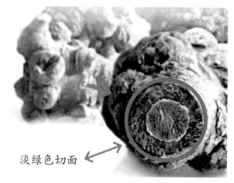

淡绿色切面

三七特征

{五} 真伪鉴别

真品三七

三七为五加科植物三七的干燥根，呈类圆形或圆柱形，长2～5cm，直径1～4cm，上端有茎痕，周围有瘤状突起，表面光滑，呈灰褐色或黄色，有断续的纵皱纹及支根痕。体重。质坚实，击碎后皮部与木部常分离。横切面灰绿色、黄绿色或灰白色，皮部有细小棕色树脂道斑点。气微味苦，而后微甜。

打蜡三七和水洗三七的区别。

＊打蜡三七　本质上是一样的，都是三七，打蜡的是多经过一道加工程序的三七，"打蜡"顾名思义，和汽车打蜡一个道理，就是说表面打上一层蜡，食用蜡对人体是有害的，打蜡的目的不是为了增加药效，其目的如下。

①有利保存，防虫蛀、防潮。

②美观，看上去表面光滑，入手滑润。

③掩盖缺陷，很多坏的三七打蜡后就看不出了。

④增加额外重量，一吨三七打蜡后能增加50kg的重量，食用蜡每千克10元左右，三七几百块一斤。

第一个目的现在基本上没必要了，近年三七都是供不应求，没必要长期保存，主要目的还是②③④，表面光滑，入手滑润让三七感觉更稀奇，上档次；掩盖缺陷后，很多坏的三七能卖个好价钱；几十斤食用蜡以三七的价格售出，收入不小。

＊打蜡三七特点　灰黑色，表面有层蜡，用指甲刮能刮下来，正常都很薄，如果感觉蜡糊得厚的，肯定有问题。

＊水洗本色三七　采挖后，洗净晒干保存，没有经过其他的任何加工，最真实的颜

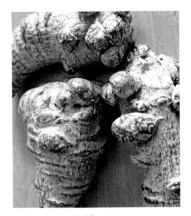

打蜡三七

色，带点泥土的颜色，但不是真泥土，只是颜色，细看就可以看出，种植地颜色不同，三七颜色也有差别，文山三七有六七种颜色，但主要还是以土黄色和土灰色为主，打蜡的三七只有一个颜色，即灰黑色带反光。

〔六 规格分级〕

大小等级

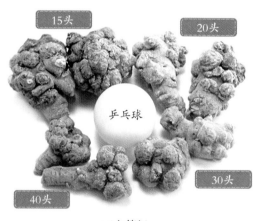

三七等级

大小等级以每斤有多少头（个）为准。如40头，指每斤有31～40个，60头指每斤有41～60个，120（百二）头指每斤有81～120个；民间分级则没有这么严。百二头，一般指每斤不超过130个，80头指每斤不超过85个。总之，头数越多，表明三七越小；头数越少，则三七越大。20头、40头的三七一般要种七年以上，那是三七中的佼佼者了。

产品规格

分为春三七、冬三七；按其大小分20头（500g 20个以内）、30头、40头、60头、80头、120头等规格；很小的称为无数头；另有筋条（从主根上剪下的侧根或细直根）；剪口（主要是三七的芦头，又称羊肠头）。

{七 选购方法}

三七以身干、个大、体重、质坚、表皮光滑、断面灰绿色或灰黑色的为佳。三七是多年生植物，要种3年以上才能收。种植年代越长，个头就越大，质量越好。

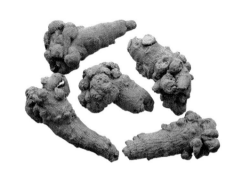

三七分类

三七以个大、根部粗壮、颗粒大而圆（俗称"猴头""狮子头"或"田螺笃"形状），表面灰褐色有光泽，肉色黑褐带绿无裂隙（俗称"铜皮铁骨"），味苦回甘浓厚的春七为佳。

产地上，又以云南文山所产为最佳，广西田阳（所以称为田七）所产次之，但也不错（有认为广西所产三七支根较多，故"狮子头"较大，但主根不及云南所产者粗壮）。其他地区所产均不为地道产品。

此外，由于生产上多种原因，造成主根上细下粗，习称"疙瘩七"；主根上下粗细均匀，俗称"萝卜七"，二者均质次。

三七的头数

三七的头数是指在每千克重量中的个数，一般来说生长周期越长，养殖越细致，三七的头数就会越少。

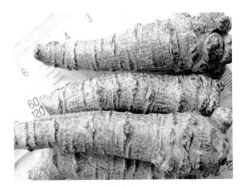

萝卜七

三七粉

市面上出售的三七主要是三七植物的根，外形与人参相似。而三七粉是将三七进行打磨以后制作而成的。在选购三七时尽量选购未加工的三七，因为目前在三七打磨中添加石蜡和滑石粉等化学物质，让三七粉看上去更光泽的现象较常见，而石蜡、滑石粉等物质长期使用对人体有一定的危害。再有，很多商家为增加三七粉的重量时，还会添加细沙在其中，因此选购三七时尽量避免直接购买三七粉，目前各大药店只要稍付费用都可以帮忙打磨三七，其实极为方便。三七粉是最简单、直接的一种粗加工产品。三七粉是淡淡的黄色，很淡，感觉是泛起来的。打开包装一闻，应该也是很舒服的药味，可以尝尝，微苦回甜。现在有些不良分子会造假。有些加面粉的，颜色和正常的淡黄有区别。有些泛绿色的，这个可能加了三七花的碎末，也有的是加了三七叶子。

"道地药材"的概念

道地药材一词第一次出现是在《本草纲目》中，道地药材又称地道药材，是优质纯正药材的专用名词，它是指历史悠久、产地适宜、品种优良、产量宏丰、炮制考究、疗效突出、带有地域特点的药材。三七的产地主要集中在云南和广西两地，而在两省的众多产地中云南文山州和广西靖西县、那坡县所产的三七质量较好，为"地道药材"，其中云南文山产的三七总皂苷的含量又更高，是为三七的道地药材。

带剪口的三七

三七剪口，位于三七主根和地上茎之间，起运输和贮存养分、支撑茎叶的作用。三七剪口贮存大量的营养物质和水分，供三七地上部分生长所需，是三七有效成分的主要贮存场所。剪口的三七总皂苷含量是三七地下部分最高的部位。三七剪口每年长出一节，节上有芽苞，呈暗绿色，形状弯曲似鹦哥嘴状，故俗称"鹦哥嘴"，新生的茎就从"鹦哥嘴"背部弯凸处长出。茎叶脱落后，节上留有一凹窝，即"茎痕"。三七生长年限越长，茎痕或剪口节数越多，剪口也就越长，由此可判断三七的生长年限。

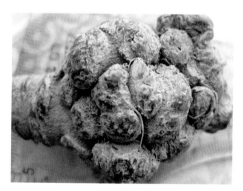

三七狮子头

带剪口的三七称之为普通三七，去掉剪口的三七一般称之为特级三七或特等三七。带剪口的三七要比不带剪口的三七便宜很多。

三七横切面颜色

以墨绿色和灰绿色为好，菊花心最佳。

春三七和冬三七

春三七和冬三七的界定时间是8月份，这是三七花的采摘季节，8月份以前挖出的三七都称之为春三七，反之就是冬三七。春三七的根茎都更加的饱满，三七总皂苷、黄酮等含量都要比冬三七要高很多。在视觉上看冬三七的皱纹比较多，色泽也比较暗淡。

三七全株

"三七"和"田七"

三七的别名是田七，它还有其他的名字如山漆、血参等。一般生长在广西田阳的三七被称为田七。但实际上，三七的原产地是云南文山。而全球质量最好、数量最多的三七就在文山。

三七的外观和颜色

三七是类圆形或者圆柱形的。经过简单加工后的表面，瘤状突起被打磨掉，显得比较光滑。颜色主要是灰褐色或土黄色。假的三七主要是一些姜科植物。经过人工雕刻成接近三七的形状。但外表会有明显的环形节，还有人工雕刻的一些痕迹，很不自然的。颜色主要是灰黄色。

三七的气味

三七是微苦的，凑近鼻子一闻，是很舒服的药味。微苦之后还会散发着微甜的气味。如果磨成粉，拿一点在口中尝，是微苦回甜的。

假的三七有浓烈的刺鼻味，味辛。

三七的生长期

三七是三年生的，但是，到两年的时候也已经完全成型，所以有些提早挖出来的，叫两年七。三年生以下的基本没有药效，超过七年的，药效也一般，故名"三七"。

最直观和简单的分辨方法，就是按个头挑选。30头、20头以上大的，只有三年才能长出来。而两年七40头

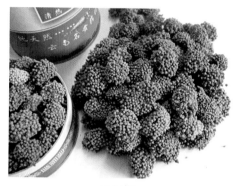

三七花

的都比较少。所以在挑选时，如果不太懂，就挑选大个头的。三七的个头大小和价钱是直接相关的。越大头数越少，价钱越贵。

三七花

三七浑身都是宝。三七花也是其中特别好的一样，不但具有根茎的很多功效，还能清凉解毒，平时可以当茶喝。

有些人挑选三七花，以为越大朵越好，其实不然。最关键还要看它是否聚团。就是花是不是紧紧地抱成团。有些太大朵的，其实花比较散，是快濒临凋谢的时候采摘了。花的大，主要是看在水里泡开以后。聚团的花，往往看着不如散开的，但一泡开就是一大朵。

还有，三七花还分长柄、短柄和无柄的。其实就是花下面的柄留不留、留多长的问题。柄倒不会对花的质量有什么特别大的影响。无柄重量显得轻，同样重量花的朵数就多，所以一般比有柄的贵。反过来，柄长的要重，朵数减少，就相对便宜点。柄的部分同样有跟花差不多的价值。

｛八 常见伪品｝

民间称"三七"或"土三七"的草药较多，如菊科植物菊三七，景天科植物景天三七等。下面来介绍几种常见的三七。

藤三七

＊ 植物形态　本品为多年生宿根稍带木质的缠绕藤本，光滑无毛。一年的新梢可长达4～5m以上，植株基部簇生肉质根茎，常隆起裸露地面，根茎及其分枝具顶芽和螺旋状着生的侧芽，芽具肉质鳞片。老茎灰褐色，皮孔外突，幼茎带红紫色，具纵线棱，腋生大小不等的肉质珠芽，形状不一，单个或成簇，具顶芽和侧芽，芽具肉质鳞片，可长枝着叶，形成花序或单花。叶互生，具柄；叶片肉质，心形、宽卵形至卵圆形，长4～8cm，宽4～9cm，先端凸尖，稍圆形或微凹，基部心形、楔形或圆形，全缘，平滑而带紫红，间见叶面扭曲而呈波状，主脉在下面微凹，上面稍凸。总状花序腋生或顶生，单一或疏生2～4个分枝，花序轴长10～30cm，花数十朵至200余朵；花梗长2～4mm，基部有一披针形、先端锐尖的苞叶；花基合生呈杯状的苞片2枚，其上有与其交互对生的宽卵形或椭圆形小苞片2枚，较花被片短；花被片卵形或椭圆形，长约3mm，宽约2mm，白色；雄蕊比花被长，花丝基部宽而略连合，在蕾中时外折；子房近球形，上位，花柱上部3裂，柱头乳头状。花芳香，开后变黑褐色，久不脱落。花虽两性，但通常不孕。果未见。花期6、7月起，可开放半年。

＊ 性状　珠芽呈瘤状，少数圆柱形，直径0.5～3cm，表面灰棕色，具突起。质坚实而脆，易碎裂。断面灰黄色或灰白色，略呈粉性。气微，味微苦。

藤三七富含蛋白质、碳水化合物、维生素、胡萝卜素等，尤以胡萝

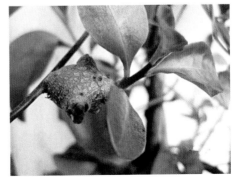

藤三七

参 · 补血活血药

165

卜素含量较高，每100g成长叶片含蛋白质1.85g、脂肪0.17g、总酸0.10g、粗纤维0.41g、干物质5.2g、还原糖0.44g、维生素C 6.9mg、氨基酸总量1.64g、铁1.05mg、钙158.87mg、锌0.56mg。藤三七具有滋补、壮腰健膝、消肿散瘀及活血等功效，是一种新型保健蔬菜。

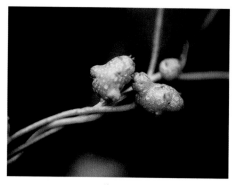

藤三七

兰花三七

其形似兰花根像三七，且味也像三七并可入药，故名兰花三七。兰花三七是近几年培育的优秀新品种，耐寒耐荫耐涝是其特点，且四季常青佳，春季开出一串串翠蓝的花，景观效果甚佳。

＊植物形态　本品为百合科常绿多年生草本，根状茎粗壮，叶线性，丛生，长10～40cm，总状花序，花淡紫色，偶有白色。

＊生长习性　耐寒、耐热性均好，可生长于微碱性土壤，对光照适应性强，适宜作地被植物或盆栽观赏。

菊三七

本品为药菊科植物，别名土三七，紫三七，血当归，血三七，血七，血格答，水三七，紫蓉三七，艾叶三七，铁罗汉，乌七，菊叶三七，狗头三七。

＊性状　甘苦，温，有小毒。入脾、肝经。根呈拳形肥厚的圆块状，长3～6cm，直径约3cm，表面灰棕色或棕黄色，全体多有瘤状突起及断续的弧状沟纹，在突起物顶端常有茎基或芽痕，下部有须根或已折断。质坚实，不易折断，断面不平，新鲜时白色，干燥者呈淡黄色，有菊花心。气无，味甘淡后微苦。以干燥、整齐、质坚、无杂质、断面明亮者为佳。

＊功效主治　散瘀止痛、补气摄血。治跌打损伤、骨折、创伤出血、吐血、产后腹痛。

＊用法用量　内服：煎汤，2～3钱；研末，0.5～1钱；外用：捣敷。

＊**资源分布** 产四川、云南、广东、广西、江苏、江西、湖南、贵州等地。

＊**其他功效** 生用破血，炙用补血。能破血，祛瘀，散血，消肿。通治五劳七伤，跌打损伤。活血，续筋接骨。治内伤积血，痞块，心腹疼痛。治包块癥瘕，妇女血滞，腰脚痛，男子遗精，痢症。治血痢，月经过多，分娩后的后期出血等。又遇虎咬、毒蛇咬，蜂刺伤时，取汁涂敷伤处。

＊**附** ①跌打，风痛：土三七鲜根二至三钱，黄酒煎服(《岭南采药录》)。

②治吐血：土三七根，捣碎调童便服(《闽东本草》)。

③治痨伤后腰痛：土三七煎蛋吃(《四川中药志》)。

④治产后血气痛：土三七捣细，泡开水加酒兑服(《四川中药志》)。

⑤治蛇咬伤：三七草根捣烂敷患处(《湖南药物志》)。

景天三七

学名费菜，又名土三七、救心菜、旱三七、血山草、六月淋、蝎子草、草三七、三七草。

＊**植物形态** 景天科（菊科），多年生肉质草本，无毛，高30～80cm。根状茎粗厚，近木质化，地上茎直立，不分枝，单生或数茎丛生。叶互生，或近乎对生；叶片质厚，广卵形至倒披针形，长5～7.5cm，宽1～2cm，先端钝或稍尖，边缘具细齿，或近全缘，基部渐狭，光滑或略带乳头状粗糙。伞房状聚伞花序顶生；无柄或近乎无柄；萼片5，长短不一，长约为花瓣的1/2，线形至披针形，先端钝；花瓣5，黄色，椭圆状披针形，先端具短尖；雄蕊10，较花瓣短；心皮5，略开展，基部稍稍相连。蓇葖果5枚成星芒状排列。种子平滑，边缘具窄翼，顶端较宽。花期6～8月，果期8～9月。

生于山坡岩石上，草丛中，主产我国北部和长江流域各省。

＊**性状** 性平，味甘、微酸。气微，味微涩。干燥全草，茎呈青绿

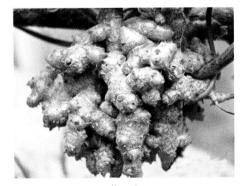

菊三七

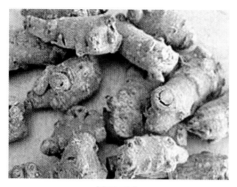

景天三七

色，易折断，中间空心，叶皱缩，上、下面均灰绿色，但大多已脱落。气无，味微涩。亦有带根者。以色绿、身干、无杂质者为佳。地下块根肉质肥大。根数条，粗细不等，表面灰棕色，质硬，断面暗棕色或类灰白色。支根圆柱形或略带圆锥形。不易干燥，干后质较疏松，暗褐色，表面不平坦，呈剥裂状。茎圆柱形，长30～50cm，表面暗棕色或紫棕色；质脆，易折断，断面中空。叶皱缩，常脱落，互生或近对生，展平后呈倒披针形，灰绿色或棕褐色。聚伞花序顶生，花黄色。

＊ 采制　夏、秋季采挖，除去泥沙，晒干。

＊ 功能主治　叶或全草入药，消肿，定痛。止血，化瘀。治吐血，衄血，便血，尿血，崩漏，乳痈，跌打损伤。取汁液涂敷蜂、蝎等刺伤，可消肿止痛。镇咳。外用止刀伤出血。

＊ 用法用量　内服：煎汤，3～5钱（鲜品2～3两）。外用：捣敷。

＊ 资源分布与习性　分布于中国东北、华北、西北及长江流域各省区；朝鲜、日本、蒙古、俄罗斯、越南亦有分布。生于山地林缘、林下、灌丛中或草地及石砾地。喜阳，稍耐荫，耐旱，耐盐碱，生命力很强。

＊ 药品采集　夏、秋间开花时；割取地上部分，晒干。全年可采，但以秋末至次年春初挖取者为佳。

景天三七是一种保健蔬菜，鲜食部位含蛋白质、碳水化合物、脂肪、粗纤维、胡萝卜素、维生素B$_1$、维生素B$_2$、维生素C、钙、磷、铁、齐墩果酸、谷甾醇、生物碱、景天庚糖、黄酮类、有机酸等多种成分。它无苦味，口感好，可炒、可炖、可烧汤、可凉拌等，是21世纪家庭餐桌上的一道美味佳肴，常食可增强人体免疫力，有很好的食疗保健作用。

莪术

为姜科植物莪术的干燥根茎。经人工雕刻后，类似三七，呈类圆形或圆锥形。表面灰黄色，有明显的环形节和雕刻的刀口痕，不光滑的表面附有白色粉末。体重，质坚实，难折断，断面呈黄绿色或灰褐色。具有角质样蜡光或带粉性，内表层呈环状，黄白色，维管束呈点状。击碎后，皮部与木部不分离，有浓厚的刺鼻

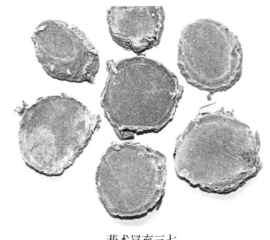

莪术冒充三七

味，气微味辛，粉末淡黄色。三七与莪术的功效各不相同，药用时不可互相混用，应认真地加以鉴别。

鸡爪三七

又名土三七、五爪三七，为景天科植物伽蓝菜 *Kalanchoe laciniata*（L.）Pers.的全草，多鲜用。产于我国福建、台湾、广东、广西、云南等省区，多为栽培。

{九 食用方法}

三七主要是作为活血止血药被人们所认识，但古代医家也逐步认识到，它除了活血止血作用外，还具有补血作用。一般认为，生三七活血止血，熟三七与人参一样，具有补益作用，能有效提高外周血红细胞、白细胞的数目，提高机体免疫力，三七还具有抗氧化、抗疲劳、延缓衰老的功能。

把三七作为补品做汤食用，不仅健康人群可通过三七食疗达到养生保健的目的，而且血液黏稠度增高、血脂异常，有冠心病、心绞痛病史，也可加用三七做成药食两用的美味佳肴。

三七决明酒

【配　　方】生三七（也可用三七粉）40g，菊花10g，枸杞子、决明子、冰糖各20g，50度白酒1000ml。

【制　　法】取 将以上5味都放入磨口瓶中，注入50度白酒1000ml，浸泡15天，每天摇晃1次。

【服　　法】每天约30ml。连续服用100天后，即可以见效。

【功能主治】降血压、增视力。使眼睛明亮，还可以降低血压。

三七汽锅鸡

【配　　方】三七6～9g，肥母鸡1只（重1000～1500g），绍酒6g，白胡椒、生姜、葱、精盐各适量。

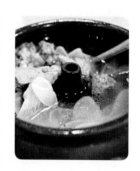

【制　　法】将鸡切块与生姜片、葱段、胡椒、精盐、绍酒一并放入汽锅中（若无汽锅，也可用一般的锅），加水适量，蒸至八成熟时，加入熟三七粉蒸至熟即成。取出后，除去葱姜，即可食用。

【功能主治】大补气血，益色养颜。用于补血养颜之用。

三七参芪汤

【配　　方】小公鸡1只（700～800g），三七5g，生黄芪20g，人参5g，精盐、味精、料酒、清汤、胡椒粉适量。

【制　　法】将鸡去头、翅、颈，出水。将三七、生黄芪及人参洗净，与鸡一起放入容器中，加清汤、精盐、味精、料酒、胡椒粉。将容器盖上盖，上笼蒸1小时。

【功能主治】补气补血，大补元气，适用于脾虚体弱，低血压，营养不良和贫血等症。对老年者尚有抗衰老作用。

三七山药粥

【配　　方】三七10g，山药、大米各30g。

【制　　法】三七切片，先煮30分钟，再入山药大米同煮为粥。每日一剂，分2次服食，连服数日。

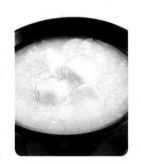

【功能主治】益气补虚通络。适用于气血不足至月经过少，质稀色淡，小腹空痛头晕眼花，心悸耳鸣，食欲不振等症。

三七煲响螺

【配　　方】三七10g，响螺肉500g，茯苓、薏苡仁各30g，五味子15g。

【制　　法】将各种配方加入锅内，煲汤约1小时，加入食盐适量调味后饮用。响螺肉制法：将壳敲开，取出肉，除去尾部，用少许盐搓一搓，去尽响螺肉的黏液，再用清水洗净。

【功能主治】补肾、行气活血。响螺，又称"海螺"，因渔民常用其壳当号角故名。口感似鲍鱼，含有丰富的水分、蛋白质、脂肪和微量元素，其肉味甘，性凉，属"血肉有情之品"，滋补而润。茯苓能健脾安神、利水渗湿，且能养胃以制衡三七伤胃的副作用。薏苡仁能健脾利湿。五味子具有生津敛汗、宁心安神的作用。此汤既能补虚弱，又能加快心理和生理的疏导，使人神清气爽。

{ 十 注意事项 }

● 身体属于虚寒之人请注意观察使用，或者不用，因为三七花药性属于凉性对虚寒之症有加重的作用，比如有些人一喝三七花就感冒，流鼻涕。

● 女性月经期间最好不要用，月经期间本不能食用凉性食品（三七花药性属于凉性），加之三七花有活血化瘀的作用，容易导致月经出血过多，但如果有血瘀型月经不调用三七花就可以活血化瘀调理月经了。

● 孕妇尽量不要使用任何三七产品，这个和孕妇不要吃药是一样的，为的是避免对胎儿有影响，但产后补血三七就是极品了，特别是服用熟三七粉。三七对失血性贫血具有极好的效果。

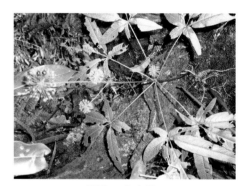

● 不建议三七花和其他花茶一起使用，因为三七花单味使用效果最好，如果是不习惯它的味道可以适量添加冰糖。

● 三 七 粉 每 人 每 天 不 要 超 过10g，一次不要超过5g，外 用 止 血除外。

野生三七全株

● 注意三七粉的生吃和熟吃，三七粉生吃和熟吃效果和功效侧重点不一样；例如骨折前期用三七粉主要是化瘀血的作用，血药生吃；中后期熟吃三七粉具有补血和促进骨骼愈合的作用；如果是外伤出血，直接用三七粉敷于出血处，流血即止。

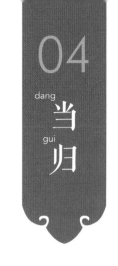

{ 一 名称来源 }

【来源】本品为伞形科植物当归 *Angelica sinensis*（Oliv.）Diels 的干燥根

【别名】干归、马尾当归、秦归、马尾归、云归、西当归、岷当归、金当归、当归身、涵归尾、土当归。

【产地】主产于甘肃陇南山区，以岷县产量高、质量最佳。渭源、武山、武都等地也产岷归，岷县古称秦州，故又名秦归。云南、四川、陕西、湖北恩施等地亦产。

当归尤以甘肃定西市的岷县（位于兰州南方偏东）当归品质最佳，有"中国当归之乡"之称。

【采收加工】甘肃当归：于10月上旬叶变黄时采收生长2年以上的根。放2~3天，按大小分别捆成把，架于棚顶，文火慢慢熏干。每日翻动一次，至外皮黄棕色，内色粉白色为佳。

云南当归：立冬前后采挖栽培2年的根，勿沾水。摊晒，避霜冻。

当归不宜日晒和煤火烘烤，否则会枯硬如柴变黑。沾水受潮，变黑腐烂，防霜冻。

【炮制】当归片：除去杂质，洗净，润透，切薄片，晒干或低温烘干。

酒当归：取当归片加酒拌匀，闷透，置锅内用文火炒干，取出放凉（每当归片100kg，用黄酒10kg）。

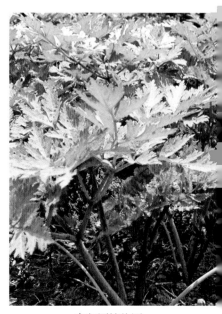

当归原植物图

土炒当归：取当归片，用伏龙肝细粉炒至表面挂土色，筛去多余土粉，取出，放凉（每当归片100kg，用伏龙肝细粉20kg）。

当归炭：取当归片置锅内，中火加热炒至焦褐色，喷淋清水少许，取出，晾干。

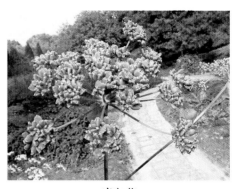

当归花

【性味归经】性温，味甘、辛。归肝、心、脾经。

【功能主治】补血活血，调经止痛，润肠通便。主要用于血虚萎黄、眩晕心悸、月经不调、经闭痛经、虚寒腹痛、肠燥便秘、风湿痹痛、跌扑损伤、痈疽疮伤等。

当归有头、身、尾之分，功效也不尽相同：① 当归头，根的上部，被血；② 当归身，主根，偏于补血、养血；③ 当归尾，支根，偏于破血；④ 全当归既可补血又可和血、调血；⑤ 当归须偏于活血通络；⑥ 当归经酒洗或酒炒后为酒当归，偏于行血活血，活血通经，主要用于经闭痛经、风湿痹痛、跌打损伤等；⑦ 土炒当归可用于血虚而又兼大便溏软者；⑧ 当归炭用于止血。

【用法用量】内服：煎汤，6～12g；或入丸、散；或浸酒；或敷膏。

【注意】湿阻中满及大便溏泄者慎服。

{ ⼆ 医经论述 }

传统应用

当归的功效与作用有很多，尤其适合女性使用。

祖国医学认为，当归味甘而重，故专能补血，其气轻而辛，故又能行血，补中有动，行中有补，为血中之要药。因而，它既能补血，又能活血，既可通经，又能活络。凡妇女月经不调，痛经，血虚闭经，面色萎黄，衰弱贫血，子宫出血，产后瘀血，例经（月经来潮时，出现口鼻流血）等妇女的常见病，都可以用当归治疗。

典籍论述

我国中医典籍对当归的功效和作用主要有如下论述。

《注解伤寒论》：脉者血之府，诸血皆属心，凡通脉者必先补心益血，故张仲景治手足厥寒，脉细欲绝者，用当归之苦温以助心血。

《主治秘诀》：当归，其用有三：心经本药一也，和血二也，治诸病夜甚三也。治上、治外，须以酒浸，可以溃坚，凡血受病须用之。眼痛不可忍者，以黄连、当归根酒浸煎服。又云：血壅而不流则痛，当归身辛温以散之，使气血各有所归。

《汤液本草》：当归，入手少阴，以其心主血也；入足太阴，以其脾裹血也；入足厥阴，以其肝藏血也。头能破血，身能养血，尾能行血，用者不分，不如不使。若全用，在参、芪皆能补血；在牵牛、大黄，皆能破血，佐使定分，用者当知。从桂、附、茱萸则热；从大黄、芒硝则寒。惟酒蒸当归，又治头痛，以其诸头痛皆属木，故以血药主之。

《韩氏医通》：当归主血分之病，川产力刚可攻，秦产力柔宜补。凡用本病宜酒制，而痰独以姜汁浸透，导血归源之理，熟地黄亦然。血虚以人参、石

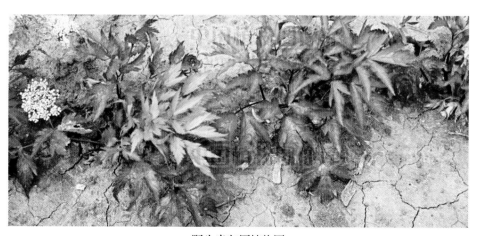

野生当归原植物图

脂为佐，血热配以生地黄、姜黄、条芩，不绝生化之源；血积配以大黄，妇人形肥，血化为痰，二味姜浸，佐以利水药。要之，血药不容舍当归，故古方四物汤以为君，芍药为臣，地黄分生熟为佐，川芎为使，可谓典要云。

《本草汇编》：当归治头痛，酒煮服，取其清浮而上也。治心痛，酒调末服，取其浊而半沉半浮也。治小便出血，用酒煎服，取其沉入下极也，自有高低之分如此。王海藏言，当归血药，如何治胸中咳逆上气，按当归其味辛散，乃血中气药也，况咳逆上气，有阴虚阳无所附者，故用血药补阴，则血和而气降矣。

《本草汇言》：诸病夜甚者，血病也，宜用之，诸病虚冷者，阳无所附也，宜用之。温疟寒热，不在皮肤外肌肉内，而洗在皮肤中，观夫皮肤之中，营气之所会也，温疟延久，营气中虚，寒热交争，汗出洗洗，用血药养营，则营和而与卫调矣，营卫和调，何温疟之不可止乎。

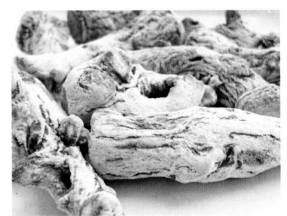

甜当归

《本草正义》：归身主守，补固有功，归尾主通，逐瘀自验，而归头秉上行之性，便血溺血，崩中淋带等之阴随阳陷者，升之固宜，若吐血衄血之气火升浮者，助以温升，岂不为虎添翼？是止血二字之所当因症而施，固不可拘守其止之一字而误谓其无所不可也。且凡失血之症，气火冲激，扰动血络，而循行不守故道者，实居多数，当归之气味俱厚，行则有余，守则不足。

《本草新编》：当归，味甘辛，气温，可升可降，阳中之阴，无毒。虽有上下之分，而补血则一。入心、脾、肝三脏。但其性甚动，入之补气药中则补气，入之补血药中则补血，无定功也。

主根（归身）圆柱形，支根3～5条（归尾），全长15～25cm。外皮细密，表面黄棕色至棕褐色，具纵皱纹及横长皮孔。根头（归头）直径1.5～4cm，具环纹，上端圆钝，有紫色或黄绿色的茎及叶鞘的残基；主根（归身）表面凹凸不平；支根（归尾）直径0.3～1cm，上粗下细，多扭，有少数须根痕。

① 表面黄棕色，有皱纹及皮孔。

② 根头（归头）具环纹，有紫色或黄绿色的茎及叶鞘残基。

③ 质柔韧，断面黄白，有棕色环，皮部宽，有棕色小点，木部淡黄色。

④ 具浓郁香气，味甘、辛、微苦。

⑤ 甘肃栽培品：根头上端具环形皱纹；支根表面有疙瘩状须根痕。

⑥ 当归片：黄白色，为微翘薄片，有浅棕色环纹及油点。质柔韧，味甘微苦，香气浓郁。

⑦ 酒当归：老黄色，略有焦斑，香气浓厚，有酒香气。

⑧ 土炒当归：土黄色，有土气，挂土色。

⑨ 当归炭：黑褐色，断面灰棕色，质枯脆，气味减弱。

⑩ 柴性大、干枯无油或断面绿褐色者不可药用。

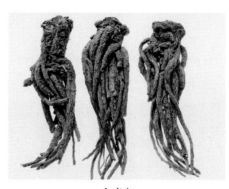

全当归

{ 四 商品分类 }

依据药用部位分全归、归头（葫首归）两个规格。其下依据每公斤支数、完整程度等全归分5个等级；归头分4个等级。

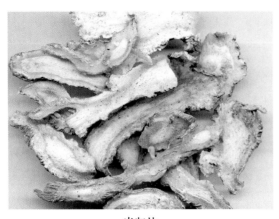

当归片

﹡ 全归　分5个等级。

一等：每1kg含全归40支以内，自然压断腿不超过16%。

二等：每1kg含全归70支以内，其余同一等。

三等：每1kg含全归110支以内，其余同一等。

四等：每1kg含全归110支以外，其余同一等。

五等：小货，全归占30%；腿渣占70%，具油性。其余同一等。

﹡ 归头（葫首归）　当归纯主根部分，呈长圆形或拳状。色泽、油性、气味等同全归。无油个、枯干等。归头分4个等级。

一等：每1kg含归头40支以内。

二等：每1kg含归头80支以内。

三等：每1kg含归头120支以内。

四等：每1kg含归头160支以内。

﹡ 出口当归　按甘肃岷县的规格分为如下几种。

篓归：每篓净重25kg，每公斤不得超过76支，底面一致。

箱归1：按每公斤的支数分为四等，箱底面不一。

箱归2：按每公斤的支数分盒装后装箱。

{ 五 选购方法 }

﹡ 选产地　以甘肃、四川产出较优。

﹡ 看外表　身干大、根头肥大、分枝少者为佳。

﹡ 观颜色　外皮呈金黄棕色，肉质饱满、含有油质者佳；表皮破损、黑

名贵中药材的识别与应用

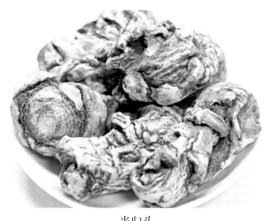

当归头

色则不佳。

＊视断面 切片后的断面呈黄白色，干燥柔软，带浓郁香味；若呈褐色，即已变质，药效较差。

＊闻味道 气味浓香、味甜，但味道必须是纯当归味。

〔 六 〕贮存方法

• 一般用竹篓或木箱装，每件20～30kg。

• 本品含挥发油、糖类，易吸潮、发霉、虫蛀、泛油返软。应贮于阴凉干燥处，温度28℃以下，相对湿度70%～75%。

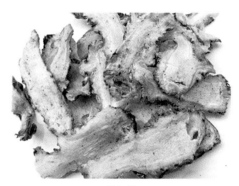

当归片

• 危害的仓虫有细胫露尾甲、烟草甲、大谷盗、裸蛛甲、印度谷螟等。

• 贮藏期间定期检查，可放置去湿剂。发现吸潮或轻度生霉、虫蛀品，及时晾晒或用60℃烘干。高温高湿季节前，可密封使其自然降氧，或抽氧充氮进行养护。

{七 食用方法}

当归有"十方九归"和"药王"之美称，特别是用于治疗妇科疾病更是功效卓著，素有妇科"圣药"和"血家百病此药通"之说。

当归土鸡汤

【配　　方】土鸡1只、当归30g、花生仁30g、红枣20g、黑木耳10g、姜片5g。

【制　　法】土鸡切块，清水洗净备用。锅内加水烧开，倒入鸡块焯掉血水捞起。将焯好水的鸡块放入高压锅，加水（水没鸡肉约1cm的量），加入姜片、当归、花生仁、黑木耳一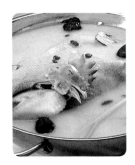起炖。高压锅气阀响约40分钟即可关火，食用时加入盐、胡椒、鸡精调味即可。食用时，可分餐吃肉、喝汤。

【功能主治】活血补血，用于气血虚损之人。

归芪鸽肉汤

【配　　方】鸽子一只，当归20g，黄芪50g，淮山药20g，红枣20g，枸杞20g。

【制　　法】鸽子洗净，放入滚水里面，加料酒，去血，捞出，洗净。放入当归、黄芪、淮山药小火炖2小时。用筷子刺几下，比较容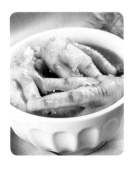易熟烂。不需要鸽子是完整形状的提前切开更

名贵中药材的识别与应用

好。小火炖20分钟，最后再放入枸杞，先放则营养容易丢失。最后放入适量盐即可。食用时，可分餐吃肉，喝汤。

【功能主治】益气血、补虚损之功效，适用于病后或产后身体虚弱、心悸气短、倦怠乏力、失眠健忘、记忆力下降、食欲不佳以及贫血、神经官能症和更年期综合征等症状。

当归生姜羊肉汤

【配　　方】当归25g，黄芪25g，党参25g，羊肉500g，葱、姜、料酒适量。

【制　　法】将羊肉洗净，将当归、黄芪、党参装入纱布袋内，扎好口，一同放入锅内，再加葱、生姜、食盐、料酒和适量的水，然后将锅置武火上烧沸，再用文火煨炖，直到羊肉烂熟即成。食用时，加入味精，吃肉，喝汤。

【功能主治】补肾补血，适用于血虚及病后气血不足和各种贫血。

当归酒

【配　　方】全当归30g，米酒500ml。

【制　　法】将当归饮片洗净，放入细口瓶内，加入米酒密封瓶口。每日振摇1次，7日后即成。每次30ml，一日2次饮服。

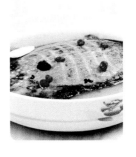

【功能主治】补血活血，通络止痛。适用于血虚夹瘀所致的手臂久痛、酸胀麻木、活动不利，痛经等。

归杞甲鱼汤

【配　　方】当归9g，枸杞9g，熟地6g，麦冬6g，女贞子6g，山药6g，陈皮6g，甲鱼1只。葱、姜各适量。

【制　　法】将甲鱼宰杀、开膛去内脏洗净。将各味中药以纱袋盛之置于甲鱼体腔内放入砂锅加适量水及葱、姜文火炖至熟烂取出药袋，即可吃鳖饮汤。

【功能主治】养阴清热益精补血。适用于骨蒸潮热、肝肾虚损精血不足腰痛、头晕耳鸣消渴等症。

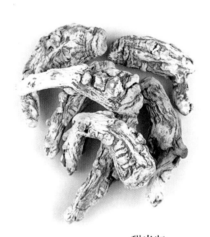

甜当归

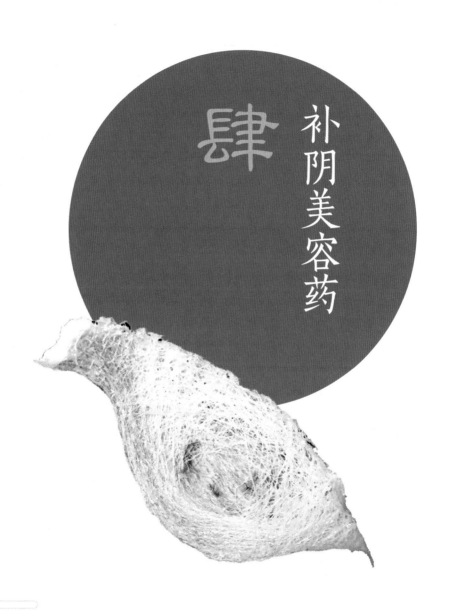

肆

补阴美容药

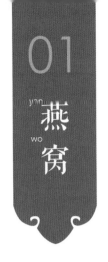

{ 一 名称来源 }

【来源】燕窝又称燕菜、燕根、燕蔬菜，为雨燕科动物金丝燕及多种同属燕类用唾液与绒羽等混合凝结所筑成的巢窝。

金丝燕是候鸟，每年12月至次年3月从西伯利亚等地飞到热带沿海的天然山洞里繁衍后代。金丝燕比我们通常所见的燕子要小些，背部羽毛呈灰褐色，带有金色光泽，翅膀尖而长，四个脚趾都朝前生长。此燕喉部有很发达的黏液腺，所分泌的唾液可在空气中凝成固体，是它们筑巢的主要材料。金丝燕每年三四月份产卵。产卵前，它们每天飞翔于海面和高空，有时可高达数千米，穿云破雾，吸吮雨露，摄食昆虫。经消化后钻进险峻、阴凉、海拔较高的峭壁裂缝、洞穴深处，吐唾筑巢。大约要20多天才能筑成。燕巢呈半月形，形状好像人的耳朵，直径6~7cm，基底厚，廓壁薄，重约5~15g。燕巢外围整齐，内部粗糙，有如丝瓜网络。整个燕窝洁白晶莹，富有弹性，附着于岩石峭壁的地方。

【性状】形似元宝，窝外壁由横条密集的丝状物堆垒成不规则棱状突起，窝内壁由丝状物织成不规则网状，窝碗根却坚实，两端有小坠角，一般直径6~7cm，深3~4cm。

【产地】主要产于印尼、泰国、越南、新加坡、马来西亚、缅甸及我国南海诸岛。

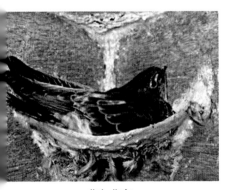

燕与燕窝

【性味归经】性平味甘，归肺、胃、肾三经。

【功能主治】养阴润燥、益气补中、治虚损、咳痰喘、咯血、久痢，适宜于体质虚弱、营养不良、久痢久疟、痰多咳嗽、老年慢性支气管炎、支气管扩张、肺气肿、肺结核和胃痛病人食用。

{ ⚫ 二 } 医经论述 }

《本草再新》：燕窝大补元气，润肺滋阴。治虚劳咳嗽、咯血、吐血、引火归原，润肠开胃。

《本草从新》：燕窝，大养肺阴，化痰止嗽，补而能清，为调理虚损痨瘵之圣药，一切病之由于肺虚不能清肃下行者，用此皆可治之。

《医林纂要·药性》：甘能和脾，养肺，缓肝；咸能补心，活血，泻肾，除热；其胶粘之性，尤能滋涸竭而化痰涎。又经海燕衔吐，有精液聚焉，神志注焉，故能大补虚劳。

《本经逢原》：燕窝能使金水相生，肾气滋于肺，而胃气亦得以安，食品中之最驯良者。惜乎本草不收，方书罕用，今人以之调补虚劳，咳吐红痰，每兼冰糖煮食，往往获效。然惟病势初浅者为宜，若阴火方盛，血逆上奔，虽用无济，以其幽柔无刚毅之力耳。

《本草求真》：燕窝入肺生气，入肾滋水，入胃补中，俾其补不致燥，润不致滞，而为药中至平至美之味者也，是以虚劳药石难进，用此往往获效，义由于此。然使火势急迫，则又当用至阴重剂，以为拯救，不可持其轻淡，以为扶衰救命之本，而致委自失耳。

《萃金裘本草述录》：心有所郁则火必上炎，肾有所劳则水必下竭。

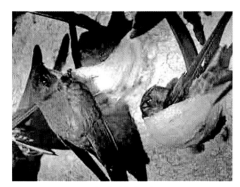

燕窝制造图

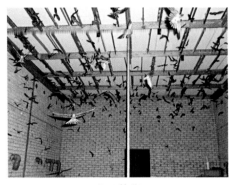

人工养燕

郁则相火沙子升，五心烦热，厥阳上逆而肺阴受制咳嗽、咯血、哮喘、吐涎之证作矣；劳则肾阴先伤，百髓空虚，孤阳不下而肝阴暗耗则骨蒸潮热、通宵不寐之证作矣。于是五志之火燎原，二阴之水告竭，始则愁惨不乐，悲伤多嗔，继则身体瘦羸，形骸骨立。此时虽有知柏地冬用之而龙雷愈逆，若事参芪术草服之而痞满日增，徒见咳喘频仍，咯血无算，油枯灯尽，计日可待矣。惟于劳郁未至盛极之前，阴阳未至乖离之候，常服如燕窝等平淡清补、益阴养肺之品或能裕阴而摄阳，不致壮火食气，较之贞元理阴左归之属徒损脾胃者，岂可同年语哉。

《本草纲目》：能使金水相生，肾气上滋于肺而胃气亦得以安，食品中直最则良者。

《本草纲目拾遗》："燕窝大养肺阴，化痰止嗽，补而能清，为调理虚损劳疾之圣药。一切病之由于肺虚不能清肃下行者，用此者可治之。"

〔三 临床运用〕

燕窝的功效

现代医学研究发现，燕窝可增强免疫功能，有延缓人体衰老、延年益寿的功效。

- 肺养阴、止肺虚性咳嗽、减少肺气病变。包括肺阴虚之哮喘、气促、久咳、痰中带血、咯血、咯血、支气管炎、出汗、低潮热。
- 补虚养胃、止胃寒性、呕吐。胃阴虚引起之反胃、干呕、肠鸣声。
- 凡病后虚弱、痨伤、中气亏损各症，配合燕窝作食，能滋阴调中。

- 止汗、气虚、脾虚之多汗、小便频繁、夜尿。

- 使人皮肤光滑、有弹性和光泽，从而减少皱纹。

- 燕窝含多种氨基酸，婴幼儿和儿童常吃能长智慧、抗敏感、补其先后天之不足。

- 孕妇在妊娠期间进食，则有安胎、补胎之效。

- 燕窝是天然增津液的食品，并含多种氨基酸，对食道癌、咽喉癌、胃癌、肝癌、直肠癌等有抑止和抗衡作用。

- 凡经电疗、化疗而引起的后遗症，如咽干、咽痛、肿胀、便秘、声嘶、作呕等，食燕窝都有明显的改善。

适合不同人群

针对不同人群，燕窝的功效如下。

＊女性　女性常食燕窝能保养肌肤，使肌肤滋润、光滑、富有弹性。

＊男性　它具有润肺、益气、补脾等功效，长期食用可使人精神饱满、精力充沛，不易虚弱，更能增加体力和体能。

＊孕妇　妇女在怀孕期间最需要营养的补助。因燕窝里含有丰富的活性蛋白，可促进人体组织生长，提高免疫能力。孕妇食用燕窝能使未来的新生婴儿更强壮、白皙、增强抵抗力。对于妊娠后的产妇，用燕窝进补吃燕窝可润肺止咳、补中益气。

＊老人　老年人身体各项功能下降，肠胃不好，身体虚弱。燕窝为老年人全面补充优质蛋白质及多种微量元素，并且特有的蛋白质成分能提高老年人免疫力，改善老年人胃肠道及身体功能。

＊吸烟者　吸烟会导致喉干多痰，并可能引起支气管炎、肺气肿、肺癌等疾病。燕窝中所含有多糖、维生素等，可以增强免疫系统，长期食用燕窝，还可以润肺，化痰止咳。

对于小孩、体弱多病、病后健康以及工作忙碌劳心伤神者，燕窝更是上等、最佳的天然滋补调理食品。

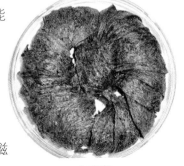

血燕窝

{四} 分类分级

按来源分类

* 白色官燕　又称白燕，纯由唾液凝固而成，色白洁净，为金丝燕第一次所筑之巢。

* 毛燕　为金丝燕第二次所筑之巢，由于第一次筑巢时用了大量唾液，所以第二次筑巢时就不得不加入一些羽绒毛，杂质较多。

* 血燕　由于有的金丝燕所进食的食物不同以及周围的环境不同，令到所筑之巢穴呈现红褐色，俗称血燕，矿物质含量较高。

白燕、毛燕、血燕这三种燕窝中以白燕品质最佳、营养最丰富。

按做燕窝的环境分类

燕窝按做窝的环境分为：洞燕、屋燕两大类。

* 洞燕　洞燕主要产自马来西亚东部的沙捞越和沙巴、印尼、泰国西南的沿海地带及附近的海边岛屿的山洞之中。

* 屋燕　屋燕也就是人们常说的出产于房屋里的燕窝。这种燕屋主要分布在印尼沿海地区，特别是巴当、巴莱、爪哇一带，是燕屋的集中地。马来西亚半岛霹雳州和丁加奴州也是养殖屋燕的重要据点。与平常的房子所不同的是，燕屋的四周多开了许多小洞，金丝燕便从这些洞口进出燕屋。

燕窝

按品种分类

* 官燕　（产自屋燕或洞燕）杂质较少，其色泽微黄，呈丝瓜络样。加水后会变软，吸水力强，且能膨胀七八倍，是燕窝中的上品。因其过去只用于进贡官府，故称为"官燕"。

* 毛燕　（只产自洞燕）毛燕的吸水力较官燕弱，且颜色较暗，拣去杂质

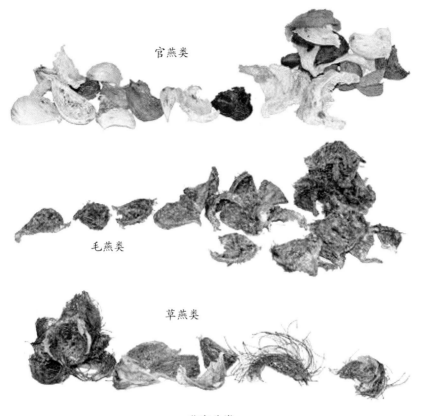

官燕类

毛燕类

草燕类

燕窝分类

及泡水后可制成燕丝、燕饼等产品。因其处理过程较多，故其营养价值及价格均比官燕低。

直接采摘下来，未经任何处理的燕窝，夹杂了许多金丝燕的羽毛，所以称为毛燕。此毛燕和刚采摘下来带少许毛的高品质屋燕又有所区别，燕屋及野外均有，差异极大，轻毛燕去毛后可变为燕块、燕条，重毛燕因无法拆出肉条，以前是用丝袜包着煲溶燕窝食用，现在则打碎后再去毛加工作燕饼或燕碎，有些毛燕由于杂质多、颜色不讨好或者要重新黏合以致需要使用化学品，所以杂质少即使带毛但没有使用化学品加工的燕窝都是好燕窝。

★草燕 （产自屋燕或洞燕）草燕含大量杂质，其燕窝成分是三类中最少的，价钱也最便宜。

体型较细小，拇指般大小，飞行范围也小，草燕质地较差，有些草燕内有尼龙草其实是胶袋不能消化所致。高质草燕以燕丝为主，劣质草燕则多有杂质

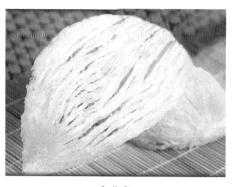
官燕窝

及粒状物体有粗糙的口感，草燕是一种野生的燕子，它适应各种环境的能力很强。它们习惯叼取草丝并吐出本身的唾液来筑巢。当草碎及唾液凝结后所成的燕巢，就成为抚育下一代的栖身所。因此，此种雨燕所筑建出来的燕窝，外表都布满了草碎。所以辨别草燕较其他种类燕窝容易，基本上"有草便是"。这种燕子在菲律宾南部的苏禄海一带为多，所以也称为菲律宾草燕。

按颜色分类

按颜色可分为血燕、黄燕、白燕，这是由于洞穴里的环境、湿度、空气，燕种等因素所形成的。血燕含有若干矿物质，营养好，产量很少，被视为燕窝中的珍品。

按形状分类

按形状可以分为：燕盏（最贵）、燕条（次之）、燕饼（又次之）、燕尾（便宜）、燕碎（最便宜）等。

＊燕盏　完整燕盏经过挑毛处理后，干净、杂质少，色泽好。根据盏型的完整程度，白燕盏可分成不同的等级，其中特级白燕（龙牙）是最好的等级：盏形大且完美，纤维紧密；还有三角燕，呈三角形状，为金丝燕筑在燕屋墙角的燕窝。

＊燕条　燕盏在挑毛、包装或运输的过程中，许多完整的燕盏被压碎，无法形成盏型，那些粗条块燕窝就为燕条。燕条口感比燕盏稍微差些，但营养价值是一样的，由于其无

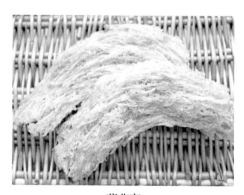
草燕窝

名贵中药材的识别与应用

190

盏型可言，卖相较差，故价位较燕盏低。

＊燕丝　燕丝是工人将挑毛时脱落下来的细条末，集中后包装，由于其外形较燕条碎，呈丝状，故而称之。燕丝口感较燕盏、燕条差，炖制后很碎，杂质较燕盏多；价位较低，可满足低价位消费群体的需求。还有

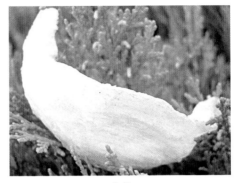

燕盏

由燕丝制成的燕网、燕球、燕块、燕碎等，在加工过程中，大多有使用一些食用胶黏合成型，故价位也低些。

＊燕角　修整燕盏时，将燕盏角部不规则的部分修剪下来，呈角状，故而称之为燕角。由于燕角是燕盏的角部，因此质地相对硬了不少，故更具嚼劲，但发头小且浸泡时间要更长，一般要10个小时以上。

{ 五 鉴别方法 }

优质燕窝的特征

① 燕丝细而密（像没有空隙）；② 盏形大而身厚（大约三只手指叠起一般大）；③ 手感干爽（保持少水分）；④ 盏内有小量细毛；⑤ 燕角较细；⑥ 内部囊丝较少；⑦ 燕窝浸水以后，平均可发大5～6倍，而比较上等之燕窝如官燕等，甚至可以发大7～8倍；⑧ 燕窝的色泽通透带微

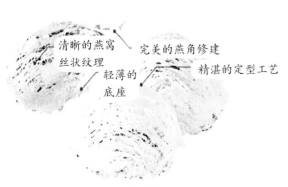

清晰的燕窝丝状纹理
完美的燕角修建
轻薄的底座
精湛的定型工艺

好燕窝

黄，有光泽。

燕窝的真假辨别

＊一选　市售的燕窝有血燕盏、白
燕盏、黄燕盏。其中黄燕盏较为稀有；白
燕盏色白为好；血燕盏以色暗红的为佳。
购买时，以完整的盏形为好，而燕条、燕
饼、燕丝为次选，特别是假货充斥的更为
严重。同时不建议消费者购买血燕，因为
血燕产量稀少而利润高，假货比例更高。

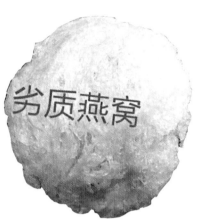

劣质燕窝

＊二看　燕盏一般是呈不整齐的半月
形，中部凹陷成兜形，质地坚硬而脆，半透明，断面有镜面样光泽，略有角质
感。此外，燕盏中夹带的羽毛、杂质越少越好。燕窝应该为丝状结构，由片
状、块状结构构成的不是真燕窝。燕盏薄厚、重量适中，平均每盏6g上下。

＊三摸　主要是判断燕窝的干湿度。含水分高的燕盏，用手将两端稍拗
即弯，含水分低的则不易压弯。

＊四闻　燕窝干燥时味道应该很淡，湿水后应该有特有的馨香和淡淡的
蛋清味。有酸味、化学气味、鱼腥味或油腻味的为假货。

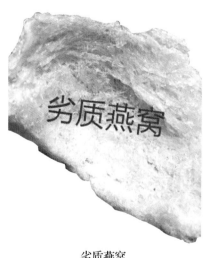

劣质燕窝

＊五浸　燕窝浸泡后，若摁下去完
全没有弹性或浸泡后水面产生油物即假燕
窝。取一小块燕窝以水浸泡，松软后取丝
条拉扯，弹性差，一拉就断的为假货；用
手指揉搓，没有弹力能搓成浆糊状的也
是假货；血燕和黄燕浸泡后水变色的是
假货。

＊六烧　用火点燃干燕窝片，如果
是真燕窝就绝不会产生任何剧烈声响的飞
溅火星。

名贵中药材的识别与应用

	真燕窝	假燕窝
看	① 呈丝条状，密度浓 ② 在灯光下观看，是不均匀的透明状 ③ 同一盏燕窝的色泽有深浅之分，每一盏的颜色也各不相 ④ 通常燕盏薄且自然，有不均匀裂缝	① 呈片块状结构 ② 色泽亮白，很可能是化学漂白所致
闻	① 好燕窝气味清淡略有清香 ② 没有浓烈气味	① 有浓浓的鱼腥味 ② 嗅起来有刺鼻的味道即含化学剂 ③ 有油腻味道的为假货
浸	① 真燕窝泡开后呈丝条状，略透明 ② 手感柔软无胶黏感，水不浑浊 ③ 燕丝不糊，不硬 ④ 炖好的燕窝软滑而有弹性、晶莹透亮，夹起来软而不断	① 用水浸泡，松软后取丝条拉扯，弹性差，一拉就断 ② 用手指揉搓，没有弹力能搓成糨糊状的是假货

【六 常见伪品】

近年来，随着燕窝市场的发展，越来越多的人以燕窝作为首选佳品，特别是燕窝养颜美容、养生保健的效果，更是吸引着中国成千上万的爱美人士。有些商人为求暴利，不惜以假乱真，鱼目混珠，从而出现一些猪皮燕窝、染色燕窝及涂胶燕窝等。故在买燕窝时须加倍小心和谨慎。真燕窝有燕窝特有的气味，口感好，炖制后有浓郁的鸡蛋香味。真燕窝以不规矩的组织形态参差结聚而成，可膨胀至原来的八到九倍，水面无任何化学物质漂浮。

常见燕窝的制假方法

＊ 染色　将卖相不好的燕盏用色素染色，冒充血燕盏或黄燕盏销售。

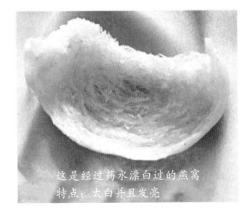

这是经过药水漂白过的燕窝
特点：太白并且发亮

＊漂白　用过氧化氢将深褐或杂黑颜色的燕窝全部或部分漂白，起到改善卖相的效果。

＊掺涂胶体　燕窝配方经过剔毛处理后，燕盏表面会留下不少空隙，不法商人将薯粉、鱼胶、果胶、猪皮胶、海藻胶、白木耳胶、树脂等掺涂在燕盏表面，令燕盏看起来光亮厚密，而且重量增加，从而获取更高利润。

＊掺粘　将品质差的毛燕、草燕、燕饼掺粘到品质好的燕窝。

造假方法

＊燕窝造假方法一　上涂料，如劣质燕窝抹木薯粉增重。

很多消费者都认为表面光滑的燕盏才是好燕窝，而正是这种误解给了不法商人以可乘之机，"涂料燕窝"也就应运而生。

燕窝是由金丝燕以其富含蛋白质的唾液，以条状不断重叠而筑出的巢，筑巢前后须耗时二个半月左右，其间难免会有脱落的燕毛或其他杂质夹杂于燕窝条缝隙间。燕窝在被采摘制成盏以后，由于把中间的细毛、杂质拣了出来，因此表面有不少小洞。这样的燕窝品相看起来就不太好，相比极品官燕由于是头道燕窝，杂质较少。不法商人利用消费者的误解，把涂料（如木薯粉、鱼胶粉、鸡蛋、树胶、糨糊等）涂于劣质燕窝盏表面来造假，令燕盏看起来光亮厚密，而且重量增加，从而获取更高利润。而木薯粉用温水浸泡后也非常晶莹通透，外表看来与炖过的燕窝非常接近。

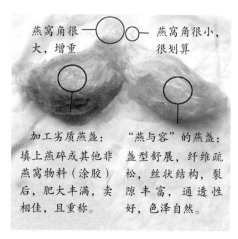

加工劣质燕盏：填上燕碎或其他非燕窝物料（涂胶）后，肥大丰满，卖相佳，且重称。

"燕与容"的燕盏：盏型舒展，纤维疏松，丝状结构，裂隙丰富，通透性好，色泽自然。

＊燕窝造假方法二　湿水。

有的燕窝储存一段时间后，无端减重25%，这叫燕窝"缩水"，这是由于不法商人加水造假造成的。更有甚者在燕窝表面喷上无色无味类似发胶的胶水。一旦胶水凝固燕窝表面触摸起来似乎干度十足，实际上燕窝内所含水分完全被喷胶封死锁住。

瓶装浓缩燕窝真假鉴别方法

因为很多人嫌燕窝的泡发、炖制太麻烦，所以现在很多人选择直接购买瓶装即食燕窝（浓缩燕窝）。但是瓶里的燕窝更加不便于辨识，所以假货非常泛滥。

上品的即食燕窝色泽晶莹，将即食燕窝瓶倾斜45°后没有太多的水分，燕窝舀出后晶莹细腻。优质的即食燕窝（白燕）开瓶后独有燕窝胶原蛋白质浓郁馨香。血燕因金丝燕食用海边藻类、昆虫，炖制后香味没有白燕浓郁，但矿物质含量较高。精湛工艺炖制的即食燕窝口感爽滑，富有弹性。天然即食燕窝应标注不含防腐剂和添加剂。

购买罐装燕窝时，先轻轻摇晃一下，真燕窝能随着瓶子的摇动而晃动，呈银白色，且透明、晶莹、有弹性（轻拉会伸缩），液汁呈淡白色、淡黄色或淡棕色，口感清香甘甜。

假的瓶装浓缩燕窝有以下几种：① 以雪耳（银耳）冒充，呈片状，液体

血燕窝的优劣比较

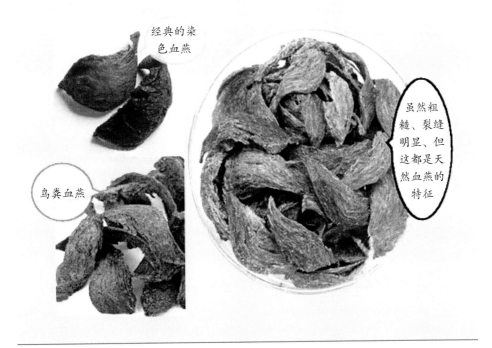

经典的染色血燕

虽然粗糙、裂缝明显、但这都是天然血燕的特征

乌粪血燕

造假燕窝

多见于市面上与淘宝店的燕饼或燕丝。有真假混合的，也有百分之百用海藻、猪皮、银耳经漂白、晒干、水煮制成的人造燕窝。颜色实白，少光泽，质粗坚硬，有异味而天然燕窝条色泽通透，有光泽，无异味。

染色燕窝

所谓染色燕窝，多以低价白燕染成红色或黄色，并美其名曰："黄燕"或"金丝燕"来欺骗客户。

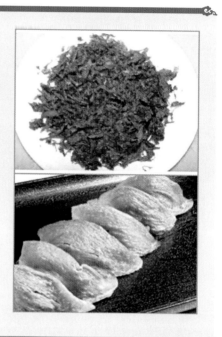

较黏稠，一般不易晃动；② 用马来西亚树胶制成，其液体易产生淡棕色沉淀；③ 用海藻胶加鱼皮制成，外观能以假乱真，但口感差，无燕窝浓郁馨香味。

燕窝（燕窝食品）的真假优劣

＊ 漂白燕窝的鉴别方法　将经过漂白的燕窝浸入水中即取出，约半分钟后，用拇指及食指擦摸数次，手指会黏有化学药品的臭味且漂白的燕窝炖煮后涨率不大，易化水，无天然的蛋清味。

＊ 涂胶燕窝的鉴别方法　将涂上胶质的燕窝浸入水中即取出，约半分钟后，用拇指及食指擦摸数次，手指会感受黏性，有时会嗅到化学药品味道。

＊ 染色燕窝的鉴别方法　所谓染色燕窝，多以低价白燕染成红色或黄色，当作高价的血燕或黄燕来卖。这类假血燕、假黄燕炖制一、二小时后，其质地软烂如白燕，红色或黄色尽失效于水。而真正的血燕及黄燕，由于是天然的颜色，一般炖制后不会变色，但也有部分微粒会溶与水中，燕窝汤可能会显出淡淡的红色或黄色，但燕窝丝的色泽几乎不变。同时由于血燕丰富的营养素及矿物质含量，令真血燕久炖后质地依然爽实。

＊海藻燕窝的鉴别方法　多见于市面上的燕饼或燕丝。有真假混合的，也有百分之百用海藻经漂白、晒干、水煮制成的人造燕窝。颜色实白，少光泽，质粗坚硬，有海藻味，而天然燕窝条色泽通透，有光泽，无异味。

看：燕窝中间为丝状结构，燕角部位是片状结构；纯正的燕窝无论在浸透后或在灯光下观看，都不完全透明，而是半透明状。

闻：燕窝有特有馨香，但没有浓烈气味。气味特殊，有鱼腥味或油腻味道的为假货。

摸：取一小块燕窝以水浸泡，松软后取丝条拉扯，弹性差，一拉就断的为假货；用手指揉搓，没有弹力能搓成糨糊状的也是假货。但是完全发开来后没有弹性了，如果还有很好弹性那就假了。

烧：用火点燃干燕窝片，有飞溅火星，这是蛋白质燃烧结果，灰烬是黑的，不是网上误导的白灰。

{ 七 选购方法 }

燕窝的贵贱与好坏之分在于五大指标：产地、发头、完整程度、清洁品质、口感。

＊产地要固定　燕窝的种类多达28种之多，若想每次购买燕窝时都属同一种，就必须清楚知道都是从同一产地摘下来的燕窝（如印度尼西亚苏门答腊），只有这样，才能以同一烹炖时间处理，也可尝得同一口感的燕窝。

＊看燕窝的发头　不同种类的燕窝亦有不同的"发头"，"发头"即燕窝在湿透后，在重量上与干身时之差异，倍数越大，即"发头"越好，越是经吃，一般官燕有6～8倍的"发头"。

＊看燕窝是否干净　越少细毛越好。

泡一会，搓一下，手指无粘连感。

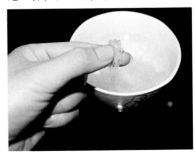

水泡鉴别燕窝

197

手工：挑毛难以避免的杂质和绒毛。

天然：纯燕窝。

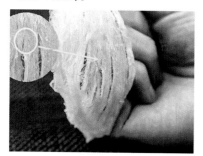

手工挑选后的燕窝

＊ 挑盏型　燕窝两端之头脚越细越靓。

＊ 看燕窝是合干爽轻身　以干爽含少水者为上品。优质燕窝手摸应有干爽的感觉，较湿的燕窝水分较多，存放不当会发霉。

手工精选的燕窝与刷胶去毛的燕窝

① 单盏燕窝的重量超过8g以上极少，高品质的燕窝单盏重量约3.4～8g。

② 燕窝浸泡水后无油渍亦无黏液。

③ 燕窝煮后形状呈丝条状，长短粗细不一或结块状且不规则。

④ 燕窝煮后有淡淡的蛋白腥味。

⑤ 燕窝煮后口感滑嫩。

⑥ 燕窝煮后颜色呈淡乳黄色，不会太白且呈半透明。

{ 八 贮存方法 }

燕窝是燕子所分泌的珍贵津液，一如其他食物般，需要妥善存放。理想的方法是先将燕窝放入密封的保鲜盒内，再存放于冰箱。若燕窝不慎沾上湿气，可放在冷气口风干，切不可焙烘或以太阳晒干。

● 燕窝可放进冰箱之保鲜格，或于购买当日用风扇和吹风机吹干（但切勿直接于阳光下晒干，因会影响燕窝本身的质量），再放入保鲜盒内，便可保存长时间。

● 若因处理失当而发现燕窝有轻微发霉，可用牙刷加少许水分擦净，将之风干即可

● 若燕窝已发霉到黑色，则不能再食用，因为燕窝已经被细菌侵蚀，当中的营养成分亦已丧失。

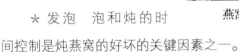

{九 食用方法}

　　燕窝采集后及初加工清洗的燕窝无论是白燕、红燕、洞燕、屋燕都是不能直接拿来食用的，需要有正确的食用方法。

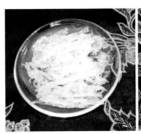
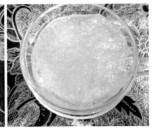

燕窝炖煮前　　　　燕窝炖煮后

　　＊发泡　泡和炖的时间控制是炖燕窝的好坏的关键因素之一。

　　<u>白燕盏</u>：需要浸水6小时以上，清理后把水倒掉，把燕窝放入炖盅，放的水稍微盖过燕窝一点，然后把炖盅放入锅里隔水小火炖40分钟。

　　<u>金丝燕盏</u>：需要浸水6小时以上，清理后把水倒掉，把燕窝放入炖盅，放的水稍微盖过燕窝一点，然后把炖盅放入锅里隔水小火炖40分钟。

　　<u>血燕盏</u>：需浸水8小时以上，清理后把水倒掉，把燕窝放入炖盅，放的水稍微盖过燕窝一点，然后炖盅放入锅里隔水小火炖2个小时。吃的时候可加冰糖调味。

　　<u>燕条</u>：需要浸水8小时以上，清理后把水倒掉，把燕窝放入炖盅，放的水稍微盖过燕窝一点，然后把炖盅放入锅里隔水小火炖30～40分钟。

　　<u>燕角</u>：需要先泡6小时，然后撕开成片，再泡6小时，清理后把水倒掉，把燕窝放入炖盅，放的水稍微盖过燕窝一点，然后把炖盅放入锅里隔水小火炖50分钟。

　　<u>燕碎</u>：需浸水6小时以上，清理后把水倒掉，把燕窝放入炖盅，放的水稍微盖过燕窝一点，然后把炖盅放入锅里隔水小火炖40分钟。吃的时候可加冰糖调味。

　　＊冷水发　取适量的常温纯净水，把燕窝放入水中，燕窝和水比例为1：30，再加入适量的冰块，加盖置于冰箱中（少异味），白燕浸泡时间8～10小时，血燕10～12小时。此法营养成分保留最多。

肆·补阴美容药

199

冰糖泡参炖燕窝

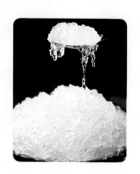

【配　　方】燕窝40g，西洋参12g，冰糖8g。

【制　　法】燕窝用水浸泡发开，洗净，沥干水。西洋参切片连同燕窝、冰糖放入炖盅内，加入凉开水，盖上盅盖，放入锅内，隔水炖4小时，即可饮用。

【功能主治】补气润肺，适用于：① 小孩子身体虚弱，易患气管炎、喉头发炎、过敏等病症，尝试过的食疗效果也不太理想，如果多用燕窝作食疗，持之以恒，效果是令人满意的；② 此汤适合一家大小日常饮用，可预防因天气转变所引起的呼吸疾病。健康人士日常饮用，更可防止呼吸系统出毛病，及对呼吸系统有保健作用。患气管病症者，常饮此汤可以舒缓病发时的痛苦。

樱桃冰糖燕窝

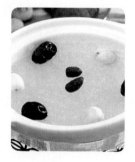

【配　　方】水发燕窝250g、甜樱桃25g、冰糖250g。

【制　　法】将水发的燕窝放在小盆里（干燕窝放清水中浸泡2～3小时后去毛，除去杂质后，放入凉水中浸之4小时，最后经沸水锅氽一下，捞起即成，用温水冲泡后，滗去原汁，再用温开水冲泡，滗去原汁，甜樱桃切片，将冰糖加清水500g入锅，微火煮至糖化汁黏时，用纱布滤去杂质，然后将净糖汁150g，冲入燕窝的小盆里，滗去糖汁，再将剩余的净糖汁冲入燕窝，上笼屉用旺火蒸5分钟取出，撒上樱桃片即成。

【功能主治】色泽洁白，细嫩软润，清甜滋补。

天然燕窝虫草炖鸡

【配　　方】燕窝2盏（约15g），虫草5g，草鸡半只，姜2片，黄酒、盐少许。

【制　　法】燕窝用清水浸泡发开，再用清水洗涤，捞起沥干水分，备用。虫草洗净沥干备用。草鸡去皮，飞水，斩大件备用。将草

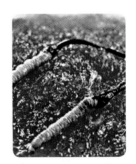

鸡、虫草、姜片放入炖盅，加入黄酒，再注入适量清水，隔水慢火炖3小时后，加入燕窝慢火炖30分钟，食用时加入适量盐即可。

【功能主治】滋润肺胃，益气养颜。男士能滋补强身、补虚益肾、提高抵抗力，女士能增进细胞分裂，加速受损皮肤修复和新陈代谢，使皮肤光滑弹性，并抑制皮肤衰老，留住容颜。孕妇生产者能使母体强健，婴儿白皙、漂亮、强壮。产后能促进子宫和体形复原，并且补而不腻。老人能健体强身，增强抗病能力，能补虚益肾、化痰润肺，强化机体生化能力。儿童补益强身，促进身体和智力发育，增强抗病能力。可为病后、术后康复人士提供必需的营养，补充体力，增强体质，促进身体健康。应试、脑力劳动者食后克补充体力，改善血液循环，刺激神经兴奋，增强思维活性。

雪蛤银耳炖燕窝

【配　　方】雪蛤3g，燕窝3g，银耳3g，冰糖30g。

【制　　法】将燕窝、雪蛤、银耳用温水浸透。燕窝镊去燕毛撕成条状；雪蛤漂洗干净，刮去黑色杂质，切成小块；银耳撕成瓣状。将燕窝、雪蛤、银耳放进炖盅，加沸水1碗，把炖盅盖上，隔水炖之。待锅内水开后，先用大火炖30分钟，后用中火炖1小时，加进冰糖后再用小火炖30分钟即可。炖好取出，待温后服食。

【功能主治】补肺养颜，补虚去损。适应于气喘干咳，阴虚盗汗者。

【注　　释】雪蛤含多种元素、氨基酸、脂肪酸和酶等，能养阴补虚，益肾强精；雪耳含糖类、无机盐、多种元素和多种维生素，能滋阴润燥，益气养血；冰糖含大量糖类和多种微量元素，能补中益气，养胃润肺。

【注意和禁忌】肺胃虚寒、腹泻患者不宜服用；湿热者不宜多用；糖尿病患者不宜服用。

燕窝虫草百合鸭肉汤

【配　　方】燕窝2盏（约15g），冬虫夏草3g，百合25g，鸭肉100g。

【制　　法】上药按比例配制，先将鸭肉炖30分钟，后加入燕窝、虫草、百合再煮15分钟，饮汤并食燕窝、虫草和鸭肉。

【功能主治】滋阴清热，润肺止咳。主治阴虚火旺、咳嗽气促、口苦咽干、心烦失眠，或中老年人患肺结核病、手足心热、骨蒸潮热、盗汗咯血。

【**方　　论**】方中冬燕窝虫草补肺益肾、止咳平喘疗效显著;《本草纲目拾遗》记载，"百合有清痰火，补虚损的功效"；鸭肉为补益佳品，味甘性凉，入肾、肺经，有滋阴清热，利水消肿的作用。阴虚火旺、咳喘失眠，服燕窝虫草百合鸭肉汤有显著的效果。

⟨➓ 注意事项⟩

● 所有燕窝都需以文火炖制。

● 在炖制时，水位基本上必须盖过燕窝，但稀稠程度可随个人喜好。

● 必须让炖盅外的水沸腾后，方可开始炖制燕窝。

● 炖制燕窝时，冰糖可留待最后才放，燕窝口感会较佳。

● 中医认为冰糖是众多糖中最纯正，滋补，能润肺和补中气。白糖则易生痰，红糖普遍认为较燥热，所以炖燕窝时用冰糖最好。

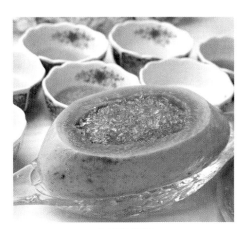

木瓜炖燕窝

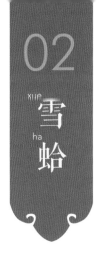

〔一 名称来源〕

【来源】雪蛤为中国雌性林蛙输卵管阴干而成。

中国林蛙，属蛙科两栖类动物。生长于中国东北长白山林海雪原中的一种珍贵蛙种，以林生野果和昆虫为主食，由于其比较耐寒，冬天潜入在雪地下或冰川河底冬眠长达五个月之久，故称"雪蛤"。雌性林蛙体内的输卵管干品俗称林蛙油、蛤什蚂油、雪蛤膏，营养丰富，具有很高的药用价值；是集食、药、补为一体的珍品，被誉为长白山四大山珍之一，素有"软黄金"之美称。

雪蛤的主要成分为蛋白质，富含矿物质、无氮

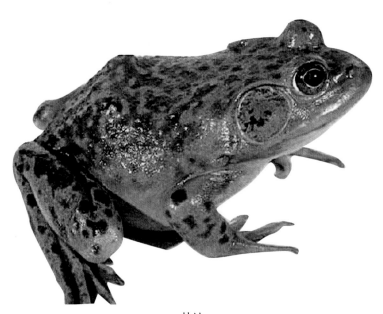

林蛙

有机物，18种氨基酸、多种维生素和钙、钾、磷等微量元素，脂肪仅占4%，而且还是不含胆固醇的优质脂肪酸。《本草纲目》记载，雪蛤膏具有补肾益精、养阴润肺、美容养颜的功能。是润肺、生津、补虚、养颜的滋补佳品。

【别名】蛤蟆油、蛤仕蟆、田鸡油、蛤士蟆、哈仕蟆、雪蛤膏、哈士蟆。

雪蛤在不同的地方有不同的叫法，广东人叫雪蛤，东北地区的人叫它蛤蟆油，雪蛤是东北著名的土特产，其中尤以长白山雪蛤最为名贵。

【成分】林蛙油中含有4种激素、9种维生素、13种微量元素和18种氨基酸及多种酮类、醇类、多肽生物活性因子。

【性状】呈半透明胶体状，黄白色，脂肪样光泽，带灰白色薄膜状的干皮。手摸有滑腻感，在水中浸泡后，体积膨胀10～15倍。气腥，味微甘，嚼之有滑腻感。

【产地】主产吉林、黑龙江、辽宁，以长白山地区的品质最佳。

【采收】以块大肥厚、淡黄、光泽，无筋膜及异味为佳。

【功能主治】补肾益精、养阴润肺、美容养颜，用于阴虚体弱、神疲乏力、心悸失眠、盗汗不止、痨嗽咯血等症。

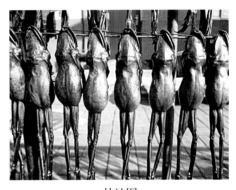

林蛙图

{ 二 医经论述 }

《中药大辞典》：哈蟆油补肾益精、润肺养阴，治病后虚弱，肺痨咳嗽吐血，盗汗。

《辽宁主要药材》：哈蟆油补虚、解痨热、治身体衰弱、产后气虚百病。

《中国药物学》：哈蟆油润肺、生津、医疗应用为滋养强壮剂，为身体衰弱之补品。

《中药志》：哈蟆油补虚、退热，治体虚精力不足。

《桦甸县志》卷六：哈蟆油……出鸡等与蛙一致，惟背明黑，腹或黄或黑，是……生有黏质物与其腹中。人所珍视，称为田鸡油（哈蟆油）。清时岁取入贡。

《中华人民共和国药典》2015年版一部：补肾益精、养阴润肺，用于身体虚弱、病后失调、神疲乏力、肾亏精神不足，心悸失眠、盗汗不止，痨嗽咯血。

〔三 临床运用〕

功能主治

现代医学证明，雪蛤具有抗疲劳，增强机体免疫力，提高机体耐力及抗应激能力，镇静、抗焦虑，提高脑组织细胞的供氧及利用氧能力，增强性功能，降血脂，增强机体抗氧化能力，延缓衰老，抗癌辅助作用，增加白细胞，调节体内激素平衡，滋阴养颜、美白皮肤等功能。

雪蛤

适应人群

雪蛤具有明显的延缓衰老、降血脂、提高机体免疫力、抗疲劳等作用，是女士养颜美容，男士增强体质的天然高级营养滋补品。

● 对年老体弱、产后体虚、久病虚羸有良好的滋补作用。对肺虚咳嗽、慢性支气管炎有良好的辅助功效。

● 提高人体免疫功能，雪蛤含有雌醇、辛酮等激素类物质具有同化激素作用，可促进人体内的蛋白质合成，尤其是免疫球蛋白的合成。明显降低感冒次数和其他疾病的发病率。雪蛤含有的十二、十三、十四、十五、十八碳烷酸具有不同程度的抗癌作用且含量很高。

● 对于治疗更年期综合征有较好疗效。调节更年期体内激素平衡、改善心悸失眠、头晕、疲乏、心情烦躁等症。

● 可治疗精血不足、神经衰弱、记忆力减退、乳汁不足。

● 抗疲劳，提高机体耐力及抗应激能力、镇静抗焦虑，提高脑组织细胞的供氧及利用氧能力、降血脂、增强机体抗氧化能力等。

● 抗衰老，其含丰富蛋白质、氨基酸、微量元素、维生素（A、B、C、D、E）和矿物质对机体生长发育、延缓衰老和健康强壮诸方面都有很重要的作用。

● 雪蛤经充分溶胀后释放出胶原蛋白质、氨基酸和核醇等物质，可促进人体特别是皮肤组织的新陈代谢，保持肌肤光洁、细腻、保持机体的年轻态、健康态。含有丰富的胶原蛋白，与人体皮肤有较好的亲和力，极易被皮肤吸收，对防止手足皲裂、保湿、晒后修复、除皱、止痒、淡化色斑、头发护理以及促进伤口愈合都有较好的功效。

{ 四 } 鉴别方法

优质雪蛤膏呈不规则片状，弯曲重叠，长1.5～2cm，厚1.5～5cm。表面黄白，蜡质状，微透明，有脂肪样光泽，偶带有灰白色薄膜状干皮。触摸有滑腻感，在温水中浸泡，体积可膨胀10倍。

＊真品 呈不规则块状，相互重叠，呈琥珀色或金黄色加浅褐色，有脂肪样光泽，微腥，带有干油的香味，嚼起来发黏。

＊伪品 多用普通青蛙或者蟾蜍的卵巢；呈不规则条形状，排列成

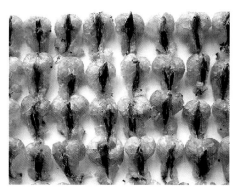

雪蛤

螺旋形，表面呈蛋黄色加浅青色，无脂肪样光泽，有明显纤维膜贯穿其中，油性小，微腥无香味，味微苦，发涩。

｛五｝选购方法

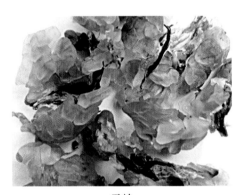

雪蛤

选购雪蛤主要从以下几个方面来考虑。

＊ **色泽** 雪蛤是天然食品，其颜色不可能是单一琥珀色，每块雪蛤多少都会有色差。

＊ **块状** 雪蛤平均体长约5cm，自腹部取出之雪蛤膏，剥净后会裂为小散块，即使完整块状也仅如大拇指般大小，若体积过大有可能是牛蛙混充。

＊ **膨胀度** 正常来说，干的雪蛤经冷水浸发后，大约可膨胀至数十倍。以一两来说，每天喝一碗可以食用大约一个月，如果是假雪蛤，膨胀度就会减少许多。

＊ **气味** 雪蛤含有丰富的雌激素，干燥的雪蛤有种独特的气味，如果是假雪蛤气味就会不同。

＊ **以牛蛙充当雪蛤** 因为雪蛤只产于中国东北地区，非日常常见食材，单价偏高且不易分辨真假。近来坊间有许多业者，为了竞争价格，以其他外形相似的牛蛙、蛇油等充当雪蛤。所以购买雪蛤时不能单纯以价格作为唯一考量，原则上多以信誉良好的商家而购买为宜。

目前行业对雪蛤品项的专业术语有"干拨油""湿拨油"之分，"干拨油"指的是将整只雌性林蛙晒干后，取出其输卵管部分（即雪蛤膏）而成，此雪蛤油大多形态完整，含杂质少；而"湿拨油"则是将活体林蛙宰杀后，再取出其输卵管后晒干而成，此类雪蛤油杂质含量较多，形态大多也已有少量破损，其

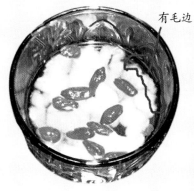

有毛边

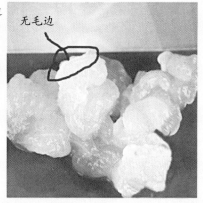

无毛边

假油泡出来是不透明的白色状，不通 真品泡发后表面无毛边、光滑、通透。
透，不光滑，感觉有毛边，易碎成小块。

真假雪蛤对比图

品质比"干拨油"略低一档。同时就雪蛤油的形态大小，也有"大油、中油、小油"之分。

{ 六 贮存方法 }

＊保存方法　常温状态下，片状雪蛤的保质期约为15～20天；联体雪蛤的保质期约为13～15天。超过这个时间，就要冷冻保存。冷冻状态下，可以保存24个月。

＊保存注意事项　① 超出上述时间，并不代表雪蛤会立即变质，而是就不利于长期保存；② 是否需要冷冻保存，和雪蛤的湿度无关，这是动物源性药材通用的保存方法；③ 判断雪蛤是否变质，以是否霉变为标准。

（七）食用方法

雪蛤的食用处理法

* 泡发

① 弱碱性水（瓶装纯净水），比较适合雪蛤泡发。

② 常温状态的雪蛤，泡发8～10小时即可。

③ 冷冻状态的雪蛤，泡发10～12小时即可。

④ 一些大块的雪蛤，为了利于泡发，最好手工掰开，或者是泡发一段时间之后再分开，因为泡发和炖制，都是为了利于吸收。

⑤ 要是希望快速泡发，可以使用70～80℃的弱碱性水，泡发5～6小时即可。

* 去除腥味　腥味是雪蛤本身的特点（如果是采用烘干方法制作的，腥味的程度会相对较轻），要想去除可以按照顺序，采用以下方式。

① 泡发：加生姜片，每3g雪蛤，加4～5片生姜，炖制时取出。

② 炖制：加冰糖。如果炖制时候不放水，而是和浓缩橙汁或者椰汁一起炖制，去腥效果更加显著。

* 服用　加蜂蜜或是浓缩橙汁，并不是汇源橙汁或者果粒橙、鲜橙多之类的饮料，而指的是一种专用的调料，非常黏稠，要在大型超市有售。也可以添加椰汁，最好选用椰树牌椰汁。

* 简单制法方法　雪蛤泡发后，加上枸杞、银耳、莲子（或者木瓜丁、木瓜块）、冰糖，文火30分钟，小火10分钟，即可。银耳和莲子，通常要提前炖制好，再加上雪蛤一同制作。雪蛤无需炖盅炖制，建议直接采用不锈钢容器和电磁炉（放在煲汤档次即可）制作。电炖盅的功率差别很大，火候和时间需要自行掌控。为节约时间成本，也可以每次炖制9～10g，冷藏，分3次服用。服用时候微波炉加热即可。当然，前提是冰箱的性能必须确切；电力供应也应有足够的保证。

木瓜雪蛤

【配　　方】雪蛤10g，冰糖250g，木瓜一个约500g，冰糖50g，清水适量。

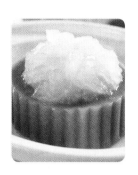

【制　　法】将雪蛤盛在大碗里，先用70℃温水浸泡2个小时后换水，连续2次。再漂洗拣去残余杂质，捞干放进碗中，加入冰糖、清水20g，放进蒸笼约炊60分钟，取出滤干待用。木瓜洗干净外皮，在顶部切出2/5作盖，木瓜盅切成锯齿状，挖出核和瓤，去掉瓜籽放入炖盅内。把炒鼎放清水将冰糖煮滚至全部溶化，舀掉汤面浮沫，然后把已蒸好雪蛤煲放入木瓜盅内，加盖，用牙签插实木瓜盖，隔水炖2小时即可。

【功能主治】润肤养颜、清甜醇滑、瓜味郁香。

冰糖莲子炖雪蛤

【配　　方】雪蛤油25g，红小枣50g，捅心莲子50g，冰糖300g。

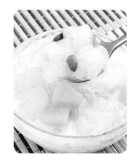

【制　　法】将雪蛤油放进盛器中，倒入沸水浸没，加盖焖透后，放在水中拣去黑丝和杂质，洗净。把炒锅置旺火上，放入冰糖，舀入清水烧沸。然后，撇去浮沫，用细筛过滤。莲子用热水洗净。小枣洗净、去核，待用。将雪蛤油、莲子、小枣、冰糖水同放在炖盅中，加盖密封，上蒸笼用旺火蒸1小时左右至绵糯，取出原盅上席或分成10小碗上席均可。

【功能主治】补肾益精，润肺养阴。适用于病后、产后虚弱，肺病咳嗽、吐血、盗汗、神经衰弱、性功能低下等症。

芙蓉雪蛤

【配　　方】水发雪蛤油100g，鸡蛋清3个，豌豆10g，熟火腿10g，冬笋5g，水发冬菇5g，猪油25g，鸡汤300g，精盐2g，味精2.5g，绍酒10g，花椒水10g，湿淀粉20g，葱10g，姜10g。

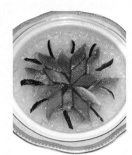

【制　　法】将鸡蛋清打在汤盘内，放入鸡汤，加上精盐、味精，用筷子搅匀，放入笼屉内蒸熟（嫩豆腐状）待用。将火腿、冬笋切成小象眼片；菇切两半；葱、姜切块，用刀拍一下。锅内放猪油，烧热后，加葱、姜块炝锅，出香味时，加鸡汤。烧开后，把姜、葱捞出，加精盐、绍酒、花椒水、雪蛤油、火腿、冬笋、冬菇、豌豆。烧开后，撇去浮沫，加味精，用湿淀粉勾稀芡，倒在芙蓉底上即成。

【功能主治】滋阴润燥，养心安神。适用于心烦不眠，燥咳，声哑，目赤咽痛，胎动不安，产后口渴，下痢，烫伤等症。

鸡茸雪蛤

【配　　方】鸡肉75g，水发雪蛤油125g，水烫油菜10g，水发玉兰片10g，熟火腿10g，鲜蘑15g，鸡蛋清2个，猪油25g，精盐2.5g，味精3g，绍酒10g，花椒水10g，鸡汤450g。

【制　　法】把鸡肉剔去白筋，用刀背砸成细泥，放入鸡蛋清、鸡汤、精盐、绍酒、花椒水、味精搅匀，然后放入雪蛤油拌匀。油菜、玉兰片、熟火腿、鲜蘑均切成小片。锅内放鸡汤，汤开后，用手抓起拌好的雪蛤油鸡泥，徐徐下入汤内，待呈珍珠状时，再放入火腿、鲜蘑、油菜、玉兰片、精盐、花椒水、味精、绍酒，烧开后，撇去浮沫，盛在碗内即成。

【功能主治】补肾益精，强壮身体。适用于体弱，面色枯黄，肺痨咳嗽，吐血，盗汗等症。

雪蛤莲子红枣鸡汤

【配　　方】雪蛤10g，莲子70g，去核红枣12颗，小鸡1只，姜4片，盐适量。

【制　　法】鸡去除内脏，洗净，切半，汆烫，备用。雪蛤用清水浸至膨胀，挑净污垢，洗净，汆烫。红枣及莲子洗净。将清水煮沸，把所有材料放入煲内，先用大火煮20分钟，再改用小火熬煮2小时，下盐调味，即可享用。

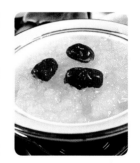

【功能主治】小鸡补元气，雪蛤膏补肾、补肺、养颜，红枣健脾化痰。此汤饮对养颜、润肤有显著的功效。

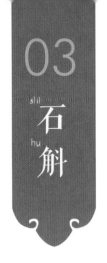

03 石斛
shí hú

{ 一 名称来源 }

【来源】本品为兰科植物环草石斛*Dendrobium loddigesii* Rolfe.、马鞭石斛*Dendrobiumfimbriatum* Hook. var. *oculatum* Hook.、黄草石斛*Dendrobium chrysanthum* Wall.、铁皮石斛*Dendrobium candidum* Wall. ex Lindl. 或金钗石斛*Dendrobium nobile* Lindl. 的新鲜或干燥茎。

石斛属为热带兰科植物中种类最多的一种植物，全世界约有1000种。其学名为*Dendrobium*，为希腊语dendron（树木）与bios（生活）二字结合而成，意为附生在树上。附生于树上称为附生兰，或偶尔生长在岩石上。

石斛的花非常美丽，是国际花卉市场著名的花卉之一，并具有较高的药用价值，是我国传统名贵中药。其资源已濒临灭绝，我国已将石斛列为濒危中药品种之一，被国家列为重点保护的药用植物之一。

鲜石斛以青绿色、肥满多汁、嚼之发黏者为佳；干石斛以色金黄、有光泽、质柔韧者为佳。

铁皮石斛为石斛之极品，它因表皮呈铁绿色而得名。

【别名】黄草。

【产地】原产地主要分布于南亚、东亚和东南亚以及澳大利亚、新西兰。我国主产于广西、贵州、云南、湖北、浙江、四川等省。

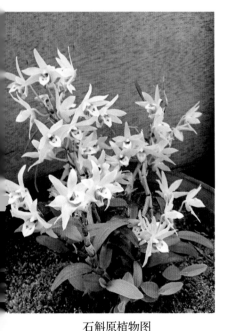

石斛原植物图

此物种能适应多种生长环境，从高海拔的喜马拉雅山区到低地热带雨林地区甚至澳大利亚干旱的沙漠环境均能生长繁衍。

【采收加工】全年均可采收，鲜用者除去根及泥沙；干用者采收后，除去杂质，用开水略烫或烘软，再边搓边烘晒，至叶鞘搓净，干燥。

铁皮石斛剪去部分须根后，边炒边扭成螺旋形或弹簧状，烘干，习称"耳环石斛"。

【炮制】干品除去残根，洗净，切段，干燥。

【性味归经】甘，微寒。归胃、肾经。

【功能主治】益胃生津，滋阴清热。用于阴伤津亏，口干烦渴，食少干呕，病后虚热，目暗不明。

【用法用量】6~12g，鲜品15~30g。入复方宜先煎，单用可久煎。

【贮藏】干品置通风干燥处，防潮；鲜品置阴凉潮湿处，防冻。

{ 二 医经论述 }

《神农本草经》：列为上品，具有益胃生津、滋阴清热、明目利嗓等作用。补五脏之虚劳羸瘦，强阴。

《道藏》：将石斛、雪莲、人参、首乌、茯苓、肉苁蓉、灵芝、珍珠、冬虫夏草列为"中华九大仙草"，其中石斛位居"中华九大仙草"之首。

《本草纲目》：强阴益精，厚肠胃，补内绝不足，平胃气，长肌肉，益智除惊，轻身延年；俗方最以补虚，主治伤中，除痹下气，补五脏虚劳羸瘦，强阴益精；厚肠胃，补内绝不足，逐皮肤邪热痱气，治男子腰脚软弱，健阳，补肾益力，壮筋骨，暖水脏，轻身延年等。

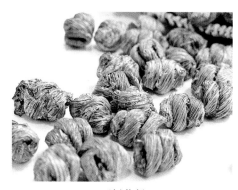

石斛药材

《本昌思辨录》：石斛，为肾药，为肺药，为肠胃药。

{ ② 临床运用 }

石斛是我国最珍贵的中药材之一，素有"药中黄金"之美称。宜食用人群如下。

阴虚人群

● 心阴虚，常见有失眠健忘，焦虑多梦，胸闷心悸，头晕目眩，心烦意乱，手足心热，脉细而数等症状。

● 肝阴虚，常见有饮食不化，食后腹胀，大便干结，小便赤黄，口干舌燥，口腔溃疡，形容消瘦等症状。

● 肺阴虚，常见有干咳少痰或少黄稠，咽燥声哑，两颧潮红，潮热盗汗等症状。

● 肾阴虚，常见有腰酸软，头晕目眩，潮热盗汗，遗精早泄，口干咽痛，手足心热，耳鸣眼花等症状。

失眠，睡眠质量差人群

失眠症表现为入睡困难，睡眠不深，易惊醒自觉多梦，早醒，醒后不易入睡，醒后感受到疲乏或缺乏清醒感，白天思睡。长期失眠会导致高血压、冠心病、脑溢血等80多种疾病发生，并可直接诱发神经衰弱、焦虑症、抑郁症等。临床实验表明：石斛通过滋阴补虚，对治疗顽固性失眠效果非常明显。

脾胃虚弱，体质差人群

脾胃功能不良，人体营养缺乏，抵抗力下降，疾病即乘虚而入。中医认为石斛有良好的健脾养胃生津作用，滋脾胃阴之虚，以充肠液，又能益气；健运脾胃而促进肠壁蠕动，有助于治疗脾胃阴虚引起的各种疾病。

肿瘤患者

石斛通过滋阴补虚，濡养五脏六腑，扶正固本，达到抑制或消除肿瘤的效果。现代药理实验也表明，石斛通过调节人体免疫力，对放、化疗者进行辅助治疗，能减轻放、化疗引起的毒副作用，增强免疫功能，提高生存质量，延长生存时间。

高血糖人群

糖尿病在中医称为消渴症，指以多饮、多尿、多食及消瘦，疲乏、尿甜为主要特征的综合病证。根据现代药理学实验表明，石斛能显著提高超氧化歧化酶（SOD）活性，具有抗氧化作用，也就是说，石斛能通过抗氧化作用减少自

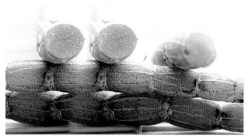

鲜铁皮石斛

由基对胰岛功能的损伤，促使胰岛B细胞释放和胰岛素合成增加，胰岛素活性增强，从而降低血糖。临床试验结果表明，石斛有明显的降低血糖作用。

高血脂人群

石斛养阴生津，可以濡润脉道，扩张血管，从而促进血液循环。现代药理实验结果表明，石斛能够显著改善血瘀症状，降低血胆固醇和三酰甘油，提高高密度脂蛋白胆固醇水平，对高血脂、脂肪肝、心脑管疾病有非常好的改善作用。

久病大病后、手术后、肿瘤放、化疗后气血亏虚人群

石斛养阴生津，濡养五脏六腑，增强脏腑功能；健脾开胃，促进营养吸收，快速恢复身体功能。

其他

劳累过度，烟酒过度，夜生活过度易疲劳，免疫力下降人群。

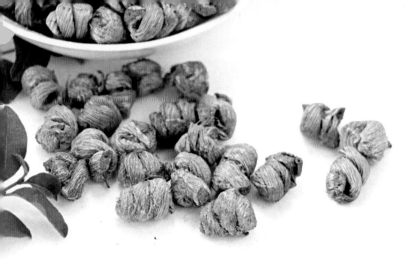

枫斗

常用配伍

- 配天花粉，治胃热津亏，消渴，虚热舌绛少津。

- 配麦冬，治胃阴不足之胃脘不适，干呕，舌红。

- 配麦冬、沙参，治热性病口干渴。

- 配忍冬藤，治风湿热痹。

- 配忍冬藤、白薇，治风湿热痹。

- 配沙参、枇杷叶，治肺阴不足，干咳气促，舌红口干等症。

- 配白薇、知母、白芍，治热病后期，虚热微烦，口干，自汗等症。

- 配南沙参、山药、生麦芽，治胃阴不足而见少食干呕，舌上无苔等症。

- 配北沙参、麦冬、玉竹，治肺胃虚弱，舌红口干或无咳无痰，呼吸急促。

- 配生地玄参、沙参，治热病后期，仍有虚热，微汗，目昏口渴或有筋骨酸痛，舌干红，脉软数无力，症状日轻夜重者。

- 配生地麦冬、天花粉，治热病胃火炽盛，津液已耗，舌燥，口干或舌苔变黑，口渴思饮。

- 配生地、麦冬、百合、秦艽、银柴胡，治阴虚内热之干咳，盗汗低热口渴舌红脉细数等症。

- 配生黄芪、焦白术、茯苓、白芍，益气养阴，健脾和肝。治疗慢性肝炎见有面黄、消瘦、乏力、气短、口干苦、便溏等气阴两伤、脾胃虚弱者。

● 配生地、当归、白芍、丹参、枸杞子、沙参，有养血柔肝的功效，可用于肝阴肝血不足，症见面色萎黄，肝区隐痛，劳后加重，目眩目干，视物不清，或见夜盲，身倦肢麻。失眠，妇女月经涩少或经闭，唇舌色淡，脉沉细。

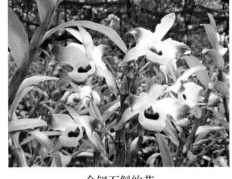

金钗石斛的花

● 配生地、当归、白芍、夜交藤、木瓜（或加知母），养血柔肝，缓急舒筋。治疗肝血虚所致晕厥、痉挛、抽搐等。

〔四 鉴别方法〕

＊鲜石斛　呈圆柱形或扁圆柱形，长约30cm，直径0.4～1.2cm。表面黄绿色，光滑或有纵纹，节明显，色较深，节上有膜质叶鞘。肉质，多汁，易折断。气微，味微苦而回甜，嚼之有黏性。

＊环草石斛　呈细长圆柱形，常弯曲或盘绕成团，长15～35cm，直径0.1～0.3cm，节间长1～2cm。表面金黄色，有光泽，具细纵纹。质柔韧而实，断面较平坦。无臭，味淡。

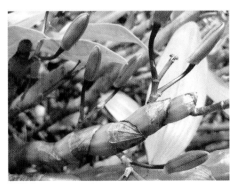

金钗石斛的花蕾

＊马鞭石斛　呈长圆锥形，长40～120cm，直径0.5～0.8cm，节间长3～4.5cm。表面黄色至暗黄色，有深纵槽。质疏松，断面呈纤维性。味微苦。

＊黄草石斛　长30～80cm，直径0.3～0.5cm，节间长2～3.5cm。表面金黄色至淡黄褐色，具纵沟。体

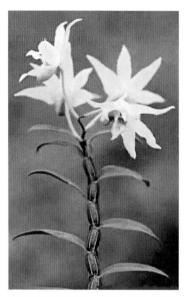

茎秆间有黑色环，俗称"黑节草"

轻，质实，易折断，断面略呈纤维性。嚼之有黏性。

＊耳环石斛　呈螺旋形或弹簧状，一般为2～4个旋纹，茎拉直后长3.5～8cm，直径0.2～0.3cm。表面黄绿色，有细纵皱纹，一端可见茎基部留下的短须根。质坚实，易折断，断面平坦。嚼之有黏性。

＊金钗石斛　呈扁圆柱形，长20～40cm，直径0.4～0.6cm，节间长2.5～3cm。表面金黄色或黄中带绿色，有深纵沟。质硬而脆，断面较平坦。味苦。

＊铁皮石斛　又名黑节草、云南铁皮。属微子目，兰科多年生附生草本植物。茎直立，圆柱形，长9～35cm，粗2～4mm，不分枝，具多节，节间长1.3～1.7cm，常在中部以上互生3～5枚叶；叶二列，纸质，长圆状披针形，长3～4（～7）cm，宽9～11（～15）mm，先端钝并且多少钩转，基部下延为抱茎的鞘，边缘和中肋常带淡紫色；叶鞘常具紫斑，老时其上缘与茎松离而张开，并且与节留下1个环状铁青的间隙。

总状花序常从落了叶的老茎上部发出，具2～3朵花；花序柄长5～10mm，基部具2～3枚短鞘；花序轴回折状弯曲，长2～4cm；花苞片干膜质，浅白色，卵形，长5～7mm，先端稍钝；花梗和子房长2～2.5cm；萼片和花瓣黄绿色，近相似，长圆状披针形，长约1.8cm，宽4～5mm，先端锐尖，具5条脉；侧萼片基部较宽阔，宽约1cm；萼囊圆锥形，长约5mm，末端圆形；唇瓣白色，基部具1个绿色或黄色的胼胝体，卵状披针形，比萼片稍短，中部反折，先端急尖，不裂或不明显3裂，中部以下两侧具紫红色条纹，边缘多少

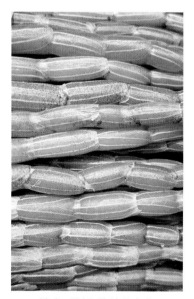

铁皮石斛上的铁皮斑点

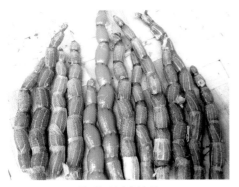

优质石斛胶性强

波状；唇盘密布细乳突状的毛，并且在中部以上具1个紫红色斑块；蕊柱黄绿色，长约3mm，先端两侧各具1个紫点；蕊柱足黄绿色带紫红色条纹，疏生毛；药帽白色，长卵状三角形，长约2.3mm，顶端近锐尖并且2裂。花期3～6月。

{ 五 选购方法 }

● 一是看外观，长度与粗细与一次性筷子相接近；灰绿色局部带有铁锈红（铁皮石斛）。

● 看质量好坏还有一个重要判断标准，那就是其主要成分：石斛多糖，也就是铁皮石斛里面黏稠的汁水。简单的方法是折一截鲜石斛嚼一下，如果是渣少汁多感觉黏稠，那么就是上好的鲜石斛，反之，嚼起来渣多汁少不黏稠，鲜石斛的质量就劣了。

● 鲜条新鲜易食、胶质丰盈，具有如下特征。

① 铁皮石斛茎秆间有黑色环，俗称"黑节草"，表面有明显的"铁锈色"斑点。

② 易折断，断面胶质丰盈。

③ 嚼起来黏性大、略有渣，味道淡香、甘，适口性好。

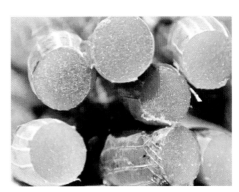

优质石斛断面胶质丰

〔六 贮存方法〕

新鲜的石斛贮藏时最主要的是不能密闭。许多人怕新鲜石斛失去水分，将石斛密闭在塑料袋中，结果导致霉变。

新鲜的石斛在透气条件下贮藏一年也不会腐烂，第二年还能在节上萌发新芽，枯而不死、僵而不烂也是其非常神奇的地方。

为了不让其发芽，家中少量石斛鲜品可用纸或布袋包装后放入冰箱冷藏。带叶品，先将叶茎分开后存于0~7℃条件下冷藏，可3个月内无变质；若服用期超过3个月，用保鲜袋包好后冷冻，可保存半年。不带叶品真空包装，于0~7℃条件下可保质2个半月，于冷冻条件下可保存8个月。

〔七 食用方法〕

有句顺口溜："北有人参，南有枫斗，常服其一，健康长寿"。枫斗就是石斛，它是我国名贵中草，具有免疫调节、延缓衰老等功效，素有"中华仙草""草中黄金"之美称。

口嚼

【配　　方】石斛鲜品适量。

【制　　法】将石斛鲜品洗净，直接放入口中嚼着吃。嫩枝口感鲜美，老枝富含多糖胶汁有黏度，清新爽口，风味独特，方便简单。

【功能主治】益胃生津，滋阴清热。用于阴伤津亏，口干烦渴，食少干呕，病后虚热，目暗不明。

榨汁

【配　　方】石斛鲜品50g。

【制　　法】将50g新鲜石斛洗净，并剥去老皮，然后用剪刀剪2~3cm的小段。将剪好的石斛放入普通榨汁要内，加入1000ml的纯净水（此分量适合4~6人饮用）。启动榨汁机时间约定为3~5分钟，这样可以充分将营养榨 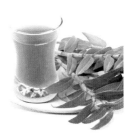出来。倒出来即可饮用，饮用的时候根据个人口味适量加入冰糖或蜂蜜，口感更佳（如需热饮可将纯净水换为温开水或者继续下面步骤）。倒入电碰炉煮壶或牛奶锅中，用中火煮沸，边煮边摇晃避免溢出或煮糊，煮至泡沫消失即可。倒出来即可饮用，饮用的时候根据个人口味适量加入冰糖或蜂蜜，口感更佳。

【功能主治】益胃生津，滋阴清热。用于阴伤津亏，口干烦渴，食少干呕，病后虚热，目暗不明。

【备　　注】石斛鲜条在不同的季节品质不同，相对应的口感不同，榨汁时可根据个人口感增减水量。吃石斛时间表：8:00左右。8点的时候一般是刚用过早饭以后半小时左右，这个时候胃部的消化需要一定的水分，加上石斛的药性可以一起良好的吸收；13:00左右。午休结束以后的时候非常适合服用石斛，可以为我们的大脑提供下午工作学习的能量，是一个非常好的吸收养分的机会，这个时间段最佳是在饭后的一个半小时；19:00左右。晚饭之后，散步一小时以后，综合来说是在半小时到两个小时这个时间范围之内是最好的吸收时间，也是石斛能够吸收比较好的时间段，尽量不要选择在睡觉之前服用。

泡茶

【配　　方】石斛鲜品50g。

【制　　法】将石斛鲜条以清水冲洗干净后切薄片，加清水若干，温火煮沸，再温火煮90分钟以上即可饮用，饮完后可将石斛取出嚼服。也可直接将石斛鲜条切成片加开水冲泡后饮用，可重复冲泡，最后将石斛嚼服。

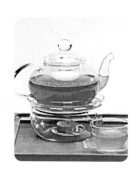

【功能主治】益胃生津，滋阴清热。用于阴伤津亏，口干烦渴，食少干呕，病后虚热，目暗不明。

石斛鲜品入茶，产生独特的草木清香，甘甜清凉的滋味令喉头清爽、身心舒畅，长期饮用对健康极其有益。

石斛酒

【配　　方】石斛枫斗25g，生地黄60g，怀牛膝30g，杜仲20g，丹参20g，白酒1L。

【制　　法】石斛鲜条洗净、切碎、拍破，单味或和其他物料一起浸入40度以上酒中。

【功能主治】益胃生津，滋阴清热，补肾，强筋骨。用于腰腿疼痛，体倦无力，风湿痹等症，除痹。

石斛炖肉汁猪瘦肉

【配　　方】猪瘦肉400g，姜3片，麦冬15g，石斛（枫斗）25g。

【制　　法】先用温水将石斛泡软，用剪刀剪成约6cm的小段。猪瘦肉洗净剁碎。清水煮沸倒入炖盅，放入肉碎，浸泡30分钟，再放入石斛、麦冬和姜片，用小火炖一个半小时，下盐调味饮用。

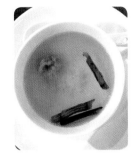

【功能主治】清胃热生津止渴。滋肾退热明目。

{ 八 用法及宜忌 }

随着人们对石斛的不断认识和开发利用，石斛的食用方法也呈现出多样化，但食用方法和方式的不同，对其功效与作用的发挥是有所影响的。此外，石斛在药用方面也是有一些禁忌的。

＊单独使用需长煮　石斛在单一使用时，需要熬煮较长时间，才能更好地发挥其药效。

＊与其他药材同食有禁忌　石斛与其他药材一同煎熬时，应提前煮30分钟以上，再与其他药材同熬，这样更能发挥药效；而且，不能与石膏、巴豆、僵蚕、雷丸等同食。

＊用量宁少不益多　在日常保健中，对石斛的食用量也需注意控制，吃多了易腹泻，而石斛碱的摄入量过大可能抑制心脏和呼吸、降低血压；而在药用的时候更是要谨慎，需遵医嘱服用，而不要急功近利，擅自增加用量，否则可能造成一些不良反应，或是损害身体。

＊食后勿吃萝卜　石斛食用之后，需要时间在肠胃里慢慢消化、吸收；而萝卜有排便通气的作用，食用石斛后又吃萝卜，会影响肠道对铁皮石斛有效成分的吸收，从而减少或是达不到防治疾病和保健养生的效果。

＊忌与绿豆同食　绿豆对石斛功效的发挥有抑制作用，因此，二者不要

同食最好。

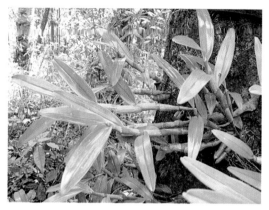

金钗石斛

＊有些人不宜食用 石斛虽然功能和应用广泛，但还是有禁忌人群。中医理论上，石斛属清润，虚而无火或是实热证、舌苔厚腻、腹胀者忌食；石斛能敛邪气，温热病不宜早用，如感冒初期；石斛还能助湿邪，湿温未化燥者忌食。石斛助阴，胃寒者食用，更伤阳气，因此也禁服。

{ 一 名称来源 }

【来源】枸杞为茄科植物宁夏枸杞*Lycium barbarum* L.的干燥成熟果实。

【别名】苟起子、枸杞红实、甜菜子、西枸杞、狗奶子、红青椒、枸蹄子、枸杞果、地骨子、枸茄茄、红耳坠、血枸子、枸地芽子、枸杞豆、血杞子、津枸杞。

【产地】分布于我国宁夏、河南、东北、河北、山西、陕西、甘肃南部、青海东部、内蒙古乌拉特前旗以及西北、西南、华中、华南和华东各省区；朝鲜、日本、欧洲也有栽培或野生分布。常生于山坡、荒地、丘陵地、盐碱地、路旁及村边宅旁。

主产于宁夏、甘肃、青海、新疆等省区，以宁夏的中宁和中卫县的枸杞子量大质优。其以粒大、味甜、肉厚、籽少而品质居上，以营养丰富、有效成分活性高、滋补养生作用佳而享誉全球。

【采收加工】枸杞子：6～11月果实陆续红熟，要分批采收，迅速将鲜果摊在芦蓆上，厚不超过3cm，一般以1.5cm为宜，放阴凉处晾至皮皱，然后曝晒至果皮起硬，果肉柔软时去果柄，再晒干。晾晒时，不宜用手翻动，以免变黑。

枸杞叶：春季至初夏采摘，洗净，多鲜用。

在宁夏枸杞主产区——宁夏省中宁县，农民们习惯称呼枸杞为"茨"，茨即蒺藜。这是由于野生枸

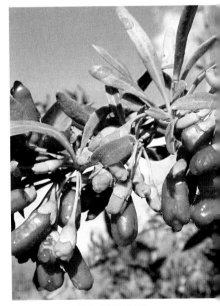

枸杞原植物图

杞与蒺藜相似，常被混采作烧柴，在民间把"茨"当作枸杞的俗名叫惯了。在中宁农村，枸杞园称为茨园，枸杞树称为茨树，枸杞枝称为茨条。于是，盛产枸杞的中宁农村又被称为茨乡，富有中宁地方色彩的文化也往往被冠以茨乡的称号，如茨乡戏、茨乡歌谣等。但是，在药材领域里，枸杞即枸杞子，不用茨果、茨实等称谓。

【炮制】簸净杂质，摘去残留的梗和蒂。《纲目》：凡用枸杞，拣净枝梗，取鲜明者洗净，酒润一夜，捣烂入药。

【性味归经】甘，平。归肝、肾经。

【功能主治】滋补肝肾，益精明目。用于虚劳精亏，腰膝酸痛，眩晕耳鸣，内热消渴，血虚萎黄，目昏不明。

【用量用法】枸杞6～12g，水煎服，或酒浸服，或入丸散剂；地骨皮9～15g，水煎服，或入丸散剂；枸杞叶30～60g，水煎服，或煎水洗眼。

蒙药：单用3～5g，或入丸散剂。

【注意】外邪实热，脾虚有湿及泄泻者忌服。①《本草经疏》：脾胃薄弱，时时泄泻者勿入。②《本草汇言》：脾胃有寒痰冷癖者勿入。③《本经逢原》：元阳气衰，阴虚精滑之人慎用。④《本草撮要》：得熟地良。

{ ● 医经论述 }

● 枸杞全身是宝，明李时珍《本草纲目》记载："春采枸杞叶，名天精草；夏采花，名长生草；秋采子，名枸杞子；冬采根，名地骨皮"。枸杞嫩叶亦称枸杞头，可食用或作枸杞茶。

● 先秦古籍《山海经》中的《西山经》即有记载，在崇吾之山

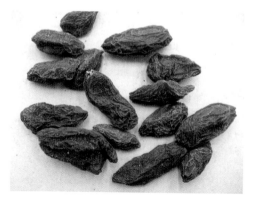

枸杞子

上有"员叶而白柎，赤华而黑理，其实如栒，食之宜子孙"的树木，据推断，这种树木就是生长在宁夏境内的枸杞树。

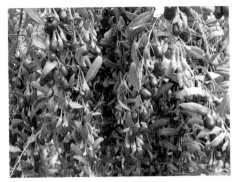

枸杞原植物图

● 《药性论》 能补益精诸不足，易颜色，变白，明目，安神。

● 《食疗本草》 坚筋耐老，除风，补益筋骨，能益入，去虚劳。

● 《本草述》 疗肝风血虚，眼赤痛痒昏翳。"治中风眩晕，虚劳，诸见血证，咳嗽血，痿、厥、挛，消瘅，伤燥，遗精，赤白浊，脚气，鹤膝风。

● 《名医别录》 始分枸杞根、枸杞子。苏颂谓："今处处有之。春生苗，叶如石榴而软薄堪食，俗呼为甜菜。其茎干高三、五尺，作丛。六月、七月生小红紫花，随便结红实，形微长如枣核，其根名地骨。

● 《别录》 乃增根大寒、子微寒字，似以枸杞为苗。而甄氏《药性论》乃云枸杞甘平，子、叶皆同，似以枸杞为根。寇氏《衍义》又以枸杞为梗皮。皆是臆说。按陶弘景言枸杞根实为服食家用。西河女子服枸杞法，根、茎、叶、花、实俱采用。则《本经》所列气、主治，盖通根、苗、花、实而言，初无分别也，后世以枸杞子为滋补药，地骨皮为退热药，始分而二之。窃谓枸杞苗叶，味苦甘而气凉，根味甘淡气寒，子味甘气平，气味既殊，则功用当别，此后人发前人未到之处者也。

● 《纲目》 今考《本经》止云枸杞，不指是根，茎、叶、子。李时珍谓："后世惟取陕西者良，而又以甘州者为绝品。今陕之兰州、灵州、九原以西，枸杞并是大树，其叶厚、根粗；河西及甘州者，其子圆如樱桃，暴干紧小少核，干亦红润甘美，味如葡萄，可作果食，异于他处者。""滋肾，润肺，明目。"

● 《保寿堂方》载地仙丹云：此药性平，常服能除邪热，明目轻身。春采枸杞叶，名天精草；夏采花，名长生草；秋采子，名枸杞子；冬采根，名地骨皮；并阴干，用无灰酒浸一夜，晒露四十九昼夜，待干为末，炼蜜丸，如弹子大。每早晚备用一丸，细嚼，以隔夜百沸汤下。此药采无刺味甜者，其有刺者服之无益。

229

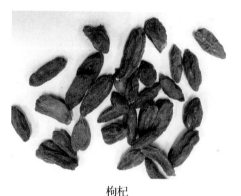

枸杞

● 《本草经疏》枸杞子，润而滋补，兼能退热，而专于补肾、润肺、生津、益气，为肝肾真阴不足、劳乏内热补益之要药。老人阴虚者十之七八，故服食家为益精明目之上品。昔人多谓其能生精益气，除阴虚内热明目者，盖热退则阴生，阴生则精血自长，肝开窍于目，黑水神光属肾，二脏之阴气增益，则目自明矣。枸杞虽为益阴除热之上药，若病脾胃薄弱，时时泄泻者勿入，须先治其脾胃，俟泄泻已止，乃可用之。即用，尚须同山药、莲肉、车前、茯苓相兼，则无润肠之患矣。

● 《本草汇言》：俗云枸杞善能治目，非治目也，能壮精益神，神满精足，故治目有效。又言治风，非治风也，能补血生营，血足风灭，故治风有验也。世俗但知补气必用参、芪，补血必用归、地，补阳必用桂、附，补阴必用知、柏，降火必用芩、连，散湿必用苍、朴，祛风必用羌、独、防风，殊不知枸杞能使气可充，血可补，阳可生，阴可长，火可降，风湿可去，有十全之妙用焉。

● 《本草通玄》：枸杞子，补肾益精，水旺则骨强，而消渴、目昏、腰疼膝痛无不愈矣。按枸杞平而不热，有补水制火之能，与地黄同功。

● 《本草正》：枸杞，味重而纯，故能补阴，阴中有阳，故能补气。所以滋阴而不致阴衰，助阳而能使阳旺。虽谚云离家千里，勿食枸杞，不过谓其助阳耳，似亦未必然也。此物微助阳而无动性，故用之以助熟地最妙。其功则明耳目，添精固髓，健骨强筋，善补劳伤，尤止消渴，真阴虚而脐腹疼痛不止者，多用神效。

● 《本草求真》：枸杞，甘寒性润。据书皆载祛风明目，强筋健骨，补精壮阳，然究因于肾水亏损，服此甘润，阴从阳长，水至风息，故能明目强筋，是明指为滋水之味，故书又载能治消渴。今人因见色赤，妄谓枸杞能补阳，其失远矣。岂有甘润气寒之品，而尚可言补阳耶？若以色赤为补阳，试以虚寒服此，不惟阳不能补，且更有滑脱泄泻之弊矣，可不慎欤。

{（三）临床运用}

现代医学研究证明：枸杞有免疫调节、抗氧化、抗衰老、抗肿瘤、抗疲劳、降血脂、降血糖、降血压、补肾、保肝、明目、养颜、健脑、排毒、保护生殖系统、抗辐射损伤等功能。另外，还能起到美白作用，这是因为枸杞子可以提高皮肤吸收养分的能力。

＊免疫调节　枸杞富含枸杞多糖，枸杞多糖是一种水溶性多糖，由阿拉伯糖、葡萄糖、半乳糖、甘露糖、木糖、鼠李糖这6种单糖成分组成，具有生理活性，能够增强非特异性免疫功能，提高抗病能力，抑制肿瘤生长和细胞突变。

＊抗衰老　免疫衰老与细胞凋亡密切相关。枸杞多糖（LBP），能明显提高吞噬细胞的吞噬功能，提高淋巴细胞的增殖能力。

＊抗肿瘤　枸杞多糖不仅是一种调节免疫反应的生物反应调节剂，而且可通过神经—内分泌—免疫调节网络发挥抗癌作用。

＊抗疲劳　枸杞多糖能显著增加小鼠肌糖原、肝糖原储备量，提高运动前后血液乳酸脱氢酶总活力；降低小鼠剧烈运动后血尿素氮增加量，加快运动后血尿素氮的清除速率。这表明枸杞多糖对消除疲劳具有十分明显的作用。

＊抗辐射损伤　枸杞子有抗γ射线辐射、保护机体的作用，可作为辅助药物来配合放疗等抗肿瘤治疗，减轻放疗的毒副作用，提高疗效，保护机体的免疫功能。

＊调节血脂　枸杞子能有效降低患高脂血症的大鼠血清中三酰甘油和胆固醇的含量，具有明显的降血脂、调节脂类代谢功能，对预防心血管疾病具有积极作用。

＊降血糖　枸杞多糖能明显增强受损胰岛细胞内超氧化物歧化酶（SOD）的活性，提高胰岛细胞的抗

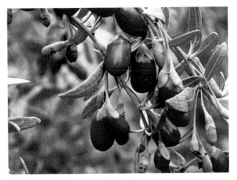

枸杞子

231

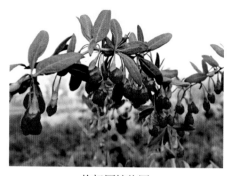

枸杞原植物图

氧化能力，减轻过氧化物对细胞的损伤，降低内二醛生成量，这表明枸杞多糖对胰岛细胞有一定的保护作用。

＊降血压　枸杞多糖可降低大鼠血压（收缩压和舒张压均见效果）；降低血浆及血管中丙二醛、内皮素含量，增加降钙素基因相关肽的释放，防止高血压形成。

＊保护生殖系统　枸杞多糖可使睾丸受损伤的大鼠的血清性激素水平升高；增加睾丸、附睾的脏器系数，提高大鼠睾丸组织SOD活性，降低丙二醛含量，使受损的睾丸组织恢复到接近正常水平。

＊提高视力　人体的视网膜光感受器是由视黄醇和视蛋白所构成，枸杞中所含丰富的β-胡萝卜素可在人体内转化成维生素A，而维生素A可生成视黄醇，从而提高视力，防止黄斑症。

＊提高呼吸道抗病能力　枸杞富含胡萝卜素，在人体内能转化成维生素A，具有维持上皮组织正常生长与分化的功能，量充足时可预防鼻、咽、喉和其他呼吸道感染，提高呼吸道抗病能力。

＊美容养颜，滋润肌肤　皮肤衰老主要是由于自由基氧化所造成，而枸杞中所含的枸杞多糖、β-胡萝卜素都是强力的抗氧化剂，再加上枸杞所含的微量元素硒和维生素E的协同作用，组成了强大的抗氧化部队；另外，维生素A可维持上皮组织的生长与分化，防止皮肤干燥和毛囊角化，从而起到美容养颜、滋润肌肤的作用。

民间也习用枸杞治疗慢性眼病，枸杞蒸蛋就是简便有效的食疗方。枸杞亦为扶正固本、生精补髓、滋阴补肾、益气安神、强身健体、延缓衰老之良药，对慢性肝炎、中心性视网膜炎、视神经萎缩等疗效显著；对糖尿病、肺结核等也有较好疗效；对抗肿瘤、保肝、降压、降血糖以及老年人器官衰退的老化疾病都有很强的改善作用。作为滋补强壮剂治疗肾虚各症及肝肾疾病疗效甚佳，能显著提高人体中血浆睾酮素含量，达到强身壮阳之功效。

{（四）鉴别方法}

形态特征

多分枝灌木，高0.5~1m，栽培时可达2m多；枝条细弱，弓状弯曲或俯垂，淡灰色，有纵条纹，棘刺长0.5~2cm，生叶和花的棘刺较长，小枝顶端锐尖成棘刺状。叶纸质，栽培者质稍厚，单叶互生或2~4枚簇生，卵形、卵状菱形、长椭圆形、卵状披针形，顶端急尖，基部楔形，长1.5~5cm，宽0.5~2.5cm，栽培者较大，可长达10cm以上，宽达4cm；叶柄长0.4~1cm。花在长枝上单生或双生于叶腋，在短枝上则同叶簇生；花梗长1~2cm，向顶端渐增粗。花萼长3~4mm，通常3中裂或4~5齿裂，裂片多少有缘毛；花冠漏斗状，长9~12mm，淡紫色，筒部向上骤然扩大，稍短于或近等于檐部裂片，5深裂，裂片卵形，顶端圆钝，平展或稍向外反曲，边缘有缘毛，基部耳显著；雄蕊较花冠稍短，或因花冠裂片外展而伸出花冠，花丝在近基部处密生一圈绒毛并交织成椭圆状的毛丛，与毛丛等高处的花冠筒内壁亦密生一环绒毛；花柱稍伸出雄蕊，上端弓弯，柱头绿色。浆果红色，卵状，栽培者可成长矩圆状或长椭圆状，顶端尖或钝，长7~15mm，栽培者长可达2.2cm，直径5~8mm。种子扁肾脏形，长2.5~3mm，黄色。花果期6~11月。

性状鉴别

呈类纺锤形或椭圆形。表面红色或暗红色，顶端有小凸起状的花柱痕，基部有白色的果梗痕。果皮柔韧，皱缩；果肉肉质，柔润。种子20~50粒，类肾形，扁而翘，表面浅黄色或棕黄色。气微，味甜。嚼之唾液呈红黄色。以粒大、肉厚、籽小、色红、质柔、味甜者为佳。

＊ 西枸杞　为植物宁夏枸杞的干燥成熟果实。呈椭圆形或纺锤形，略压扁，长

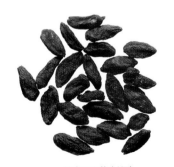

枸杞子药材图

233

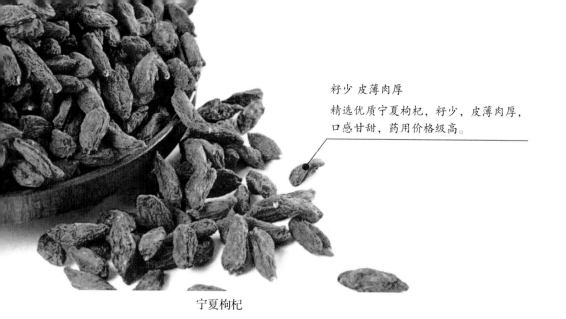

籽少 皮薄肉厚

精选优质宁夏枸杞，籽少，皮薄肉厚，口感甘甜，药用价格级高。

宁夏枸杞

1.5～2cm，直径4～8mm。表面鲜红色至暗红色，具不规则的皱纹，略有光泽，一端有白色果柄痕。肉质柔润，内有多数黄色种子；扁平似肾脏形。无臭，味甜，嚼之唾液染成红黄色。以粒大、肉厚、种子少、色红、质柔软者为佳。主产宁夏，宁夏中宁产最佳，故称为中宁枸杞或宁夏枸杞。

✱ 津枸杞　又名：津血杞、杜杞子。为植物枸杞的干燥成熟果实。呈椭圆形或圆柱形，两端略尖，长1～1.5cm，直径3～5mm。表面鲜红色或暗红色，具不规则的皱纹，无光泽。质柔软而略滋润，内藏多数种子，种子形状与上种略同。无臭，味甜。以粒大、肉厚、种子少、色红、质柔软者为佳。粒小、肉薄、种子多、色灰红者质次。主产河北。此外，河南、陕西、四川、山西、江苏等地亦产。

　　除上述品种外，尚有甘肃产的"甘州子"，为植物土库曼枸杞*Lycium turcomanicum* Turcz.和西北枸杞*L.potaninii* Pojark.的果实；新疆产的"古城子"，为毛蕊枸杞*L.dasystemum* Pojark.的果实，当地都作枸杞使用。干燥果实为长圆形或卵圆形，长6～9mm，直径2～4mm，表面暗红色，有不规则的皱纹，无光泽。质略柔软，内有种子多数。无臭，味甘而酸。

宁夏枸杞鉴别

✱ 看外观　在外观上，宁夏枸杞是长扁型，而其他枸杞的则多为短圆形。

✱ 看颜色　宁夏枸杞暗紫色，同时宁夏枸杞尖端蒂处是白色，比较容易和其他枸杞区别。

★ 测比重　宁夏枸杞冲茶多会浮在上面，放在透明的开水杯里，一般不会很快沉底。

★ 捏一捏　宁夏枸杞不结块，百看不如一捏，抓一把枸杞到手里面轻轻一捏，再松手，宁夏枸杞不会结块，会很容易散开。

★ 尝一尝　宁夏枸杞甘甜不腻口。品尝一下枸杞的味道，宁夏枸杞甘甜但不会太甜，口感纯正无苦涩和其他异味。

〔五〕分类分级

分类

★ 按照树型划分　一般大致可分硬条型、软条型和半软条型3种。

硬条型：枝条短而硬直，平展或斜伸，枝长一般20～40cm。树干上针刺多，结果枝也长许多针刺。这些特点使树体外观架形坚挺，当地茨农称这一类枸杞为"硬架茨"。主要品种有白条枸杞和卷叶枸杞等。

软条型：枝条长而软，几乎垂直于地。枝长一般50～80cm，枝条上的针刺多少不一。这些特点使树型在外观上呈柔软姿态，当地茨农称这一类枸杞为"软条茨"。主要品种有尖头黄叶枸杞、圆头枸杞、圆头黄叶枸杞和尖头圆果枸杞等。

半软条型：枝条的形状和长度介于硬条型、软条型之间，一般呈弧垂状，长35～55cm，枝条针刺少，结果枝粗壮。主要品种有小麻叶枸杞、大麻叶枸杞（包括新品种宁杞一号和宁杞二号）、圆果枸杞和黄果枸杞等。

★ 按果型划分　主要是根据果

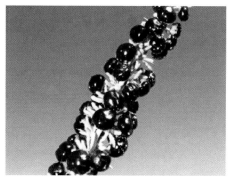

硬枝条形黑枸杞

235

长与果径的比值大小来区分，比值大于2的划分为长果类，比值小于2的划分为短果类，比值小于1的划分为圆果类。

长果类：果身长达2cm以上，近似于圆柱形或棱柱形。一般是两端尖，有的是先端圆。果长一般为果径的2~2.5倍。

短果类：果型与长果类相似，但果身略短。先端钝尖或平或微凹。果长一般为果径的1.5~2倍。这一类枸杞果色黄，因此兼有黄果类之称。

圆果类：果身圆形或卵圆形，先端圆形或具短尖。果长一般为果径的1~1.5倍。

枸杞的等级

国务院商业部和卫生部颁布了枸杞的6个验级标准，具体如下。

贡果：180~200粒/50g。

枸杞王：220粒/50g。

特优：280粒/50g。

特级：370粒/50g。

甲级：580粒/50g；要求颗粒大小均匀，无干籽、油粒、杂质、虫蛀、霉变。

乙级：980粒/50g，油粒不超过15%，无杂质、虫蛀、霉变等颗粒。

枸杞的采购

枸杞最好要买宁夏出产、第一茬收成的。① 首先看枸杞的一头有个很小的小白粒，这就是宁夏的枸杞；② 再选一茬的枸杞，一茬是最先收成的，果实大，即使晒干后也比二茬、三茬、四茬的大；一茬比一茬小、肉簿；一茬收成后20天就收二茬，每茬之间间隔20天；一茬的营养吸收的最好，营养价值最高。一茬的个大，肉厚，味道甜；二茬的也甜，但是有一点苦味；三茬的枸杞子不怎么甜、有苦味还有酸味；四茬的不甜，又苦、又

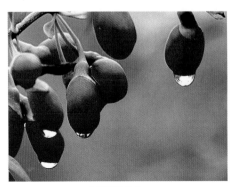
短果类枸杞

酸、完全是个小、干皮子。

简单的识别方法是看枸杞的外观是否有光泽，颗粒是否红色饱满，口味是否甜中带鲜。如果是劣质产品，则外观灰暗干瘪，味中酸涩带苦。尤其要警惕那些用糖水浸泡后再施以某些红色颜料喷涂的加工产品。

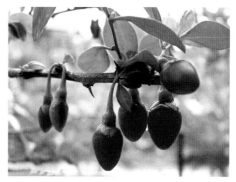

圆果类枸杞

〔六 贮存方法〕

枸杞容易受潮，所以买枸杞子时要尽量挑选干燥的，拆封后要放在密封罐（瓶）内，打开后要及时盖好，要尽量放在阴凉通风处，温度高了，枸杞会变色、虫蛀，如果买的多，则最好分成几个小包装放到冰箱冷冻层里，吃多少取多少。

枸杞黏成一团，是因为储存环境温度太高，药物所含的糖分溶解，导致变软变黏。如果枸杞子颜色没有变黑或者出现异味，就是可以食用的。

冷藏法：先密封后放冰箱或其他的冷藏设备中0～4℃保存，此法简单、实用，存放久。

食品塑料袋密封保存法：食品塑料袋或自封袋在每次取出部分枸杞后挤出袋内空气，扎紧或密封，置阴凉干燥处贮存。应用此法，需检查塑料袋或自封袋是否漏气，一旦漏气就起不到密封作用了。

〔七 食用方法〕

枸杞常用的食用方法一是鲜食，新摘的枸杞子晶莹红润，汁浓充盈，嘴嚼味甘润口，每日可食10g左右，多食不宜；二是将枸杞子单独或加入复方遵医嘱煎服；三是置酒中浸泡，通常一斤枸杞子加白酒三斤，浸泡两周即可饮酌；四是用枸杞子泡茶，每次与茶叶一起投放8~10颗，反复冲饮，茶尽杞进，味道甘甜，杞味郁浓。

枸杞酒

【配　　方】枸杞300g，白酒1kg。

【制　　法】将枸杞去除腐坏颗粒，洗净晾干泡入酒中，密封14天后开始饮用。一日2次，每次口服10ml，在饮服过程中可向瓶中递加白酒200ml。

【功能主治】扶正固本、生精补髓、滋阴补肾、益气安神、强身健体补肾强精、消除疲劳。适宜于神疲肢倦、失眠、胃寒、阳痿者，并具有延缓衰老之功效。

枸杞猪肝汤

【配　　方】猪肝100g，枸杞300g，食盐、姜料、酒、淀粉、白醋、植物油适量。

【制　　法】猪肝洗净后切薄片，用清水和白醋浸泡15分钟，漂洗干净，用料酒、淀粉和半小勺盐抓拌均匀，姜切丝，猪肝腌制片刻，枸杞洗净，锅中倒入清水，大火烧开后放入姜丝、淋入植物油、滑入猪肝煮熟，放入枸杞滚煮片刻加半勺盐调味即可。

【功能主治】补铁补血，清肝明目。猪肝含有丰富的铁质，它是造血不可缺少的原料，适宜缺铁性贫血者食用。猪肝还含有丰富的维生素A，能保护眼睛，防止眼睛干涩、疲劳的作用。猪肝中富含蛋白质、卵磷脂和微量元素有利于儿童的智力发育和身体发育。要注意的是猪肝中的胆固醇含量较高，患有高血压、冠心病、高脂血症的人不宜食用。

人参枸杞酒

【配　　方】人参2g，枸杞35g，熟地10g，冰糖40g，白酒1kg。

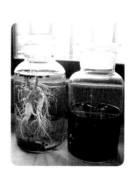

【制　　法】人参烘软切片，枸杞除去杂质，用纱布袋装上扎口备用。冰糖放入锅中，用适量水加热溶化至沸，炼至色黄时，趁热用纱布过滤去渣备用。白酒装入酒坛内，将装有人参、枸杞的布袋放入酒中，加盖密闭浸泡10～15天，每日搅拌一次，泡至药味尽淡，用细布滤除沉淀，加入冰糖搅匀，再静置过滤，澄明即成。

【功能主治】补阴血，乌须发，壮腰膝，强视力。用于诸虚劳损之食少、乏力、自汗、眩晕、失眠、腰痛等症颇有较好疗效。本方宜于病后体虚及贫血、营养不良、神经衰弱、糖尿病患者使用。无病常饮，亦有强身益寿之功。

红枣枸杞茶

【配　　方】柠檬1片，枸杞10g，白菊花3g。

【制　　法】将枸杞、白菊花同时放入较大的有盖杯中，用沸水冲泡，加盖焖15分钟后可开始饮用。

【功能主治】降压降脂，清肝泻火，养阴明目。适用于阴虚火旺，肝阳上亢，目赤干燥等症。

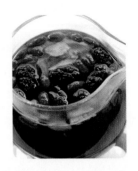

众所周知干燥是秋天的主气。燥性干燥，易伤津液，如口鼻干燥、皮肤燥痒、发枯不荣等，这与秋燥是很有关系的。中药枸杞性味甘平无毒，入肝肾二经，它有很好的滋肾、润肺、明目的作用。菊花能很好地帮人体补气、补力、除燥、解毒。柠檬也有很强的补水作用。现代医学证明，柠檬枸杞菊花茶对现代人的高血脂、高血压、亚健康等慢性疾病，都有很好的调理作用。

淮杞鸡汤

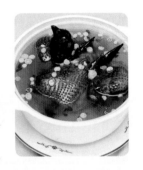

【配　　方】淮山药、枸杞各25g，鸡1只（去毛、肠杂，洗净），田螺1个，姜、盐各适量。

【制　　法】田螺入热水中浸一下，捞出后投入冷水中过凉。鸡入开水中氽一下，捞出待凉；淮山药、枸杞子洗净；锅置火上，注入适量清水煮开，放入鸡、田螺、淮山药、枸杞子、姜，煮3小时，下盐调味即可食用。

【功能主治】具有活血、强筋的效用。适用于阳虚脾肾不足之口鼻干燥、皮肤燥痒等症。

{八 注意事项}

＊ 相克　枸杞一般不宜和性温热的补品如桂圆、红参、大枣等共食。

＊ 用药禁忌：外邪实热，脾虚有湿及泄泻者忌服。①《本草经疏》：脾胃薄弱，时时泄泻者勿入。②《本草汇言》：脾胃有寒痰冷癖者勿入。③《本经逢原》：元阳气衰，阴虚精滑之人慎用。④《本草撮要》：得熟地良。

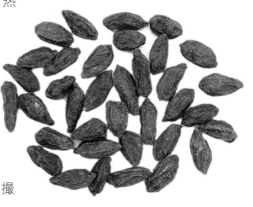

枸杞

附1

黑枸杞

【来源】野生黑枸杞，即黑果枸杞（*Lycium ruthenicum* Murr.）为茄科枸杞属的一个物种。具棘刺，浆果球形，皮薄，皮熟后紫黑色，果实里面含丰富的紫红色素，极易溶于水，属天然的水溶性花色苷黄酮类。

【产地】主要出产于甘肃酒泉、新疆、内蒙古、青海等沙漠地带，海拔高、气候干旱、生态环境洁净、无污染。其中尤以来自于青海柴达木盆地诺木洪区域较好，此处为海拔3000米的盆地沙漠地带，海拔高、气候干旱、昼夜温差大、生态环境洁净、无污染。

【来历】据《周易》记载"天玄地黄"，玄即为黑，周天子在祭天之时所穿的衣服就是黑色。

昔北方的猃狁部落举兵袭周，周文王姬昌数次发兵征伐，屡屡受挫，遂派名将南仲前往朔方驻守边疆，"天子命我，城彼朔方"；而朔方就是在今天的陕甘宁边区等地。南仲在朔方御敌之时，不慎因伤身染恶疾，药石无医。一无名老者赠玄色枸子，得之，日日嚼食，身轻而愈。时至猃狁大败，得胜而归，献枸于姬昌。文王食之，大悦，赞其味甘健体，乃天之神果，遂将玄色定为天子之色。后来人们就将此玄色枸子命名为"黑枸杞"。

【成分】经测定，黑果枸杞含有17种氨基酸，13种微量元素，其中钙、镁、铜、锌、铁的含量也高于红枸杞。

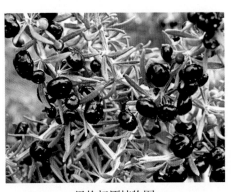
黑枸杞原植物图

名贵中药材的识别与应用

242

【医经论述】黑果枸杞能滋补肝肾、益精明目、适用于腰膝酸软、头晕目眩、两眼昏花等症状。

藏医药经典《四部医典》《晶珠本草》等记载黑果枸杞主治心热病、心脏病、月经不调、停经等。

《维吾尔药志》记载维吾尔医常用黑果枸杞果实及根皮治疗尿道结

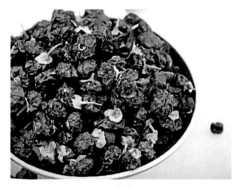
黑枸杞

石、癣疥、齿龈出血等症，民间作滋补强壮以及降压药。

《晶珠本草》记载黑果枸杞主治心热病、心脏病、月经不调、停经等。

【药用价值】现代科学研究认为黑果枸杞可以降低胆固醇，兴奋大脑神经，增强免疫功能，防治癌症，抗衰老和美容，黑果枸杞提取物可促进细胞免疫功能，增强淋巴细胞增殖及肿瘤坏死因子的生成，对白细胞介素Ⅱ有双向调解作用，能缓解糖尿病患者多饮多食、体重减轻的症状。

- 能滋补肝肾，益精明目，适用于腰膝酸软、头晕目眩、两眼昏花等症状。

- 可以降低胆固醇，兴奋大脑神经，增强免疫功能。

- 还能防治癌症，抗衰老和美容。

- 对人体健康起极其有益的作用。

- 可促进细胞免疫功能，增强淋巴细胞增殖及肿瘤坏死因子的生成。

- 对白细胞介素也有双向调解作用。

- 可入药、制茶、防风。

- 能缓解糖尿病患者多饮多食、体重减轻症。

【植物形态】多棘刺灌木，高20～150cm。多分枝，枝条坚硬，常呈之字形弯曲，白色。叶2～6片簇生于短枝上，肉质，无柄，条形、条状披针形或圆柱形，长5～30mm，顶端钝而圆。花1～2朵生于棘刺基部两侧的短枝上；花梗细，长5～10mm；花萼狭钟状，长3～4mm，2～4裂；花冠漏斗状，筒部常较檐部裂片长2～3倍，浅紫色，长1cm；雄蕊不等长。浆果球形，成熟后紫黑色，直径4～9mm；种子肾形，褐色。

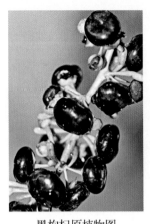

黑枸杞原植物图

【形状鉴别】黑果枸杞果实干皱，浸湿后浆果卵圆形，略扁，长5~8mm。直径3~5mm。表面紫黑色，具不规则皱纹，略有光泽。果实残留花柱和果柄痕以及宿存的花萼。质地柔软滋润。种子一粒，长卵形，长3.5~5mm，宽2~3mm，红棕色或棕褐色，顶端略尖，圆三棱状，具6条浅纵向凹沟，延伸至中部，基部钝圆，具十数个类圆形陷窝。气微，味甜微酸。成品黑枸杞干燥以后，果柄朝上可以立起来，并且摘掉果柄后的部位是一个很圆、很白的圈，干透后用手一捏就成了粉末。

【真假鉴别】黑果枸杞又叫黑枸杞、苏枸杞，存在于西北多地，其花青素含量高。黑枸杞的假货有以下几种。

＊ 看外形　外形上作假的方法有三种：① 用白刺代替，白刺果也是一种药材，果实近球形，径5mm左右，果实成熟时初为红色，后为黑色，但它只有一个很坚硬的籽。② 蓝莓果代替，用较小的蓝莓果去籽晒干。③ 用其他类似的果染色。成品黑枸杞在干了以后，果柄朝上可以立起来，并且摘掉果柄后的部位是一个很圆、很白的圈，干透后用手一捏就成了粉末，这是其他假冒果实所不具备的一些特性。

＊ 多籽　黑枸杞的籽和红枸杞的一样，一粒果实中有7~8粒籽，籽如肾形；而白刺果、小蓝莓只有一个很坚硬的籽。

＊ 泡水鉴别　白刺果与黑枸杞的颜色差不多，不仔细看是看不出来的。但把白刺果放到水里，泡出的颜色较淡，蓝莓也是，而黑枸杞泡水出色快，颜色浓，而且在不同水质下会呈现不同的表现，如泡酸性水成紫色，泡碱性水则成蓝色。

【食用方法】同枸杞，既可嚼着吃，也可以放在水里泡水喝，成人每天20g最为适宜，也可根据自身情况酌量增减，长期坚持效果最佳。

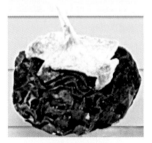

黑枸杞外表面图

酸性水（纯净水）

通常在pH2.0~3.5之间，一般家庭使用桶装纯净水，泡出的颜色为紫色。

碱性水（自来水）

通常在pH7.0~7.5之间，一般家庭使用的自来水，泡出的颜色为蓝色。

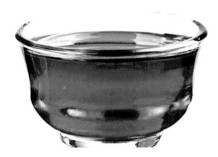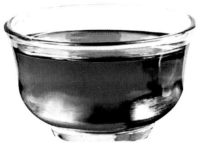

黑枸杞的水试鉴别

枸杞传说

民间传说，有一书生体弱多病，到终南山寻仙求道，在山中转了好几天，也没有见到神仙踪影。正烦恼间，忽见一年轻女子正在痛骂责打一年迈妇人，赶忙上前劝阻，并指责那年轻女子违背尊老之道。那女子听了，呵呵笑道："你当她是我什么人？她是

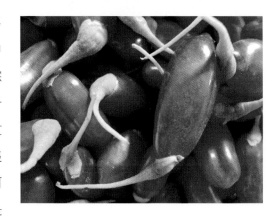

我的小儿媳妇。"书生不信，转问那老妇，老妇答道："千真万确，她是我的婆婆，今年92岁了，我是她第七个儿子的媳妇，今年快五十了。"书生看来看去，怎么也不像，遂追问缘由。那婆婆说："我是一年四季以枸杞为生，春吃苗、夏吃花、秋吃果、冬吃根，越活越健旺，头发也黑了，脸也光润了，看上去如三四十岁。我那几个儿媳妇照我说的常常吃枸杞，也都祛病延年。只有这个小儿媳妇好吃懒做，不光不吃枸杞，连素菜也不大吃，成天鸡鸭鱼肉，吃出这一身毛病。"书生听了这番言语，回到家里，多买枸杞服食，天长日久，百病消除，活到八十多岁。这虽然是神话传说的故事，但枸杞的功效却是古今公认的。

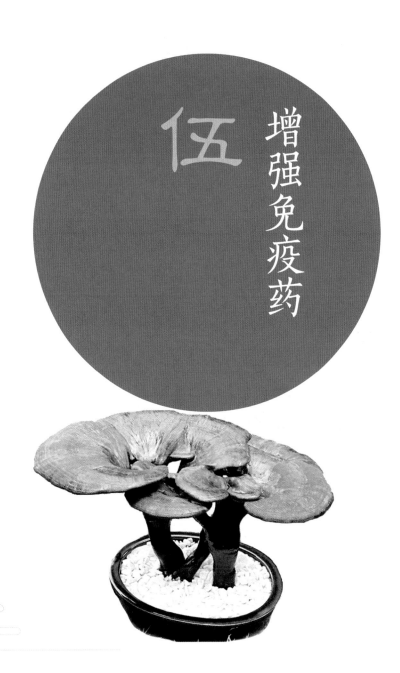

伍 增强免疫药

冬虫夏草是一种传统的名贵滋补中药材，有调节免疫系统功能、抗肿瘤、抗疲劳等多种功效。

{ 一　名称来源 }

【来源】冬虫夏草为麦角菌科、真菌冬虫夏草菌 *Cordyceps sinensis*（BerK.）Sacc. 寄生在蝙蝠蛾科昆虫幼虫上的子座及幼虫尸体的复合体。

冬虫夏草以完整、虫体丰满肥大、外色黄亮、内色白、子座短者为佳，藏药名是"牙扎更布"。

冬虫夏草生长的寄主昆虫——蝙蝠蛾的一生需要经过虫卵期（约45～72天）、幼虫期（约680～940天）、蛹期（约42～58天）、蝙蝠蛾成虫期（约3～12天），也就是说虫草蝙蝠蛾一生需要2至3年的生长周期。

【性状】虫似蚕体，长3～5cm，直径3～8mm；表面深黄色或黄棕色，有20～30条环纹，近头部环纹较细；头部黄红色或红棕色；全身有足8对，近头部3对，中部4对，近尾部1对，以中部4对最明显；质脆易断，断面略平坦，淡黄白色。子座细长，圆柱形，长4～7cm，直径约3mm；表面深棕色至棕褐色，有细纵皱纹，上部稍膨大；质柔韧，折断面纤维状。

子囊孢子产生芽管——寄生于幼虫体内——形

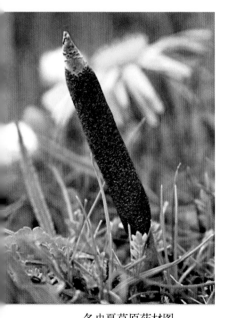

冬虫夏草原药材图

成菌核——→幼虫脏器被破坏、外皮完好——→生出子座。

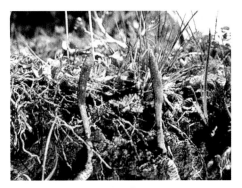
采虫草

【产地】冬虫夏草主要产于中国西藏、四川、青海、云南、甘肃、贵州等省及自治区的高寒地带和雪山草原。以西藏、四川、青海产者为佳。

真正的冬虫夏草均为野生，生长在海拔3000~5000m的高山草地灌木带上雪线附近的草坡上。夏季，虫子卵产于地面，经过一个月左右孵化变成幼虫后钻入潮湿松软的土层。土里的一种霉菌侵袭了幼虫，在幼虫体内生长。经过一个冬天，到第二年春天来临，霉菌菌丝开始生长，到夏天时长出地面，外观像一根小草，这样，幼虫的躯壳与霉菌菌丝共同组成了一个完整的"冬虫夏草"。菌孢把虫体作为养料，生长迅速，虫体一般为4~5cm，菌孢一天之内即可长至虫体的长度，这时的虫草称为"头草"，质量最好；第二天菌孢长至虫体的两倍左右，称为"二草"，质量次之。因为僵化后会长出根须，所以被称作冬虫夏草。

冬虫夏草根据产地的不同又分为藏草、川草、青海草、滇草等。也有把产自青海、西藏的统称为藏冬虫夏草。一般来讲，西藏、青海、四川等地出产的冬虫夏草内在品质要比其他地方的好。

【采收加工】每年5月中旬至6月下旬是冬虫夏草的采挖期，这时正是雪山融化，草场复苏，子座出土、孢子未发散的时候。

夏初于子座出土、孢子未发散时挖取，晒至六七成干，除去似纤维状的附着物及杂质，晒干或低温干燥。

冬虫夏草最早是在云南省迪庆藏族自治州（"香格里拉"）开始采挖；其后是四川省甘孜藏族自治州、阿坝藏族羌族自治州；再晚的是西藏自治区昌都地区和青海省果洛藏族自治州两地；最晚的是青海省玉树藏族自治州和西藏自治区那曲（那曲藏语意为"黑河"）两地。

采挖期，到海拔3000~5000米左右的向阳潮湿、土质松软肥沃的山坡、草甸、灌木丛下，弯腰或者趴在地上仔细观察，沿坡地向上寻找，发现有冬虫

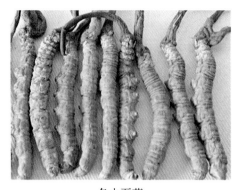

冬虫夏草

夏草子座（俗称草头）后，使用铁锹在距离草头7cm左右，（注意：太近或太远都容易挖断虫体，也不可用手直接拨草头采挖，）连草皮深挖9cm左右，取出冬虫夏草。因冬虫夏草分布一般比较集中，所以附近可能还有冬虫夏草，当地同胞称为虫草窝子，25天内，会有新的冬虫夏草在此范围生出子座（俗称草头），日后可留意耐心仔细的寻找，密集处一平方米内可发现冬虫夏草6～22条左右。

【功能主治】补肺益肾，止血，化痰。用于久咳虚喘，劳嗽咯血，阳痿遗精，腰膝酸痛。

{ 二 医经论述 }

冬虫夏草始载于《本草从新》曰："四川嘉定府所产者最佳。云南、贵州所出者次之。冬在土中，身活如老蚕，有毛能动，至夏则毛出土上，连身俱化为草。若不取，至冬则复化为虫。"

《本草纲目拾遗》对其记载尤详："夏草冬虫，出四川江油市化林坪，夏为草，冬为虫，长三寸许，下跌六足，屈以上绝类蚕，羌俗采为上药。"

《七椿园西域闻见录》云："夏草冬虫生雪山中，夏则叶歧出类韭，根如朽木，凌冬叶干，则根蠕动化为虫。"

《柳崖外编》云："冬虫夏草，一物也。冬则为虫，夏则为草，虫形似蚕，色微黄，草形似韭，叶较细。"综合上述文献对其形态的描述和产地、生境的记述，并参照《植物名实图考》之附图，可以确定，麦角菌科虫草属真菌冬虫夏草菌及其寄生的复合体是传统的药用冬虫夏草。

《本草纲目拾遗》又载："《四川通志》云：冬虫夏草出里塘拨浪工山，性温暖，补精益髓。"据《新华本草纲要》考证，此处所说的冬虫夏草，是凉山虫草Cordyceps liangshanensis Zang，Hu et Liu，为川西以及滇东北一带所用的冬虫夏草代用品，说明古代所用冬虫夏草，存在异物同名问题。

《本草从新》：保肺益肾，止血化痰，已劳嗽。

《药性考》：秘精益气，专补命门。

《柑园小识》：以酒浸数枚啖之，治腰膝间痛楚，有益肾之功。

《纲目拾遗》：潘友新云治膈症，周兼士云治蛊胀。

〔 三 分类方法 〕

按产地分类

＊ 四川虫草　虫体较细，大小不均匀，表面色泽较暗，黄褐色子座较长。

＊ 青海虫草　虫体较粗，表面色泽金黄色，子座较短。

＊ 西藏虫草　虫体最粗，表面色泽黄净，子座较短。

其他还有如新疆虫草、贵州虫草、赤水虫草、武夷山虫草、龙洞虫草等，其中完全野生的冬虫夏草又被专业人士分为青海草（青海省境内出产）、藏草（部分人士表述为西藏自治区境内出产）、川草（四川省境内出产）、滇草、甘肃草、炉草、灌草等。

按生长环境分类

正宗的冬虫夏草从其生长环境来分有两种，高原草甸的草原虫

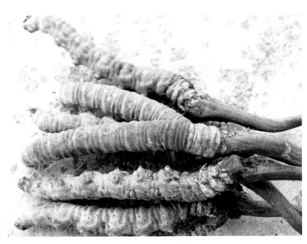

青海玉树虫草

草和高海拔阴山峡谷的高山虫草，由于生长环境和土质的差异，它们在色泽和形态方面有些许区别。

＊草原虫草 为土黄色，虫体肥大，肉质松软。因草原地域辽阔，是主产地，市面流行多为此品种。

＊高山虫草 为黑褐色，虫体饱满结实。高山虫草源稀少，但古医书记载的多是这种。

从营养成分说，两者差不多，但无论哪种都是以天然本质为贵，一旦染色或受污染，就失去价值。

按品种分类

＊蛹草 蛹草菌寄生于夜蛾科幼虫，虫体为蛹。子座头部椭圆形，顶端钝圆，橙黄色或橙红色，虫体为椭圆形蛹，主产东北。

＊亚香棒虫草 亚香棒虫草菌寄生在蝙蝠蛾科昆虫幼虫上的子实体及幼虫尸体的复合体。子座柄弯曲，有纵皱和棱，下部被细毛，子座头部短圆柱形，茶褐色，质柔韧，断面外层黑褐色，中间类白色，气腥，味微苦。

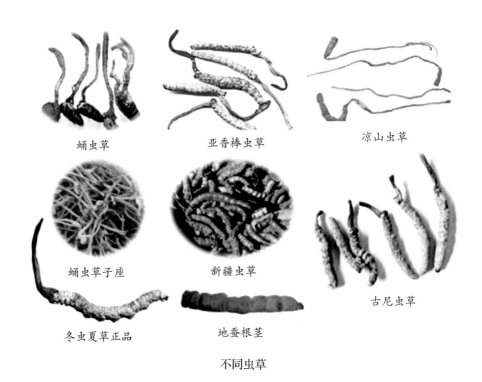

蛹虫草　　　　　　亚香棒虫草　　　　　　凉山虫草

蛹虫草子座　　　　新疆虫草

古尼虫草

冬虫夏草正品　　　地蚕根茎

不同虫草

＊ 凉山虫草　产于四川，子壳囊突出于子座表面，虫体粗，表面暗红棕色。

＊ 分枝虫草　产于浙江，虫体黄绿色，子座有时有分枝，子壳囊在子座中排成两层。

＊ 蝉花菌　产于浙江、四川，寄生于山蝉的幼虫上。

按形状分类

按形状，可以将虫草分为亚香棒虫草、分枝虫草、藿克虫草、蛹虫草、多壳虫草等很多种，广泛意义上的虫草目前已发现且有报道的有四百多种。

{（四）分级方法}

散装野生藏冬虫夏草目前无统一分级标准，不同地区分级方法有所不同。大体可分为10~32个级别。

同样是野生藏冬虫夏草，其最高等级售价一般来说高于最低等级售价1.5倍左右。最高等级售价虽然很高，但目前全球性产地同一品质的虫草仅在西藏自治区和青海省两地发现有分布，所以价高而难多得。同一级别的野生藏冬虫夏草比野生川冬虫夏草的市场价高出很多；而同一级别的野生川冬虫夏草比野生滇冬虫夏草的市场价又高出许多。

散装野生藏冬虫夏草

＊ 统装野生藏冬虫夏草　统装野生冬虫夏草大体可分为6~13个级别。

＊ 选装野生藏冬虫夏草　选装野生冬虫夏草大体可分为8~19个级别。

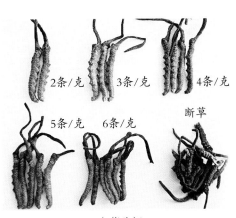

虫草分级

253

散装无包装野生藏冬虫夏草

第一大类为依据虫体外形大小分级的藏冬虫夏草，简称：选草。

第二大类为依据无分级的藏冬虫夏草，简称：统草。

无包装散货选装

藏冬虫夏草等级参考为依据虫体外形大小，人工挑选分类分级，又名：选草、选装草、选装虫草、选装冬虫草、选装藏虫草。

＊一级品　每公斤藏虫草条数在1899条内，水分含量为3%～5%，已折断藏虫草条数不高于3%。

＊二级品　每公斤藏虫草条数在1900至1999条内，水分含量为3%～5%，已折断藏虫草条数不高于3%。

＊三级品　每公斤藏虫草条数在1999至2099条内，水分含量为3%～5%，已折断藏虫草条数不高于3%。

＊四级品　每公斤藏虫草条数在2100至2199条内，水分含量为3%～5%，已折断藏虫草条数不高于3%。

＊五级品　每公斤藏虫草条数在2200至2299条内，水分含量为3%～5%，已折断藏虫草条数不高于3%。

＊六级品　每公斤藏虫草条数在2300至2399条内，水分含量为3%～5%，已折断藏虫草条数不高于3%。

＊七级品　每公斤藏虫草条数在2400至2499条内，水分含量为3%～5%，已折断藏虫草条数不高于3%。

＊八级品　每公斤藏虫草条数在2500至2599条内，水分含量为3%～5%，已折断藏虫草条数不高于3%。

＊九级品　每公斤藏虫草条数在2600至2699条内，水分含量为

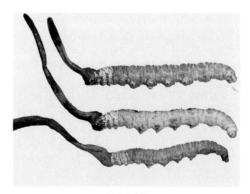

冬虫夏草

3%~5%，已折断藏虫草条数不高于3%。

    ＊十级品　　每公斤藏虫草条数在2700至2799条内，水分含量为3%~5%，已折断藏虫草条数不高于3%。

    ＊十一级品　　每公斤藏虫草条数在2800至2899条内，水分含量为3%~5%，已折断藏虫草条数不高于3%。

    ＊十二级品　　每公斤藏虫草条数在2900至2999条内，水分含量为3%~5%，已折断藏虫草条数不高于3%。

    ＊十三级品　　100%已折断，水分含量为3%~5%。

无包装散货统装

藏冬虫夏草等级参考为，无经任何挑选分级的原始野生藏冬虫夏草，又名：统草、统装草、统装虫草、统装冬虫草、统装藏冬虫夏草。

    ＊一级品　　每公斤藏虫草条数在2499条内，水分含量为3%~5%，已折断藏虫草条数不高于3%。

    ＊二级品　　每公斤藏虫草条数在2500至2599条内，水分含量为3%~5%，已折断藏虫草条数不高于3%。

    ＊三级品　　每公斤藏虫草条数在2600至2699条内，水分含量为3%~5%，已折断藏虫草条数不高于3%。

    ＊四级品　　每公斤藏虫草条数在2700至2799条内，水分含量为3%~5%，已折断藏虫草条数不高于3%。

    ＊五级品　　每公斤藏虫草条数在2800至2899条内，水分含量为3%~5%，已折断藏虫草条数不高于3%。

    ＊六级品　　每公斤藏虫草条数在2900至2999条内，水分含量为3%~5%，已折断藏虫草条数不高于5%。

    ＊七级品　　每公斤藏虫草条数在3000至3099条内，水分含量为3%~5%，已折断藏虫草条数不高于5%。

    ＊八级品　　每公斤藏虫草条数在3100至3199条内，水分含量为3%~5%，已折断藏虫草条数不高于5%。

    ＊九级品　　每公斤藏虫草条数在3200至3299条内，水分含量为

3%～5%，已折断藏虫草条数不高于5%。

＊十级品　每公斤藏虫草条数在3300至3399条内，水分含量为3%～5%，已折断藏虫草条数不高于5%。

＊十一级品　每公斤藏虫草条数在3400至3499条内，水分含量为3%～5%，已折断藏虫草条数不高于5%。

＊十二级品　每公斤藏虫草条数在3500至3599条内，水分含量为3%～5%，已折断藏虫草条数不高于5%。

＊十三级品　每公斤藏虫草条数在3600至3699条内，水分含量为3%～5%，已折断藏虫草条数不高于5%。

＊十四级品　每公斤藏虫草条数在3700至3799条内，水分含量为3%～5%，已折断藏虫草条数不高于5%。

＊十五级品　每公斤藏虫草条数在3800至3899条内，水分含量为3%～5%，已折断藏虫草条数不高于5%。

＊十六级品　每公斤藏虫草条数在3900至3999条内，水分含量为3%～5%，已折断藏虫草条数不高于5%。

＊十七级品　每公斤藏虫草条数在4000至4099条内，水分含量为3%～5%，已折断藏虫草条数不高于5%。

＊十八级品　每公斤藏虫草条数在4100至4199条内，水分含量为3%～5%，已折断藏虫草条数不高于5%。

＊十九级品　每公斤藏虫草条数在4200至4299条内，水分含量为3%～5%，已折断藏虫草条数不高于5%。

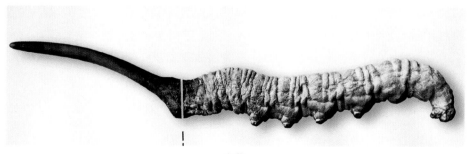

虫草

{ 五 鉴别方法 }

性状鉴别

- 本品由虫体与从虫头部长出的真菌子座相连而成。虫体似蚕，长3～5cm，粗3～8mm。外表深黄色至黄棕色，环纹明显，约20～30条环纹，近头部环纹较细。足8对，近头部3对，中部4对，近尾部1对，中部4对明显。头部黄红色。尾部如蚕尾。质地脆，易折断。断面略平坦，淡黄白色。充实，微有弹性，可见有黑褐色"V"字形的线纹或裂隙。

以虫体饱满肥大，色黄，断面白色充实、菌座粗短，气香浓者为佳。

- 子座细长圆柱形，一般比虫体长，长4～7cm，粗约3mm。表面深棕色至棕褐色，有细小纵向皱纹，上部稍膨大，头端有一段光滑的不育顶端。质地柔韧，不易折断，断面纤维性，或中空；断面类白色。气味气微腥，味微苦。

鉴别的专业术语

＊ 干湿度　虫草采挖出来是湿的，经过刷净、晒干到市面上销售。处理的干度不一样，储存时放在冰箱中也会让干度变化。一般来说干度都要求在95%以上，纯干也不行，用手轻轻一抓就有可能折断。

＊ 饱满度　品相好的虫草是很饱满的，就像一个胖娃娃一样。由于采挖的时间不同，后期储存销售过程中水分的侵扰，虫草的饱满度会有区别，饱满度要是很差，就是所谓的瘪草了。

＊ 断条　指虫草在采挖、刷净、储存及后期销售过程中发生了折断，分成两截或多截。

＊ 穿条　指将断了的虫草用竹签穿起来，形成一个完整的虫草。

＊ 死草　冬虫夏草死掉了挖出来的就是死草。

＊ 瘪草　由于采挖时间晚，虫体营养被草头吸收过多从而导致虫体变瘪，甚至变空，一般情况下，瘪草伴随着草头过长的现象产生。也有后期储存不当，受潮化苗导致变瘪的。

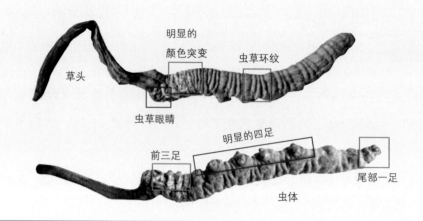

正品虫草解析图

* 混草　将品质低的虫草混到高品质的虫草里面一起按高品质虫草销售。

鉴别四个要点

* 细节一　近头部半厘米颜色明显有变化。

* 细节二　冬虫夏草中间4足比较明显。

* 细节三　冬虫夏草尾巴带钩状，且颜色有变化，钩颜色接近头部变化颜色。

* 细节四　冬虫夏草的子座颜色像枯萎的红苕藤，变化是由粗变细变尖，有孢子囊的地方会突然变大。

〔六 贮存方法〕

贮存关键在于防潮、防蛀和防虫，把虫草放进密封的玻璃瓶，里面再放一些花椒或丹皮，然后放置在冰箱中；如果需要保存半年以上，在储存冬虫夏草的旁边还要摆放干燥剂，以更好地防潮。一旦发现冬虫夏草受潮，应立即拿到太阳下曝晒。如果发现冬虫夏草已经长虫了，可拿到炭火旁稍加烘焙，然后筛去虫屑。

虫草越新鲜，其功效就越好。建议购买虫草后，应有计划地服用，最好连续服用3个月以上。就一般的家庭保存条件来说，冬虫夏草的保存时间不宜超过2年。

｛七｝常见伪品

伪品冬虫夏草主要有：地蚕（广西虫草或土虫草）、人工制作的虫草（是用石膏粉或面粉掺胶用模型压制而成）、亚香棒虫草、新疆虫草。

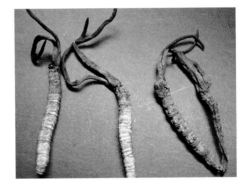

分枝虫草

伪品

＊**分枝虫草**　系麦角菌科真菌分枝虫草菌*Corayeeps ramosa*寄生于鳞翅目昆虫幼体上的子实体与幼虫体染色后的干燥物。

虫体如蚕，长3～5cm，直径0.4～0.65cm，外表黄绿色，入水后色根而显黄褐色或黑褐色，体表粗糙，有环25～35节，越近头部环节越密，抹去染附物后可见胸部每个体节有6～8个点状痕，全身有足八对，头部3对隐约可见，胸部4对，尾部1对，尾似蚕而向内卷曲。干时质脆，易折，断面平坦，淡黄白色。子实体由头面部第1～3节茎间长出，逐渐延伸盖头面部，呈1～3分枝，少数有侧分生，湿润后子实体易剥离，柄细长，多弯曲，长3～5.5cm，直径0.15～0.4cm，稍扁，黑褐色，未成熟者头部与柄无明显区分，成熟者顶部稍膨大。子座表面有细小短线状突起，质柔韧，断面外层黑色，中心黄白色，气清香，微腥，味微苦。

分枝虫草的横切面子囊壳完全埋生于子座内，椰囊壳卵形，椭圆形或圆

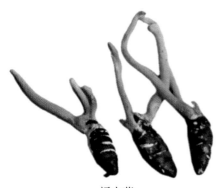

蛹虫草

锥形，排列紧密，有时两层重叠，长120～450μm，直径100～250μm，子囊壳内有多数细长条状线形子囊，长120～250μm，直径1～3.5μm，基部弯曲呈放射状排列，子囊孢子有隔，易断裂。

＊亚香棒虫草　系麦角菌科真菌亚香棒虫草菌寄生于鳞翅目多种昆虫幼体上的虫体及子座。

虫身如蚕，长3～4cm，直径4～5mm，外表类白色，环纹明显，接近头部较细密，约有20～30个环节。全身有足8对，近头部3对，尾部1对，中部4对较明显易见。头部红黄色或紫黑色，尾部如蚕，全身背上及两侧可见黑色点状的气门，轻轻刮去外层灰白色的菌膜，露出褐色或栗褐色的虫体角皮。质脆易折断，断面略平坦，白色略发黄。子座一般比虫体长，长3～8cm，直径约3～4mm，表面灰白色或灰褐色，有细小皱纹，顶端膨大，灰黑褐色，折断外层饱满，可见辐射状排列的子囊壳，中间有疏松的"髓"（未成熟者）或空瘪（成熟者），气香，味微咸（菌核）或淡（子座）。

＊蛹虫草　麦角菌科真菌蛹虫寄生在蚕蛹体上形成的子座与蛹体的结合体，习称北虫草。寄主为夜蛾科幼虫，常发育成蛹后才死，虫体呈椭圆形的蛹主要区别为子座头部椭圆形，顶端钝圆，橙黄或橙红色。

＊用僵蚕和肠衣做成的伪品　形状略呈圆柱形，常弯曲皱缩，长2～4cm，直径0.3～0.8cm。表面黄白色，头部较圆，嘴稍尖，全体具13个环节，足8对，由腹侧分生，尾部略二歧，质坚硬而脆易折断，断面平坦，外层黄色，中间有4个棕褐色显玻璃样光亮环，气微腥，味微咸。

子座于头部顶端，棕褐色，长4～5cm，稍

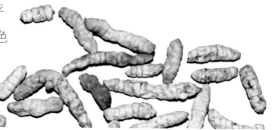

地蚕冒充虫草

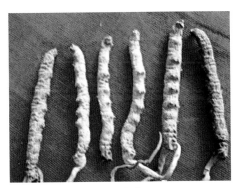

凉山虫草

用力担具弹性。灼烧时散发出焦肉臭味。用水浸泡，水被染成浅红色，同时能清晰的察见肠衣碎片。

＊用唇形科植物地蚕及草石蚕的块茎伪充　形态略呈纺锤形，两端稍尖，长2～3cm，直径0.3～0.8cm，多皱缩而弯曲，表面黄白色，具5～10个环节，略似蚕，节上可见点状芽痕和根痕，鳞棕褐色。质坚硬，易折断，断面平坦，黄白色，外层具黄棕色环圈（形成层），环圈上有棕褐色点状物（维管束），气微，味微甜。

＊白僵蚕　"虫体"略呈圆柱形，多弯曲皱缩，表面呈灰黄色，覆有白色粉霜状物（气生菌丝和分子孢子），头部较圆。8对足呈突起状。没有"草部"。气微腥，味微咸。

＊地蚕　"虫体"呈梭形。略弯曲，环纹较少，仅3～15条。外表淡黄色。

＊凉山虫草　"虫体"较长，有3～6cm，表面棕褐色，"虫足"不明显。"草部"细长，有10～30cm，直径较细，呈黄棕色至黄褐色。少数"草部"顶端有分支。

＊霍克斯虫草　又称亚香棒虫草。虫体表面灰黄色，足明显可见。"草部"呈淡灰色至灰黑色，少数上部分叉，膨大部分可见多数小黑色，质脆易折断，气微香，味淡。

＊压模"虫草"　用面粉、玉米粉、石膏粉等经加工模压而成，形状大小与冬虫夏草相似，但形态不自然，"虫体"光滑，呈黄白色，环纹特别明显，质重。折断面呈淡白色，断面平坦，黄白色，显粉性，气微，味淡，久嚼粘牙，久煮会松散。草体部分往往用红薯的干燥叶柄伪装

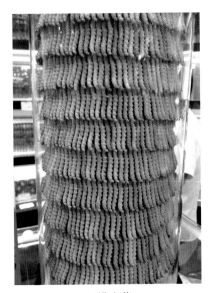

压模虫草

而成，中空而不易折断。滴加少量碘试验会显蓝色。

假冒伪劣冬虫夏草

＊模具制造假虫草　由于外观与正虫草有明显区别，所以这种方法基本被淘汰。

＊以假乱真　用蛹虫草、蚕虫草、香棒虫草、凉山虫草、古尼虫草、新疆虫草、大团囊虫草等当成冬虫夏草出售；这也是目前市面上最流行的作假方式，由于也是虫草所以很难区别，主要是腹足数量有区别，还有就是用水煮了会脱色。

＊掺假使假　在冬虫夏草的体内插入铁丝、铜丝、保险丝等，浸泡明矾、水打湿润增重、用硫黄保鲜或漂白已经发霉变质的冬虫夏草使其外观好看，在冬虫夏草的体内外加铁粉、泥粉、复合黏合粉、有机复合剂等增加重量，改善冬虫夏草的外观"卖相"或外观质量。

向虫草里放土，业内人士说一两虫草半两土。请广大消费者注意，买虫草时抖一抖。

＊精心造假　用有机复合可塑剂、赋形剂、黏合剂、色素、填充剂等加工制造出来的假冬虫夏草，外观形态非常逼真，几乎达到了以假充真的地步。

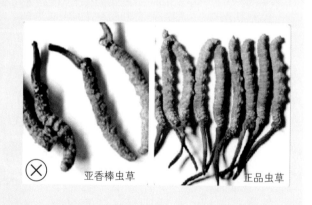

亚香棒虫草：模样最接近冬虫夏草的伪品

- 亚香棒虫草的个头肥硕
- 零售价往往不到50元/克
- 虫体会有一些白班
- 人服用后，有呕吐、头晕、腹泻等症状

亚香棒虫草　　　　　　　　　　正品虫草

亚香棒虫草与正品虫草比较图

从感观上来识别冬虫夏草真伪优劣

＊ 闻味道　冬虫夏草是蝙蝠蛾的幼虫被虫草真菌感染后的干燥尸体，所以，闻起来正品冬虫夏草就有稍带干燥腐烂虫体的腥味和掺杂有草菇的香气，是冬虫夏草特有的味道，别的东西都没有，掌握了冬虫夏草的这一味道，辨别其真假，可以说也就大功告成，可以大胆鉴别冬虫夏草的真伪了。

＊ 辨颜色　冬虫夏草的虫体部分表面呈深黄到浅黄棕色；草的部分则呈现枯树枝的颜色，即为深棕色或浅褐色。

＊ 看断面　冬虫夏草的虫体折断面呈乳白色，和僵蚕的断面相似。

＊ 认外形　冬虫夏草主体虫的部分为圆柱形，颜色较浅，表面有细小的纵向纹。顶部与"草"连接的部分稍稍膨大，草的部分颜色较深，较细小，所以才称之为"草"，即子座，有柄，常独生，偶有2~3个分枝。

＊ 从可见数字来识别冬虫夏草的真假和质量优劣

量大小：正品冬虫夏草的虫体长3~5cm，直径0.3~0.8cm，形如三眠老蚕。当然，在这一范围内，越长越粗的冬虫夏草质量越好。

记足数：冬虫夏草全身有足8对，近头部3对，中部4对，近尾部1对，其中以中部4对最明显。

看环纹：冬虫夏草环纹粗糙明显，近头部环纹较细，共有20~30条环纹。

查 其色

正品的冬虫夏草分成"虫"和"草"两部分，"虫"体表面呈深黄到浅黄棕色，在虫和草的结合部分，大多数虫体的颜色会发生一定程度的变化。"草"部分即子座，则呈现枯树枝的颜色，色泽较深。

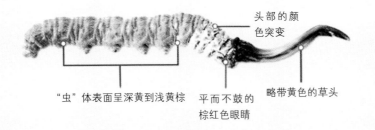

头部的颜色突变

"虫"体表面呈深黄到浅黄棕　　平而不鼓的棕红色眼睛　　略带黄色的草头

观 其形

正品的冬虫夏草腹面有足8对，位于虫体中部的4对非常明显。子座自虫体头部生出，上部微膨大，背部清晰的虫草环纹。

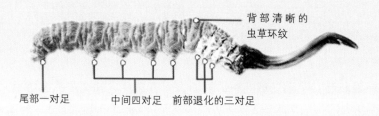

背部清晰的
虫草环纹

尾部一对足　　中间四对足　前部退化的三对足

看 其面

正品的冬虫夏草掰开后有明显的纹路，虫草中间有一个类似"V"形的黑芯，有些也可能是一个黑点。这黑芯其实就是虫的消化线。煮水后，辨别更明显。

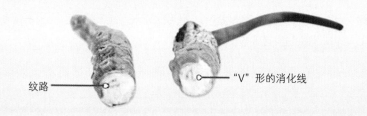

纹路　　　　　　　　　　　"V"形的消化线

闻 其味

{（八）选购方法}

＊ 产地　青藏高原，西藏、四川、青海。

＊ 完整性　有草头、虫体，不折断。

＊ 形状　虫体粗壮，草头短粗，尾圆钝形，虫体4对足明显清晰。

＊ 颜色　虫体金黄色、深黄色。

｛九 食用方法｝

服用冬虫夏草补虚，要因人因病而异，或单药服用，或配合他药同用。可以煎水、炖汤、做成药膳服食，也可泡酒、泡茶等。例如有腰痛虚弱、梦遗滑精、阳痿早泄、耳鸣健忘及神思恍惚诸症，可单用冬虫夏草每次2g，研末，空腹送服，每日早晚各一次；也可用冬虫夏草5g，配杜仲、川断等，煎汤饮服。

虫草因有阴阳双补，起萎固精，益阴补肺之功而价格昂贵，又因其仅产于高海拔空山野地，产地产量极其有限而更显名贵。由于虫草十分稀少而珍贵，直接用于方剂中不多，而常用于配合鸭、鸡、肉类炖服，成为食疗之品用以辅助治疗。

冬虫夏草鸭

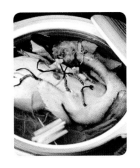

【配　　方】雄鸭1只，冬虫夏草5～10枚，葱、姜、食盐各适量。

【制　　法】雄鸭去毛及内脏，洗净后，放在砂锅或铝锅内；再放入冬虫夏草和食盐、姜、葱等调料，加水，以小火煨炖，熟烂即可（或将冬虫夏草放入鸭腹内，置瓦锅内，加清水适量，隔水炖熟，调味服食）。

【功能主治】补虚助阳，适用于久病体虚、贫血、肢冷自汗、盗汗、阳痿遗精等症。

虫草花胶炖乳鸽

【配　　方】冬虫夏草10g，乳鸽1只，花胶30g，（花胶又名鱼肚，是从鱼腹中取出鱼鳔，切开晒干后而成），生姜1片。

【制　　法】乳鸽去毛，洗净，冬虫夏草、生姜洗净，花胶浸发，切丝洗净，全部用料放炖入容器，加适量开水，少许酒，加盖，隔水炖3小时，调味供用。

【功能主治】补益气血，用于病后体虚、头目眩晕，妇女带下等。

虫草饭

【配　　方】虫草2～3g，大米250g。

【制　　法】洗净，放入高压锅内与米饭同时蒸熟后吃。每天1～2次，连服3个月到半年。

【功能主治】此方作为中药治疗乙型病毒性肝炎大三阳、小三阳的辅助治疗会有良好效果。

虫草茶

【配　　方】虫草3～5根。

【制　　法】冬虫夏草一次要煮6～10分钟，注意要用文火，煮沸时间短，水开后要马上喝，边喝边添水，冬虫夏草水颜色最深的时候是营养最丰富的时候。通常冬虫夏草水会经历一个由淡到浓再转淡的过程，余味也很绵

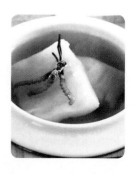

长。在冬虫夏草水变淡甚至呈现白色的时候就不要喝了，可以把冬虫夏草吃掉。一壶冬虫夏草茶能喝上至少半个小时，添水4～6次。

【功能主治】补虚损，益精气，止咳化痰。治痰饮喘嗽，虚喘，痨嗽，咯血，自汗盗汗，阳痿遗精，腰膝酸痛，病后久虚不复。

虫草吞服

【配　　方】虫草3～5根。

【制　　法】将虫草用清水洗净，每天早上空腹咀嚼吞服1根。

【功能主治】补虚损，益精气，止咳化痰。治痰饮喘嗽，虚喘，痨嗽，咯血，自汗盗汗，阳痿遗精，腰膝酸痛，病后久虚不复。每年冬三月每天一根，连续3年，可根治哮喘。

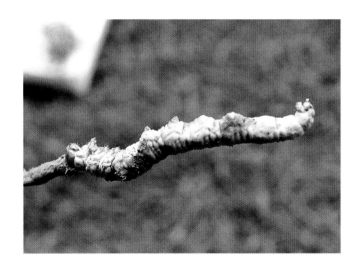

附

虫草子实体

人工培植的虫草子座部位，即没有虫体，只有上端的子座。虫草子实体，又称"虫草花"，是一种药食兼备的佳品，不但对身体有保健作用，还可以用于制法靓烫和各式美食。

● 炖品　取3～5g本品，用温水浸泡10分钟后，加清水约至250ml，与配方（肉类等）放入普通炖盅，隔水炖1～2小时，然后加盐调味即可。肉类可选瘦肉、乌鸡、水鸭、水鱼、乳鸽等，分量约200～250g。

● 煲汤　取每人3～5g分量，将本品用温水浸泡10分钟，在汤即将煲好时，放入本品，然后调至文火，继续煲约30分钟即可。

● 其他　可用于制法火锅汤底、蒸鸡、蒸排骨等。

● 本品无须清洗。虫草子实体含有孢子粉，经清洗会导致营养流失，影响效果。

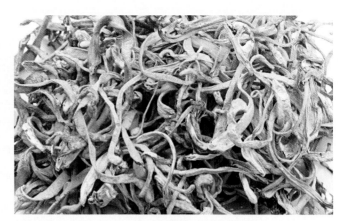

虫草花

{ 一 名称来源 }

【来源】灵芝为多孔菌科真菌赤芝 *Ganoderma lucidum*（Leyss.ex Fr.）Karst．或紫芝 *Ganoderma sinense* Zhao，Xu et Zhang的干燥子实体。

灵芝：治愈万症，其功能应验，灵通神效，故名灵芝，又名不死药，俗称灵芝草。

灵芝文化起源于神话传说，据《山海经》记述，炎帝之爱女瑶姬，不幸年幼夭折，被封为巫山神女，其精灵化为"瑶草"，这"瑶草"便是灵芝。

【别名】灵芝草、赤芝、红芝、木灵芝、菌灵芝、万年蕈等。

【性状】赤芝：菌盖肾形、半圆形或近圆形，直径10~18cm，厚1~2cm；皮壳坚硬，黄褐色到红褐色，有光泽，具环状棱纹和辐射状皱纹，边缘薄而平截，常稍内卷；菌肉白色至淡棕色；孢子细小，黄褐色；菌柄圆柱形，侧生，少偏生，长7~15cm，直径1~3.5cm，红褐色至紫褐色，气微香，味苦涩。

紫芝：皮壳紫黑色，有漆样光泽；菌肉锈褐色。菌柄长17~23cm。

栽培紫芝：子实体较粗壮、肥厚，直径12~22cm。

【产地】《本草纲目》和宋朝唐慎微撰写的《重修政和经书证类备用本草》均对六种灵芝所处地理环境有详细记载。有"赤芝生霍（庐）山，青芝生泰山，

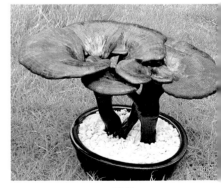

灵芝

黄芝生嵩山，白芝生华山，黑芝生常山，紫芝生高山夏峪"的说法。

灵芝目前主产于华东、西南及吉林、河北、山西、浙江、江西、广东、广西等地，有人工栽培。

紫芝目前主产于浙江、江西、湖南、四川、福建、广西、广东等地，也有人工栽培。

【采收】全年采收，除去杂质，剪除附有朽木、泥沙或培养基质的下端菌柄，阴干或在40～50℃烘干。

【性味归经】甘，平。归心、肝、脾、肺、肾五经。

【功能主治】补气安神，止咳平喘。用于眩晕不眠，心悸气短，虚劳咳喘。

{二 医经论述}

《神农本草经》把灵芝列为上品，谓紫芝"主耳聋，利关节，保神益精，坚筋骨，好颜色，久服轻身不老延年。"谓赤芝"主胸中结，益心气，补中增智慧不忘，久食轻身不老，延年成仙。"

《别录》："赤芝生霍山。""紫芝生高夏山谷。六芝皆无毒。六月、八月采。"

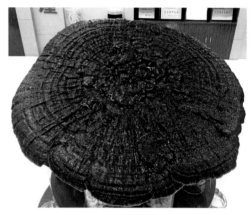

巨型灵芝

《新修本草》："五芝，《经》云：皆以五色生于五岳。诸方所献，白芝未必华山，黑芝又非常岳，且芝多黄白，稀有黑青者。然紫芝最多，非五芝类。但芝自难得，纵获一二，岂得终久服耶？"

《瑞应图》云：芝草常以六月生，春青夏紫，秋白冬黑。

葛洪《抱朴子》云：芝有石芝、木芝、草芝、肉芝、菌芝，凡数百种也。石芝石象，生于海隅石山岛屿之涯。肉芝状如肉。附于大石，头尾具有，乃生物也。赤者如珊瑚，白者如截肪，黑者如泽漆，青者如翠羽，黄者如紫金，皆光明洞彻如坚冰也。大者多于5000g，小者150~200g。凡求芝草，入名山，必以三月、九月，乃山开出神药之月……

《纲目》：《神农经》云：山川云雨、四时五行、阴阳昼夜之精，以生五色神芝，为圣王休祥。

{ 三 分类分级 }

不同灵芝的作用

* 青芝　一名龙芝，酸、平、无毒。明目，补肝，安神，增强记忆力。

* 赤芝　一名丹芝，苦、平、无毒。解胸胃郁结，补中益气，使人神志清明。

* 黄芝　一名金芝，甘、平、无毒。益脾胃，安神。

* 白芝　一名玉芝、素芝，辛、平、无毒。止咳益肺，安神，亦增强体力。

* 黑芝　一名玄芝，咸、平、无毒。利水道，益肾气。

* 紫芝　一名木芝，甘、温、无毒。益精气，坚筋骨，利关节，疗虚劳。

灵芝科主要栽培利用种类

* 灵芝

别名：赤芝、红芝、灵芝草、吉祥蕈等。

形态特征：子实体一年生，有柄、木栓质，菌盖肾形、半圆形，罕见圆形，有环状棱纹和辐射状皱纹，菌柄近圆柱形，侧生或偏生，菌盖及菌柄有红褐色油漆样光泽，菌盖背面污白色、淡黄色，孢子卵形或顶端平截，该种生长期短，是我国当前进行

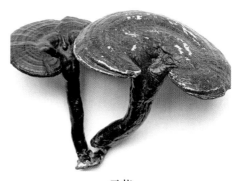

灵芝

271

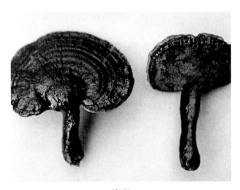
紫芝

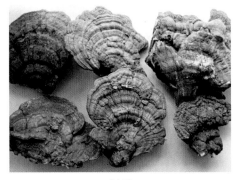
树舌

人工栽培主要种类，在灵芝科中其药用功效也是研究最深的。

* 紫芝

别名：紫灵芝、黑芝、中国灵芝、木芝。

形态特征：子实体一年生，有柄，木栓质至木质，菌盖半圆形、近圆形，表面紫黑色至近黑色、紫褐色，有油漆样光泽，菌柄侧生至偏生，细长，圆柱形或略扁平，与菌盖同色或更深，有光泽，菌肉锈褐色，紫芝性淡、温，能补中强智，宁心益胃，用于神经衰弱，失眠、胃痛、消化不良、解菌蕈中毒，有一定的抗癌作用，人工栽培较多。

* 树舌

别名：平盖灵芝、树舌扁灵芝、扁芝、扁木灵芝、猴板凳等。

形态特征：子实体多年生，无柄，木质，菌盖半圆形、近肾形或不规则形，有同心环沟和环带，宽度可达40cm甚至更大，盖面由于担孢子的沉积而呈土褐色至褐色，无油漆样光泽。抗癌、主治急慢性肝炎、早期肝硬化、食管癌等癌症，具止痛、清热、止血、化痰等功效。

* 密纹灵芝　子实体一年生。有柄，木栓质到木质。菌盖近团圆形或半圆

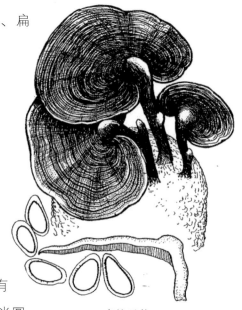
密纹灵芝

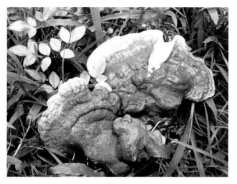

热带灵芝

形。表面平滑，中央部分暗褐色到黑色，边缘渐向褐色到淡褐色，有似漆样光泽，具稠密的同心环纹，边缘完整而钝。菌肉呈均匀的暗褐色到肉桂褐色。菌柄粗细不均，色较盖稍深。担孢子与灵芝近似，但菌肉中具有大量近球形的腹孢子。有镇静作用，能明显降低血清转氨酶，对急、慢性肝炎病人的症状有缓解作用。有人工栽培。

＊ **热带灵芝** 其外形常不规则，柄粗短或无柄，菌盖半圆形或近扇形，紫红色至红褐色，表面有油漆样光泽，中部色深，有同心环带，菌肉褐色，管口形状不规则，污白或淡褐色，每毫米4～5个，孢子淡褐色。用于治疗冠心病。

＊ **薄盖灵芝** 又名薄树芝。子实体一年生，无柄或有短柄，木栓质。菌盖半圆形、肾形或扇形，表面黑褐色或紫红色，靠近边缘黄褐色，无或有很宽的环带，具皱纹菌肉木材质，有明显的轮纹，菌管管口污黄色，每毫米4～5个，孢子淡褐色，卵圆形或椭圆形。功能同赤芝，对免疫系统更有效，对红斑狼疮、肌营养不良、硬皮症、肌萎缩、肌炎等有良效，更珍贵。已被用于液体深层培养，获取菌丝体及其代谢产物生产保健食品、药品。

＊ **松杉灵芝** 别名铁杉灵芝。子实体一年生，有柄，木栓质。菌盖肾形、半圆形或近扇形，表面红褐色、污红褐色至紫红色，有似漆样光泽，无环带及环沟或具不明显的环带；干后有纵皱纹，盖缘薄或钝，有时内卷。菌肉白色或淡白色，近菌管处呈淡褐色，厚0.5～1.5cm；管口近圆形，淡白色，渐变与菌管同色，每毫米4～5个，新鲜时受伤变色。菌柄粗而短，一般长4～5cm，粗2～3cm，紫黑色，有较强光泽。孢子卵形或顶端平截，平滑，内壁有明显小刺，淡褐色至褐色。对肿瘤有明显的抑制作用。

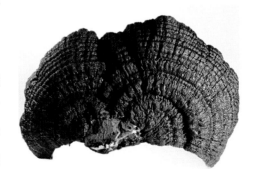

薄盖灵芝

273

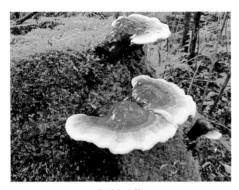
松杉灵芝

＊皱盖假芝　又名皱盖乌芝，菌盖漏斗形，直径6cm，棕褐色，具同心环纹，边缘锐，波浪状，菌管表面白色，触伤变红紫色，菌孔角形，每毫米4~5个。菌柄中生，木质，黑褐色，圆柱形，实心，菌肉黄白色；孢子球形，内壁有小刺，淡黄色，文献记载皱盖假芝可以治疗急、慢性肾炎和消化不良。

{四} 临床运用

灵芝的成分与药效

＊灵芝酸　止痛、镇静、抑制组织胺释放、解毒、保肝、毒杀肿瘤细胞、抑制血管紧张素酶活性和降低转氨酶。

＊灵芝多糖　具有强烈抗肿瘤活性、调节免疫、抗放射、抗氧化、降血糖、促进核酸和蛋白质合成。

＊有机锗　增加过氧化物酶的活性，消除自由基，保护人体细胞组织免受损伤，使机体年轻化，促进生命力恢复。

＊腺苷　有较强的降低血黏度的效果、抑制体内血小板聚集、提高血红蛋白2,3-二磷酸甘油含量、增加血液供氧能力和加速血液循环。

＊其他　灵芝中还含有丰富的麦角甾醇、甘露醇、牛磺酸、多肽、蛋白质、氨基酸和维生素等。

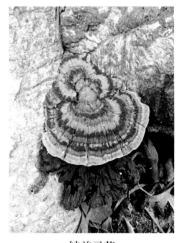
皱盖灵芝

主要作用

＊抗肿瘤作用　自身免疫功能的低下或失调，是肿瘤之所以会发生并扩展的重要原因。灵芝是最佳的免疫功能调节和激活剂，它可显著提高机体的免疫功能，增强患者自身的抗癌能力。灵芝可以通过促进白细胞介素-2的生成，通过促进单核巨噬细胞的吞噬功能、通过提升人体的造血能力，尤其是白细胞的指标水平，以及通过其中某些有效成分对癌细胞的抑制法用，成为抗肿瘤、防癌以及癌症辅助治疗的优选药物。灵芝对人体几乎没有任何毒副作用，这种无毒性的免疫活化剂的优点，恰恰是许多肿瘤化疗药物和其他免疫促进剂都不具有的。

＊保肝解毒作用　灵芝对多种理化及生物因素引起的肝损伤有保护作用。无论在肝脏损害发生前还是发生后，服用灵芝都可保护肝脏，减轻肝损伤。灵芝能促进肝脏对药物、毒物的代谢，对于中毒性肝炎有确切的疗效。尤其是慢性肝炎，灵芝可明显消除头晕、乏力、恶心、肝区不适等症状，并可有效地改善肝功能，使各项指标趋于正常。所以，灵芝可用于治疗慢性中毒、各类慢性肝炎、肝硬化、肝功能障碍。

灵芝含多糖、蛋白质、多种氨基酸、多肽类、麦角甾醇、甘露醇、生物碱、香豆精、甾体皂苷、腺嘌呤、多种醇。多种微量元素。有抗衰老作用，能增强机体的免疫功能；有镇静作用；有祛痰、止咳、平喘作用；有强心作用，能增加心肌血流量，增加冠脉血流量，降低心肌耗氧量，增强耐缺氧能力；能降低血脂，调节血压，保护肝脏，升高白细胞；有一定抗肿瘤作用。

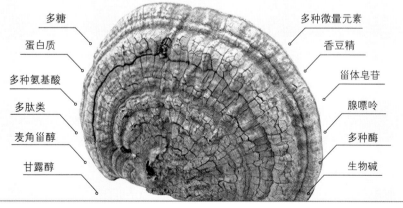

多糖
蛋白质
多种氨基酸
多肽类
麦角甾醇
甘露醇

多种微量元素
香豆精
甾体皂苷
腺嘌呤
多种酶
生物碱

灵芝成分

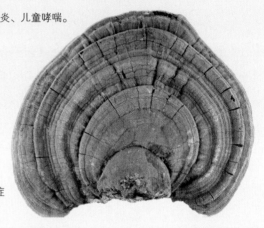

1、各种肿瘤

2、冠心病、心胶痛、高脂血症、血栓、高血压等心血管疾病。

3、神经衰弱等神经症。

4、防治频繁性感冒、肝炎等疾病。

5、气管炎、哮喘病、老年慢性支气管炎、儿童哮喘。

6、糖尿病、肾炎、内分泌失调。

7、白细胞减少症和再生障碍性贫血。

8、斑秃病。

9、便秘、前列腺炎、克山病。

10、肌营养不良、风湿、类风湿关节炎、更年期综合征。

11、慢性或局部性硬皮病、皮肌炎、对多发性肌炎、红斑狼疮、银屑病、贝赫切特症（白寒综合征）等疑难病症都有较好的功效。

灵芝功效

＊对心血管系统的作用　动物实验和临床试验均表明，灵芝可有效地扩张冠状动脉，增加冠脉血流量，改善心肌微循环，增强心肌氧和能量的供给，因此，对心肌缺血具有保护作用，可广泛用于冠心病、心绞痛等的治疗和预防。对高脂血症患者，灵芝可明显降低血胆固醇、脂蛋白和三酰甘油，并能预防动脉粥样硬化斑块的形成。对于粥样硬化斑块已经形成者，则有降低动脉壁胆固醇含量、软化血管、防止进一步损伤的作用。并可改善局部微循环，阻止血小板聚集。这些功效对于多种类型的中风有良好的防治作用。

＊抗衰老作用　灵芝所含的多糖、多肽等有着明显的延缓衰老功效。此功效主要基于以下机制。

促进和调整免疫功能：对于成年人和老年人而言，这种促进和调整可明显延缓衰老。对于处于生长发育阶段的少年儿童而言，则可促进其免疫功能的完善，增强抗病能力，确保其健康成长。

调节代谢平衡，促进核酸和蛋白质的合成：研究表明，灵芝能促使血清、肝脏和骨髓的核酸及蛋白质的生物合成，因此可以有效地抗病防衰老。观察表明，服用灵芝以抗衰老，不仅对老年人有益，对各年龄阶段的人士都适用，因为生长发育的过程，也就是走向衰老的过程。

抗自由基作用：生物体所产生的内源性防卫自由基损伤的抗氧化剂或抗氧化剂化酶类物质（如超氧化物歧化酶，SOD）的降低，是人体衰老的一个原因。灵芝多糖有显著的拟SOD活性，可显著清除机体产生的自由基，从而阻止自由基对机体的损伤，防止了机体的过氧化，保护了细胞，延缓了细胞衰老。

促进DNA合成：灵芝多糖能显著促进细胞核内DNA合成能力，并可增加细胞的分裂代数，从而延缓了机体的衰老。

＊抗神经衰弱作用　祖国医药所载灵芝能"安神""增智慧""不忘"。据报道，灵芝制剂对神经衰弱失眠有显著疗效，总有效率高达87.14%～100%。一般用药后10～15天即出现明显疗效，表现为睡眠改善，食欲、体重增加，心悸、头痛、头晕减轻或消失，精神振奋，记忆力增强。属气血两虚者疗效更好。所以，灵芝对于中枢神经系统有较强的调节作用，具有镇静安神的功效，对于神经衰弱和失眠患者是必备佳品。

＊研究进展　近年来，对灵芝草的研究如雨后春笋，临床报道颇多，归纳起来主要有下述几方面：① 高血压；② 失眠；③ 糖尿病；④ 高脂血症；⑤ 肝炎；⑥ 支气管炎和哮喘；⑦ 冠心病；⑧ 肿瘤；⑨ 免疫性疾病；⑩ 延年益寿。

〔五 鉴别方法〕

灵芝是寄生于栎及其他阔叶树根部的蕈类，阴干或在40～50℃烘干，伞状，坚硬，木质，菌盖肾形或半圆形，下端菌柄，紫褐色有漆状光泽。

野生灵芝的鉴别

＊色泽　野生灵芝经日晒雨淋，吸日月之精华，天地之灵气，色泽上往往要鲜艳很多，有一种自然的光泽。

＊大小　人工栽培的灵芝是在

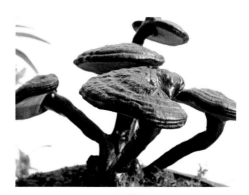

灵芝

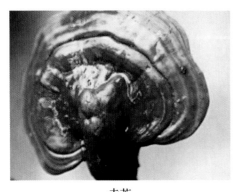

赤芝

人工的环境下同期播种，种植的一般大小整齐度一致，形状也规则。野生灵芝有不同的品种，形状规则每个品种各有特点，不过，山上采的灵芝一般都大小不一。

＊虫眼　人工栽培的灵芝一般农药控制管理严格，几乎不会有虫眼的，野生灵芝由于环境是天然的，是会有昆虫侵害的，所以有时子实体下方都会留有不规则虫眼。

＊味道，气味　野生灵芝味是苦的。

舌芝或树舌

市场上也有个别用舌芝冒充灵芝的，舌芝没有柄，而灵芝有柄。

{六 食用方法}

灵芝人参酒

【配　　方】灵芝片50g，人参20g，白酒1500ml，冰糖500g。

【制　　法】装入纱布袋置酒坛中，加1500ml白酒，密封浸10天后，日饮2次，每次15～20ml。

【功能主治】补气养血，养心安神，止咳平喘。用于治肺痨久咳、痰多、肺虚气喘、消化不良，咳嗽气喘、老年性支气管炎等症。

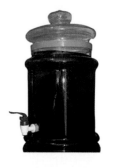

灵芝蹄筋汤

【配　　方】灵芝15g，黄芪10g，猪蹄筋100g、葱、姜、调料适量。

【制　　法】将灵芝、黄芪装纱布袋内，扎口；猪蹄筋洗净与灵芝、黄芪及水共炖至熟烂，去药袋，调味，饮汤食肉。

【功能主治】健脾安神，益肾养肝，适用于慢性肝炎、食欲不振、体虚乏力、神经衰弱等。

灵芝薄荷饮

【配　　方】灵芝2g，薄荷、谷芽各5g，白糖25g（有糖尿病者以阿斯巴甜代替），水250ml。

【制　　法】灵芝洗净切片，薄荷切节，谷芽炒香与灵芝加水和白糖煮熟至汤浓，下薄荷煎熬10分钟即成。

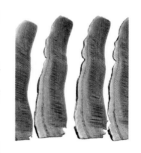

【功能主治】清香怡人，是补脑益智的上乘佳品，适用于夏季烦热、气虚烦劳等症。

灵芝陈皮老鸭汤

【配　　方】灵芝50g，陈皮1个，老鸭1只，蜜枣2枚。

【制　　法】先净老鸭剖洗干净，去毛、去内脏、去鸭尾，斩大件；灵芝、陈皮和蜜枣分别用清水洗干净。然后将以上全部材料一齐放入已经煲滚了的水中，继续用中火煲约3小时左右，以少许幼盐调味，即可佐膳饮用。

【功能主治】灵芝具安神、健胃、祛痰、活血的作用；陈皮具仍行气健脾、燥湿化痰的作用；老鸭肉有滋阴补虚、利尿消肿的作用；蜜枣具有补中益气、止咳润补肺肾、化痰平喘的作用。

灵芝大枣汤

【配　　方】灵芝15～20g，大枣50g，蜂蜜5g，五指毛桃果10g、竹叶牛奶10g、仙人树根8g、土茯苓12g、龟板12g。

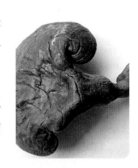

【制　　法】灵芝、大枣入锅加水共煎，取煮液2次，合并后加入蜂蜜再煮沸即成。对肿瘤细胞有抑制作用，可防治癌症。

【功能主治】具有清热利湿、健脾滋润、化痰止咳、舒筋活络、滋补强壮、益肾健脑。特别对肺结核、肺炎、支气管炎、劳伤咳嗽、风湿关节炎、暗疮、肝炎、失眠、腰酸腿痛、妇女赤白带、风湿关节炎等有较好疗效，长期饮用能防、抗肺癌。

灵芝清补汤

【配　　方】灵芝15g，红枣23g，党参23g，枸杞24g，人参须15g，猪排骨300g，盐适量。

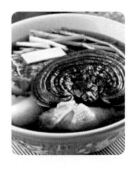

【制　　法】将灵芝等药材浸入6000ml水中约10分钟（用布袋装好，扎口），再加入排骨，文火煮3小时。捞除布袋，再加盐调味，每次250～300ml，吃肉喝汤每天1次。

【功能主治】清润提神，健脾开胃。

小红灵芝

别名：长颈灵芝、灵芝王；一年生、味苦。

功效：调理心脑血管，失眠，贫血，神经衰弱，肺虚哮喘，消除色斑，延缓衰老，延年益寿之功效，对各种妇科疾病有很好的疗效，长期服用增强免疫力，促进人体新陈代谢。

竹灵芝

别名：有柄赤紫芝；一年生、味微苦。

功效：入心肝、脾、肺、肾经，能补肺益肾和胃健脾，安神定志，扶正固本，健脑，提高免疫力。

平盖紫芝

别名：无柄赤芝；多年生、味微苦、无毒。

功效：入心、肝、脾、肺、肾五经，能补膝益肾和胃健脾、安神定志、扶正固本。抑制肿瘤、排肠毒、排肝毒，滋补强身，多用于神经衰弱、心悸头晕、糖尿病、慢性支气管炎等症有显著疗效。

平盖黑芝

别名：薄树芝；薄盖灵芝是著名珍稀野生灵芝品种，味甘、多年生、无毒。

功效：补肾强精、痛经、月经不调、心绞痛、心律失常，冠心病、红斑狼疮、肺炎、解百毒，防癌、肿瘤，促进食欲神奇功效，增强免疫，预防各种疾病发生，为身体排出毒素，增强免疫力，是延年益寿、保健之极品。

桑黄

别名：黄芝、桑耳；多年生、味甘、无毒。

功效：据日本国立癌症中心多年临床证实，是治疗各种妇科病的最佳选择。对胃癌、肺癌、肝癌、子宫癌、胰腺癌、膀胱癌、卵巢癌、乳腺癌等各种癌症的阻断率高达96.7%，被誉称为"能使癌细胞自行毁灭"的"梦幻菇草"。

云芝

别名：千层蘑、云蘑、木鸡；味甘、淡、微寒

功效：祛风除湿，用于各种急慢性肝炎，类风湿、风湿，急慢性支气管炎，白血病，淋巴癌，胃癌等症。具有清热解毒，补精益气之功效。

五爪灵芝

功用：抗衰老、保肝解毒、滋补强壮，降血糖，调节皮肤水分，恢复皮肤弹性。能够调节、增强人体免疫力，对神经衰弱、风湿性关节炎、关节增生、腰痛、冠心病、高血压、肝炎、糖尿病、肿瘤等有良好的协同治疗作用。

红灵芝

别名：有柄赤芝；一年生、味苦。

功效：消除色斑、老人斑、糖尿病、高血压、高血脂，排毒、解毒、补肺益肾和健胃，提高免疫力等功效。

平盖青芝

别名：树舌、树舌扁灵芝等；多年生、味微苦、无毒。

功效：肾炎、胃炎、肿瘤、肝硬化、急慢性肝炎、大小乙肝、抗癌胃痛，对病后脱发、须发早白有疗效，是世界上使乙肝转阴率最高的植物，也是补肝肾、益精血之佳品。

有柄黑灵芝

一年生、味甘、无毒。

功效：健脾化湿、润肺益肾、促进食欲之功效，对消化不良，胃腹胀痛等肠胃病有很好的疗效，长期服用可调整人体机能，增强免疫力，预防各种疾病发生。

松针芝（千年灵芝）

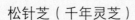

别名：松针层孔菌、桦褐孔菌；多年生、味甘、无毒。

功效：防癌、抗癌、治癌效果最好的品种，开脾、健胃、腹水癌抑制率达100%，用于各种癌症，可改善患者的症状，如增加食欲减轻疼痛，用后可见肿瘤缩小，胸腹水减少提高患者的生存，延长寿命。特别是手术后的患者长期服用，可以增强心脏功能，提高心肌对缺血的抵抗力，增强免疫力，早日康复。

斑褐灵芝

别名：树皮芝；多年生、味辛、性温。

功效：能活血痛经、祛瘀止痛，用于心绞痛，心律失常，以及血瘀闭经、痛经、月经不调等症，治冠心病效果甚佳。

名贵中药材的识别与应用

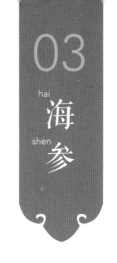

{一 名称来源}

【来源】海参属海参纲，是生活在浅海的海洋软体动物，有时也生存于深海中。距今已有六亿多年的历史，海参以海底藻类和浮游生物为食。

海参全身长满肉刺，形状像蚕，色黑，身上凹凸不平，营养价值极高，是菜中珍品。

【产地】全球有记录的海参有1100余种，可供食用约40种。

气候带：热带区（含海参产量的86%）和温带区，海参资源呈单种性，多分布于太平洋东西两岸。

海洋分布：太平洋热带区和印度洋。

热带区主要海参资源：黑沙参、糙海参、多色糙海参、梅花参、绿刺参、花刺参。

温带区主要海参种类：东岸以美国刺参为主，西岸以刺参为主。

温带区主要海参分布：中国、日本（主要产区在北海道）、韩国、加拿大（不列颠哥伦比亚省）美国（主要产区在华盛顿州）等。

温带区主要海参资源：刺参、花刺参、绿刺参、梅花参、黑乳参。

刺参分布于我国的山东、辽宁和河北沿海，主产于威海、烟台、大连、蓬莱、长岛等，捕捞期为每年11月至次年的6月，尤其是6月和12月捕捞量最大，7～9月是刺参夏眠季节。

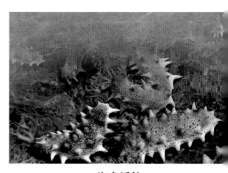

海参活体

【性味】味甘、咸，性平，无毒。

【功效主治】补肾益精，壮阳疗痿。现代研究表明，海参具有提高记忆力、延缓性腺衰老，预防动脉硬化、糖尿病以及抗肿瘤等作用。

{二} 医经论述

《本草从新》：补肾益精，壮阳疗痿；甘咸、温。入心、肾二经。

《药性考》：降火滋肾、通肠润燥、除涝祛症，咸、寒。

《本草纲目》：海参，味甘咸，补肾，益精髓，摄小便，壮阳疗萎，其性温补，足敌人参，故名海参。海参生长速度极其缓慢，营养价值非常高，海参素有"百补之首"美誉。

《本草纲目拾遗》："生百脉血，治休息痢"。

《本草求原》："润五脏，滋精利水"。甘咸，微寒，滑，无毒。

《本草撮要》：入手足太阴，注经血。

《中医大辞典》："补肾益精，养血润燥。治精血亏损、虚弱劳祛、阳痿、梦遗、肠燥便艰"。

《现代实用中药》："为滋养品，治肺结核，神经衰弱及血友病样的易出血患者，用作止血剂"。

{三} 临床应用

改善亚健康

海参含有50多种营养成分，蛋白质含量高达55%以上，18种以上人体所需氨基酸，其中8种是人体不能自

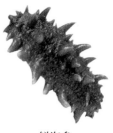

鲜海参

名贵中药材的识别与应用

身合成的必需氨基酸，并且氨基酸构
成比例较好，还含有多种微量元素、
维生素及生物活性物质等，丰富的营
养成分中烟酸和牛磺酸具有明显抗疲
劳功效。

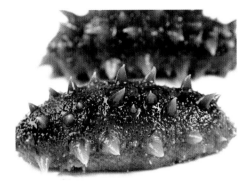

鲜海参

延年益寿

海参含有精氨酸、硫酸软骨素、
酸性黏多糖、海参素、牛磺酸及微量元素钾、钠、钙、碘、铁、锌、硒、铜、
磷、钒、锰和维生素B_1、维生素PP、自由基清除剂SOD等，对改善机体的多
种不适有明显的效果，能提高机体免疫力及抗疲劳能力。

补肾抗疲劳

刺参所含的锌、酸性黏多糖、海参素等活性物质具有提高勃起力的作用，
有抑制排卵和刺激宫缩作用，能改善脑、性腺神经功能传导作用，延缓性腺衰
老，增加性欲要求。

滋容美体

其中富含的精氨酸、刺参黏多糖对保持皮肤水分、增加皮肤弹性有很神奇
的效果。重要的自由基消除剂超氧化物歧化酶（SOD）及元素硒、锌、铜等
能够降低脂质过氧化速率，有效预防皮肤老化，达到美容效果。

补脑醒神，增强记忆

海参能提供给大脑丰富而均衡的养分，其中许多营养素是某些神经递质的
前体或神经系统发育必需成分，或直接参与生物活性分子的组成，比如赖氨
酸能对神经细胞进行营养性滋补，增加其活性，增强记忆；锌元素参加脑部
DNA和RNA合成，促使大脑智商提高，记忆力增强；牛磺酸是中枢神经内的抑
制性神经递质和神经调节物质，消除大脑疲劳，对增加记忆能力有重要功效。

抑制肿瘤

海参能抑制癌细胞的蛋白质、核糖核苷酸的合成，有提高人体免疫力和抗癌杀菌作用，抗腐能力强。海参中所含的硒能抑制癌细胞及血管的生长，具有明显的抗癌作用。海参对抗癌有明显疗效，对恶性肿瘤的生长、转移具有抑制法用。

术后及放、化疗

通过放疗、化疗医治癌症患者时，在杀死癌细胞的同时也杀死了人体正常的白细胞，使癌症患者免疫力低下，海参含有明显提高机体免疫力的成分，并且通过实验证明，它能够增加动物腹腔巨噬细胞吞噬鸡红细胞的能力，同时提高血球凝聚程度，增加自然杀伤细胞的活性。另外其中的天门冬氨酸、微量元素铜等对放、化疗及化学性损伤的修复很有帮助。

{四 鉴别方法}

外部形态

＊ 形态　体呈扁平圆筒形，两端稍细，体分背、腹两面。

＊ 体背面　背面有4～6行圆锥状的肉刺（又叫疣足），是变形的管足。

＊ 腹面　比较平坦，有管足，即整个腹面密集的小突起，末端有吸盘，在腹面大致排成三个不规则的纵带。

＊ 触手　位于体前端腹面，通常有20个楯状触手围在口的周围，呈环状排列，刺参靠触手的扫和抓将食物送入口中。

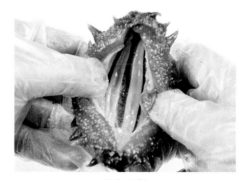

海参内部

＊ 口　位于围口膜中央，其入口处呈环状突起。

＊ 肛门　位于体后端且稍偏于背面。

＊ 体长　一般20cm，直径约4cm，体长最长可达40cm，即体长为20～40cm。

内部构造

刺参的最外层为角质层，具有保护作用。角质层之下为表皮，表皮下为厚的结缔组织，也可以叫胶质皮层，其间有无数的小型骨片。

＊ 表皮　由单层的表皮细胞组成，包在体表起保护作用。表皮细胞能分泌黏液，润滑身体。

刺参商品质量的好坏主要取决于海参胶质皮层的厚薄及丰满度。表皮胶质皮层，也可以叫结缔组织。也相当于我们人的真皮层。在该层中分布着海参的细小骨片。

＊ 肌肉层　是由环肌和纵肌两层组成，纵肌共五条，肌肉层也就是我们常说的海参的内筋。

这层肌肉层可以和胶质皮层分离。五条纵肌的前端固着于石灰环上，后端依附在肛门的周围，海参就是依靠肌肉的伸缩而进行运动。

＊ 体腔膜　在环肌和纵肌之下，有一层薄膜为体腔膜，此膜可以延伸与海参的肠相连，叫作悬肠膜，其共分3片，即左、右、背。海参体腔内有体腔液，当身体收缩时，可做不定向流动。

＊ 石灰环骨片　在口部，即食道周围有10片石灰质骨片，这些骨片都是白色的，主要作用就是5束强大的纵肌的固着点。

刺参的形态

刺参科包括仿刺参、梅花

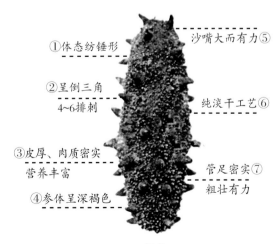

①体态纺锤形
②呈倒三角4～6排刺
③皮厚、肉质密实营养丰富
④参体呈深褐色
沙嘴大而有力⑤
纯淡干工艺⑥
管足密实⑦粗壮有力

刺参

参、绿刺参和花刺参。仿刺参又称灰刺参、刺参、灰参、海鼠，也就是人们俗语中的刺参。它体长20～40cm，体呈圆筒形，背面隆起有4～6行大小不等、排列不规则的圆锥形疣足，腹面平坦，管足密集，排列成不规则的3行纵带，用于吸附岩礁或匍匐爬行。口位于前端，偏于腹面，有楯状触手20个，肛门偏于背面；皮肤黏滑，肌肉发达，身体可延伸或卷曲。体形大小、颜色和肉刺的多少常随生活环境而异，喜栖水流缓稳、无淡水注入、海藻丰富的细沙海底和岩礁底。刺参体壁厚而软糯，是海参中质量最好的一种，被誉为"参中之冠"。

梅花参又称凤梨参。体长一般60～75cm，最长可达1.2m，宽约10cm，高约8cm，是海参纲中最大的一种。背部肉刺很大，每3～11个肉刺的基部相连呈梅花状，故名"梅花参"；又因体形很像凤梨，故又称"凤梨参"。皮肤内的骨片很简单，一种是微小、重叠和密集的颗粒体；另一种是纤细和分枝2～3次、不规则的X形体。生活时体色艳丽，背呈橙黄色或橙红色，散布黄色和褐色斑点；腹面带赤色；触手黄色。栖息于水深3～10m的珊瑚沙底；分布于太平洋西南部，我国主要产于南海的西沙群岛。它体大肉厚，品质佳，是中国南海的食用海参中最好的一种。

绿刺参又称方柱参、方刺参；花刺参又称黄肉参、白刺参、方参，它们都为南海很普通的食用海参，产量较高，过于软嫩。

商品术语

＊**头数**　海边渔民的传统是用头数衡量海参的大小，多少头就是一斤海参有多少个，头数越少，海参越大，质量越好。

＊**淡干海参**　海参的一种加工方法，海参干货的一种，鲜海参离开海水后会很快自己融化，原因就是海参体内有一种特殊的酶物质，在pH、温度等条件发生变化时会迅速发生反应，导致海参融化。所以为

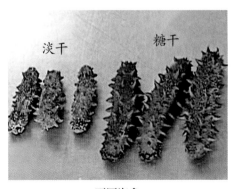

不同海参

名贵中药材的识别与应用

了长时间保存和运输，把海参加工成干货。

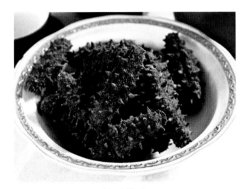

淡干海参

＊ 无盐海参　淡干海参中的精品，含盐量是所有海参加工方法当中最低的一种，是海参当中品质最高的一种，正常情况下加工成本比普通淡干海参高300～400元左右。

＊ 海参年龄　一般情况下，超过3年的海参就可以捕捞加工。3年以上的海参营养基本接近顶峰，正常情况下干海参长度4cm以上。

食补重要的是坚持，每日补一只，就足够好了。

海参的颜色

长岛正常淡干无盐海参的参体自然干瘪，颜色大约分以下3种。

＊ 木炭黑　在过去渔民加工过程中，为保证海参的长久保存，当地渔民在最后一道加工工序上用草木灰将海参包裹后晾干，所以也称之为炭灰海参，随着生活的发展和加工工艺的改变，草木灰被木炭所代替，起到了起干吸潮的作用，以便长期保存。

＊ 参体自然色　海参不全是黑色的，因为鲜活海参由于生长在海里的不同位置，有的在石缝里有的在海藻丛里，有的在直接水面下，接受的阳光照射，所以颜色就不一样。

＊ 表面有轻微的白色盐花　此种加工方法为长岛特有的老淡干加工方式，表面的微量盐花为参体自然泛盐，由于没有加木炭或者其他外形处理，所以看得到微量盐花，现在只有很少的渔民保持这种传统，这种海参相当干燥。

｛ 五 分类分级 ｝

按品种分类

中国海域有140多种海参，可供食用约21种，其中刺参的营养与经济价值最高。

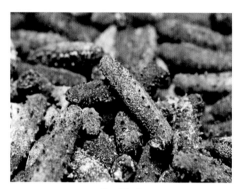

盐干海参

＊ 刺参类　刺参科，仿刺参（灰刺参、刺参、灰参、海鼠）、梅花参（凤梨参）、绿刺参（方柱参、方刺参）、花刺参（黄肉参、白刺参、方参）。

＊ 光参类　海参科，图纹白尼参（白瓜参、白乳参、二斑参）、蛇目白尼参（虎鱼、豹纹鱼、斑鱼）、辐肛参（石参、黄瓜参）、白底辐肛参（靴参、赤瓜参）、肛参、乌皱辐肛参（乌参）、黑海参、玉足海参黑乳参、糙海参。

＊ 瓜参科　方柱五角瓜参、裸五角瓜参、瘤五角瓜参、芋参科海地瓜（茄参、海茄子）、海棒槌（海老鼠）。

根据形态分类

目前市场上的海参品种主要包括：拉缸盐海参、盐干参、淡干参、纯干参、冻干海参、即食海参、调味海参等。

商品分类

＊ 滚子参　也就是所说的"活海参"，刚刚捕捞上来的鲜活海参，渔民称作滚子参。

＊ 皮子参　鲜活海参剖肚后，尚未用盐腌制或入锅蒸煮进行下一步加工的海参称皮子参。

＊ 拉缸盐参　经过在海水或盐水中蒸煮的皮子参称作拉缸盐海参。一般皮子参要在海水或盐水中煮2～3次，再撒盐腌制而成。

＊ 盐干参　将皮子参经沸水锅处理后控净水，凉透加入适量的粗盐拌均匀，腌渍8小时后控净水，加入草木灰拌匀，摊放在阴凉透风处晾干，或者采用烘干或恒温抽湿干燥，然后拍净海参表面的草木灰即可。盐干参是最传统的海参加工方式，已有上千年历史。

＊ 淡干参　在海边，渔民把海参用海水或饱和盐水煮后，自然晾晒干的而没有再次裹盐和草木灰的海参叫作淡干参。也有将拉缸盐海参放入煮沸的淡水锅中，稍煮片刻捞出晾干，泛盐后，再下锅抄水，如此反复2～3次制成的海参称为淡干参。

＊ 纯干参　把鲜海参直接扩肚加工成皮子参然后在淡水中煮，通过低温脱水和烘干，加工出干海参。因为海参生活在海水环境中，因加工过程简单，所以不可能一点盐不含，但是相对来讲，盐含量是很低的。同时纯干参是在传统盐干参的基础上延伸出来的产品，加工的条件和环境得到大大的改善，使得海参的加工不断具有了规模化生产。

｛六 选购方法｝

优质海参特点

＊ 规格上识别

一级品：每500g参在30头以内，均匀，体形端正，刺尖长。

二级品：每500g参在80头以内，均匀，体形端正，刺尖长。

三级品：每500g参130头以内。

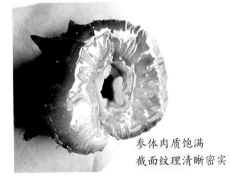

参体肉质饱满
截面纹理清晰密实

优质海参截面

＊ 从颜色上识别　优质海参的颜色呈灰色或黑色，干度足、稍显干瘪但背部开口外翻，杂质少，嗅起来有新鲜的海鲜味。水发后颜色应为深咖啡或黑色，参体完整、肉质厚、弹性强内里与

五条筋完整并呈现白色，每500g干参可水发出不低于3500g的水发参。

普通刺参：一般4排刺，刺不规则，分布乱。

中级刺参：一般4排刺，刺与刺之间排列整齐，刺尖长。

珍品刺参：一般5排刺，刺与刺之间排列整齐，刺尖长。

＊ 从加工方法上识别　一是搓草木灰海参，此种方法为传统加工工艺。二是纯淡干海参，以此方法加工制成的海参无盐、无灰、无水分。因此，纯淡干海参的价格高于搓草木灰海参。

＊ 开口处看　开口可看到肉质肥厚干净为优质。

＊ 从刺参嘴部看　骨板不疏松的为上品。

＊ 参形态识别　优质的刺参体型肥满且呈圆柱形，刺挺直，个体轻；刺参生长越长，个体越大。

＊ 干燥度　达到国家标准的干海参，置通风阴凉处，保质期达3年以上。

劣质海参特点

＊ 盐分超标　生产商为谋利，一般不按水产行业执行标准加工制法而是在参体上多遍加盐，以达到增重的目的。因此，劣质海参的颜色纯白（添加了盐或淀粉）或黑得发亮，体表可见明显的盐粒结晶，水发后呈现黄色甚至黑色。

＊ 糖海参　此产品在加工过程中掺入了糖，因为糖是有机物，很难分析它的含量，而且在加入糖的同时也添加了盐，甜与咸的味道相互抵消，从简单的品尝很难判断它的盐含量。一般盐跟糖能占到海参重量的30%～50%左右，很容易让消费者上当。

鉴别方法：① 颜色为黑色或黑白色相间；② 味道甜咸；③ 涨发率低。

＊ 碱矾参　是在加工过程中掺入了化学胶质、明矾、碱、盐，含杂量占海参重量的30%～50%，加工后海参刺挺直，外观比较漂亮，很容易让消费者上当。食用后不仅起不到食疗功效，反而对身体健康危害极大。

鉴别方法：① 颜色为黑色或黄褐色；② 味道苦涩；③ 涨发率低，含矾的涨发尚可但肉质松散。

＊ 草木灰海参　是在加工时掺入大量草木灰和盐，反复加工多次，不仅含盐量高，灰分也高，导致海参营养流失严重，刺参肉质薄、无弹性，食用营

养成分很低。

鉴别方法：① 颜色为灰褐色；② 与同样头数的海参相比质量要重；③ 涨发后肉质松散。

＊ 砂包、盐包海参　是在加工时没有放肠或者人为地在海参体内注入海藻、砂石、盐等来增加海参的重量，肚子里泥沙、盐含量占海参总重量的30%～80%，质量差，发制时容易溃烂。

鉴别方法：① 与同样头数的海参相比质量要重；② 海参腹部较凸，其体内有大量的沙子或盐。

｛七　发制干参｝

发制常规方法

第一步，将干海参放入盛满纯净水的干净容器中，每天换一次水，浸泡1～2天。

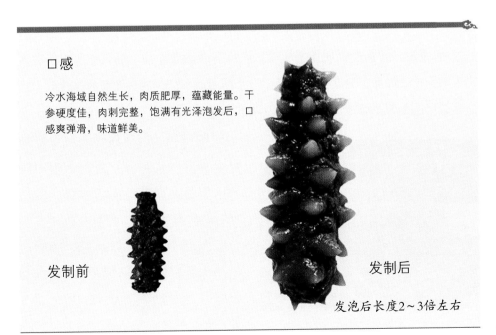

口感

冷水海域自然生长，肉质肥厚，蕴藏能量。干参硬度佳，肉刺完整，饱满有光泽泡发后，口感爽弹滑，味道鲜美。

发制前　　　　　　　　　发制后

发泡后长度2～3倍左右

第二步，将泡软的海参放入干净的锅中用纯净水煮20～40分钟（个头大的时间稍长，个头小的时间稍短），冷却后捞出剖开肚子洗去海参肚内的钙质牙，横向将海参筋切断，以利于海参的涨大。

第三步，将处理完的海参继续放入盛满纯净水的干净容器中，每天换1～2次水，水温保持在2～10℃左右，浸泡2～3天后完全发好。

无盐海参由于海参很干，肉质很纯，不好泡发，如果想发得更大一些的话可以再重复第二、第三步。另外第二步煮海参可以用高压锅代替，开锅压5分钟就可以。

这种常规方法还可以省略第一步，直接煮也可，时间稍微加长。

发制简单方法

第一种：将海参放入盛满纯净水的干净容器中，每天换1～2次水，浸泡3天后捞出海参开肚去牙，横向断筋，然后继续浸泡，直到感觉海参没有硬心，比较富有弹性，洗净即可烹制食用，大约需要5天左右。

第二种：将海参放入盛有开水的暖壶中焖12小时，取出开肚去牙再浸泡1天即可食用。

无盐海参的发制方法

＊ 浸泡　将海参表面清洗干净后，浸泡在洁净无油，装有纯净水的容器内（水要没过海参）泡发约24～48小时，期间换水3～4次直至海参体变软（此步骤的目的是把海参浸泡至柔软可以清洗内部）。

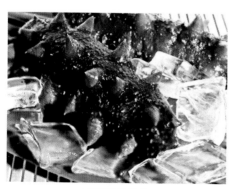

＊ 清洗　沿腹部的刀口把海参从头部至尾部剪开，剪掉头部的沙嘴、抠除海参牙，清洗海参体内杂质，挑断海参内壁上附着的筋。

＊ 锅煮　将洗净后的海参放入洁净无油的锅里加入纯净水，中火烧开后再小火煮40～60分钟，熄火后不要开盖，把海参留在锅里焖至自然凉

速冻鲜熟海参

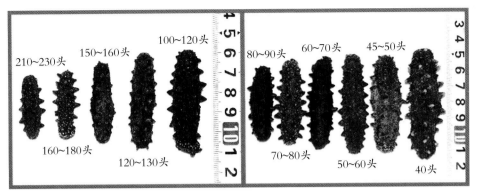

海参分级

透，捡出煮软的海参，将硬的或者仍有硬芯的海参留在锅中，换纯净水继续煮，直至全部煮软煮透。此步骤的目的就是要把海参彻底煮软、煮透。

★ 浸泡 把煮好的海参再次放入洁净无油的容器内，盛满纯净水，然后置于电冰箱的保鲜室内，纯净水中加些冰块，涨发的会更大泡好后口感更佳，再浸泡约24～48小时，其间换水3～4次，即可食用。

发制标准

第一，用筷子可以把海参夹起来，夹不起来就是煮过火了，海参的两端自然下垂，就是发好了，如果还是直挺挺的，就是还需要继续发制。第二，用筷子在海参的背部轻轻一戳，感觉可以轻轻穿过去，就发好了，反之则需要继续加工，如果海参煮闷后达到这两标准，就认为达到标准了。发海参不同于煮饺子，尝一个饺子好了，就全部出锅，海参是娇贵的东西，必须仔细检查，发好一个拣出一个，这样才能全部发好。

一般情况下，海参发泡到原长度的两倍左右的长度就可以食用，此时海参本身的弹性最好，营养和口感也是最适宜的。如果过于追求海参的发泡长度，那海参是可以发泡到原长度的2.5～3倍，但此时海参已经发泡的比较烂了，弹性不好，口感也打了折扣。所以追求海参的发泡长度和弹性之间的平衡才是海参发泡高手所需要做的。

注意问题

在海参浸泡换水过程中不要对海参进行搓洗，发好后等食用时一次性洗净就可以了。手要干净，特别是油性皮肤的人，要先洗净双手。

家庭用可采用简单方法，海参发制到用手捏一下没有硬芯，富有弹性就可以了，泡发的再大营养也不能增加，而且越大海参口感越差。

别忘了换水，如果室温较高最好放入冰箱保鲜层中，这样水2～3天不换海参也不会变质。

泡发时用纯净水，不建议用自来水，最好的是蒸馏水。

发制好的海参应尽快食用，不可长时间浸泡于水中或长时间带水放置在冰箱保鲜室内。

如一次发制较多，不能够立刻吃完，应放置在冰箱的冷冻室内带水单冻，需要时用热水浸泡即可食用。

海参的大小厚薄不一，故涨发的时间也不同。小而薄的海参涨发时间可短些，厚的海参涨发时间应长些。同样大小、同样厚薄、同样品种涨发时也有先发透的和后发透的，先发透的应先拣出来，没发透的继续发透为止。

海参的最大特点是软滑、糯嫩，因此涨发海参只需煮和焖，在焖时要掌握时间，先发好的先取出，以防过于酥烂，煮焖锅要大，加水量要多，最好用陶器，热量稳定，涨发效果最好。

几乎所有无刺的海参都有刺皮，都可采用先烧焦外皮，铲净刺皮后再水发的方法，烧要匀，铲要净，但不要伤肉。

涨发过程忌油、碱、盐。海参未涨发透遇油，油会黏附海参表面，造成缩水，使水分难以渗入，造成海参涨发不匀；遇碱易造成外表腐烂，遇盐易使海参发不透。

海参涩辣味的去除：有些海参有涩辣味，去除的方法是加醋，前提是海参已经涨发好，涨发好的海参每500g放入50g水、25g醋精拌匀，待海参收缩后，再用流动水冲净，泡20小时，复原后取出漂净，可除涩辣味。

﹛八 食用方法﹜

海参的家常制法很简单，炒菜、炖汤、熬粥皆可。食用方法也因人而异、四季皆宜，每日早餐前空腹食之吸收效果最佳，如果只想品尝海参的原汁原味，那么水发后便可直接食用。

海参粥

【配　方】海参30g，大米60g，葱、姜、食盐各适量。

【制　法】海参与大米一起煮，煮成粥状后，加入姜丝、葱、食盐适量。每日1次，可早、晚餐服食。

【功能主治】补肾益精，养血润燥，适于精血不足须发早白，记忆力下降者。

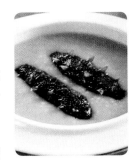

海参香菇羹

【配　方】水发海参90g，冬笋片15g，水发香菇5g，盐、猪油、鸡汤、料酒味精、胡椒粉、葱、姜皆适量。

【制　法】海参切小丁，冬笋、香菇切末。猪油烧熟，煸炒作料、葱、姜，加入鸡汤，捞掉葱姜，倒入海参、冬笋、香菇、调料、煮沸勾芡，撒上椒粉即可。成人每天一次，连服几周。

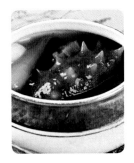

【功能主治】补肾益精、养血润燥；对精血亏损、身体虚弱、疲乏、阳痿、遗精、尿频、肠燥、便秘有疗效。

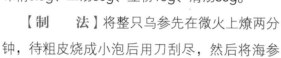

一品海参

【配　　方】整只乌参一只（250g），猪肥瘦肉50g、冬笋25g、口蘑5g、火腿25g、干贝25g。猪油50g、酱油10g、料酒30g、盐2g、味精0.5g、二汤50g、豆粉10g、清汤50g。

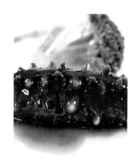

【制　　法】将整只乌参先在微火上燎两分钟，待粗皮烧成小泡后用刀刮尽，然后将海参剖为两片，入开水发泡2天，取出洗净后，放入加料酒的沸水锅中汆一次，再换水汆第二次。汆后用布将参捞干，用刀在参腔内划旗子块花纹，再用清汤喂一下待用。洗净的猪肥瘦肉、冬笋、口蘑、火腿、干贝等切成小方丁，入烧热的猪油锅中炒成馅，炒时先下猪肘丁，次下冬笋等丁和酱油、料酒。将准备好的参腹腔内填上馅料，装入蒸碗，碗内加二汤、盐、味精，然后封上碗口上笼蒸一小时。

食时漠去原汁后，翻扣盘中，以原汁加水豆粉调匀，淋于海参上即成。形整大方，海参软糯，馅味鲜香，多为海参席头菜。

【功能主治】养血滋阴，补益强壮。本食疗方适用于体虚、术后阴血不足、面黄无华、精血亏损、身体虚弱、疲乏、阳痿等症。

炒芙蓉海参

【配　　方】海参（水浸）250g，鸡胸脯肉50g，鸡蛋清200g，牛

名贵中药材的识别与应用

奶25g，鸡油100g，料酒10g，味精3g，淀粉（玉米）30g，大葱50g，姜25g，八角5g，盐4g。

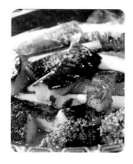

【制　　法】将海参洗净片成斜片，放开水锅中焯透；鸡里脊去筋砸成细茸，加入牛奶开；放入鸡蛋清放入鸡茸内搅拌均匀成糊；坐勺上火，放入鸡油烧热，投入大料、葱段、姜片煸出香味；加入料酒、精盐、鸡汤烧开；捞出佐料，放入海参，微火焖入味，捞出放盘内；坐勺上火，倒入鸡油烧至五成热，将鸡茸倒入轻轻晃动；使其浮于油面成片状，用手勺划开，倒出沥油；炒勺上火，加入鸡汤、料酒、精盐，放入海参、鸡茸片炒匀；调入味精，淋入水淀粉勾成浓芡，淋入鸡油，装盘即成。

【功能主治】养血滋阴，补益强壮。本食疗方适用于体虚、术后阴血不足、面黄无华、口舌干燥等症。

葱烧海参

【配　　方】海参100g，姜、酱油各25g，白糖15g，熟猪油125g，大葱200g，料酒20g，精盐4g，清汤250g，湿淀粉250g，味精、糖色各3g。

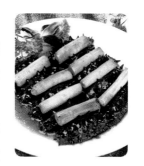

【制　　法】海参切成宽片，煮透后控去水分，将猪油烧至六成熟时放入葱段，炸至金黄色时捞出，葱油备用。清汤加葱、姜、精盐、料酒、酱油、白糖、海参，烧开后微火煨2分钟，捞出控干猪油加炸好的葱段、精盐、海参、清汤、白糖、料酒、酱油、糖色，烧开后移至微火煨2～3分钟，上旺火加味精用淀粉勾芡，用中火烧透收汁，淋入葱油，盛入盘

中即可。

北方名菜，从山东源入，以水发海参和大葱为主料，海参清鲜，柔软香滑，葱段香浓，食后无余汁。

【功能主治】养血滋阴。本食疗方适用于体虚、精血亏损、身体虚弱、疲乏、阳痿、遗精、尿频、肠燥、便秘等症。

｛九 贮存方法｝

● 无盐干海参在保持干燥的情况下可以贮存较长时间，如果长时间吃不完，将海参放入密封容器中置于阴凉处，隔段时间拿出来晾晒一下，保持干燥，千万不要受潮，不推荐放入冰箱里冷冻。

● 发海参时最好一次多发一些，发好后用保鲜膜一个一个独立包好放入冰箱冷冻室保存，吃的时候按需拿取就可以了。在冷冻室内也可以存放三个月以上。

｛十 注意事项｝

● 海参是高蛋白食品，肝脏疾病患者每天食用50～100g为宜。

● 海参不宜与甘草、醋同用食。

● 尿毒症病人不能吃海参，海参中含有较多的尿酸可能会加重尿毒症。

● 海参中含有丰富的蛋白质和钙等营养成分，而葡萄、柿子、山楂、石榴等水果含有较多的鞣酸，同时食用不仅会导致蛋白质的凝固，难以消化吸收，还会出现腹痛、恶心、呕吐等症状。

● 海参能润五脏，生吞生津利水，故痰多、泻痢者不宜食用。

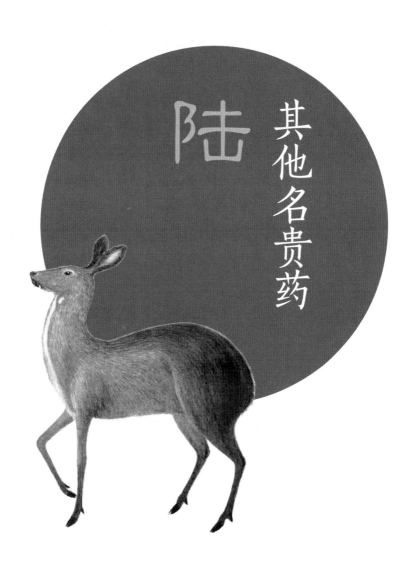

陆 其他名贵药

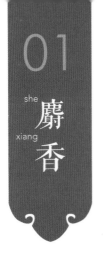

01

she
麝
xiang
香

{一 名称来源}

【来源】麝香为鹿科动物林麝*Moschus bere-zovskii* Flerov、马麝*M. sifanicus* Przewalski或原麝*M. moschiferus* Linnaeus成熟雄体香囊中的干燥分泌物。

以仁黑、粉末棕黄（俗称黑子黄香）香气浓烈、富油性者为佳。

【别名】当门子、脐香（《雷公炮炙论》），麝脐香（《本草纲目》），四味臭（《东医宝鉴》），臭子、腊子（《中药志》），香脐子（《中药材手册》）。

【产地】麝，俗名"麝鹿""獐子"，是一种温带、亚热带及亚寒带的高山动物，为我国特产珍贵中药材。野生或家养，主要分布于西藏、四川、云南、青海等地。

【采收加工】为鹿科动物麝成熟雄体脐部香囊中的干燥分泌物。取3岁以上的壮年雄麝，于每年冬季、春季从囊中掏取出麝香仁，其中呈块状颗粒者习称"当门子"，干燥后呈颗粒状或块状。有特殊的香气，味微辣、微苦又带咸，以质柔软、有油性、当门子多、气香浓烈者为佳。取出麝香仁，研细即可入药。本品应储存于密闭、避光的容器里。

＊野生　冬季及次春猎取，杀麝取香。商品规格有毛壳麝香及麝香仁。

＊人工驯养　活体取香，商品规格有①毛壳：呈

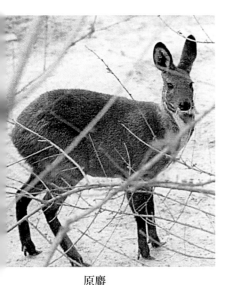

原麝

球形或扁圆形，囊壳完整，内有饱满柔软的香仁和粉末；② 净香：为去净外壳的净麝香，有颗粒状香仁和粉末。

【炮制】用温水浸润香囊，割开后除去皮毛内膜杂质，用时取麝香仁研细。

【性味归经】味辛，性温。入心、脾、肝经。

【功能主治】开窍醒神，活血通经，消肿止痛。用于热病神昏，中风痰厥，气郁暴厥，中恶昏迷，经闭，癥瘕，难产死胎，心腹暴痛，痈肿瘰疬，咽喉肿痛，跌扑伤痛，痹痛麻木。

【用法用量】内服：入丸、散，0.06～0.1g，不宜入煎剂。外用：吹喉、鼻、点眼、调涂或入膏药中敷贴。

【注意】①用麝香，禁食大蒜；② 虚脱症禁服；③该品堕胎，孕妇禁内服外用。

{ 二 医经论述 }

本品始载于《神农本草经》。列为上品，晋陶弘景曰："麝形似獐而小"。明代李时珍曰："麝之香气远射，故谓之麝"。在唐宋时代已盛行用作化妆品及香料。

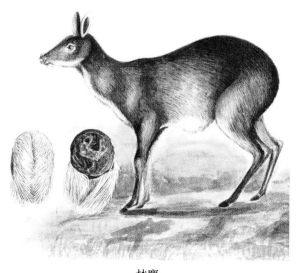

林麝

《神农本草经》："主辟恶气……温疟，蛊毒、痫至，去三虫。"

《名医别录》："中恶，心腹暴痛胀急，痞满，风毒，妇人产难，堕胎，去面䵟，目中肤翳。"

《药性论》：除心痛，小儿惊痫、客忤，镇心安神，以当门子一粒，细研，热水灌下，止小便利。能蚀一切痈疮脓。

《雷公炮炙论》："凡使麝香，用当门子尤妙，微研用，不必苦细也。"

《本草蒙筌》："勿近火、日，磁钵细擂。"

《日华子本草》：杀脏腑虫，制蛇、蚕咬，沙虱、溪、瘴毒，吐风痰。纳子宫暖水脏，止冷带疾。

《仁斋直指方》：能化阳通腠理。能引药透达。王好古：疗鼻窒不闻香臭。

《本草正》：除一切恶疮痔漏肿痛，脓水腐肉，面墨斑疹。凡气滞为病者，俱宜用之。若鼠咬、虫咬成疮，以麝香封之。

《本草备要》：治耳聋，目翳，阴冷。

《本草纲目》："通诸窍，开经络，透肌骨，解酒毒，消瓜果食积，治中风、中气、中恶、痰厥、积聚症瘕。""盖麝走窜，能通诸窍之不利，开经络之壅遏，若诸风、诸气、诸血、诸痛，惊痫、癥瘕诸病，经络壅闭，孔窍不利者，安得不用为引导以开之通之耶？非不可用也，但不可过耳"。

{三} 临床运用

＊用于闭证神昏　麝香辛温，气极香，走窜之性甚烈，有极强的开窍通闭醒神作用，为醒神回苏之要药，最宜闭证神昏，无论寒闭、热闭，用之皆效。治疗温病热陷心包，痰热蒙蔽心窍，小儿惊风及中风痰厥等热闭神昏，常配伍牛黄、冰片、朱砂等药，组成凉开之剂；用治中风卒昏，中恶胸腹满痛等寒浊或痰湿阻闭气机，蒙蔽神明之寒闭神昏，常配伍苏合香、檀香、安息香等药，组成温开之剂。

＊用于疮疡肿毒，咽喉肿痛　该品辛香行散，有良好的活血散结，消肿

止痛作用，内服、外用均有良效。用治疮疡肿毒，常与雄黄、乳香、没药同用，即醒消丸，或与牛黄、乳香、没药同用；用治咽喉肿痛，可与牛黄、蟾酥、珍珠等配伍，如六神丸。

＊用于难产，死胎，胞衣不下　该品活血通经，有催生下胎之效。常与肉桂为散，如《张氏医通》香桂散；亦有以麝香与猪牙皂、天花粉同用，葱汁为丸。外用取效，如《河北医药集锦》堕胎丸。

＊用于血瘀经闭，癥瘕，心腹暴痛，跌打损伤，风寒湿痹等证　该品辛香，开通走窜，可行血中之瘀滞，开经络之壅遏，以通经散结止痛。每周一次，两周一疗程，疗效满意；用治痹证疼痛，顽固不愈者，可与独活、威灵仙、桑寄生等祛风湿药同用。

＊开窍醒神，活血通经，止痛，催产　具有开窍醒神，活血散结，止痛消肿，催生下胎的功效。主治热病神昏，中风痰厥，气郁暴厥，中恶昏迷，血瘀经闭，痛经，积聚，心腹暴痛，风湿痹痛，跌打损伤，痈疽恶疮，喉痹，口疮，牙疳，虫蛇咬伤，难产，死胎，胞衣不下。麝香二钱。研末，入清油二两，和匀灌之（《济生方》）。

＊治卒中风　青州白丸子，入麝香同研碎为末，生姜自然汁调灌之，如牙紧，可自鼻中灌入（《魏氏家藏方》）。

＊治痰迷心窍　麝香一分，月石、牙皂。明矾、雄精各一钱。上共研匀，密贮，每服五分（《疡科遗编》）。

＊治中恶客忤垂死　空青一两（细研），麝香一分（细研），朱砂一两（细研，水飞过），雄黄半两（细研）。上药相和，研令匀，每服以醋一合、汤一台柏和，调散半钱，不计时候服之，须臾即吐为效（《圣惠方》）。

＊治小儿诸痫潮发，不省，困重　白僵蚕（汤洗，焙黄为末）半两，天竺黄一分（细研），真牛黄一钱（别研），

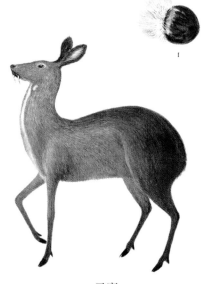

马麝

麝香（研）、龙脑（研）各半钱。上拌研匀细，每服半钱，生姜自然汁。

＊治肾脏积冷，气攻心腹疼痛，频发不止　麝香半两（细研），阿魏半两（面裹煨，面熟为度），干蝎三分（微炒），桃仁五十枚（鼓炒微黄）。上药捣罗为未，炼蜜和九，如绿豆大，每服不计时候，以热酒下二十丸（《圣惠方》）。

｛四｝鉴别方法

性状

＊毛壳麝香

形态：呈囊状球形，椭圆形或扁圆形，直径3～8cm，厚2～4cm。

外表：一面见开口（囊孔），革质皮棕褐色，略平，密生灰白色或灰棕色短毛，从两侧围绕中心排列，中央有1小囊孔，直径约2～3mm；另一面为棕褐色略带紫色的皮膜，微皱缩，偶显肌肉纤维，略有弹性。

剖面：可见中层皮膜呈棕褐色或灰褐色，半透明状；内层皮膜呈棕色，内含颗粒状及粉米状的麝香仁和少量细毛及脱落的内层皮膜，习称"银皮"或"云皮"。

质地：柔软，有弹性。

气味：有特异香气。

香囊的构造分五部分。① 粗皮（外壳）：淡褐色或棕褐色，被毛所披盖。② 细皮：粗皮内的肌肉层，棕褐色或灰褐色，半透明。③ 内皮：又称云皮，为细皮内包住香囊的一层极薄的酱褐色膜。④ 膜上有许多皱纹，分泌物即从膜上产生，习称"银皮""云皮"或"黑衣子"。⑤ 香仁：包于内

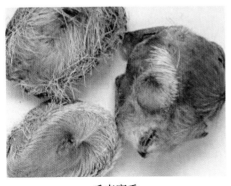

毛壳麝香

名贵中药材的识别与应用

皮之内的颗粒状物，习称"当门子"；粉末状物习称"散香"。

毛壳麝香以饱满、皮薄、仁多、捏之有弹性、香气浓烈者为佳。

* 麝香仁

当门子：不规则圆形或颗粒状的麝香仁，由于多集中于囊口，习称"当门子"。表面呈紫红色，黄褐色或

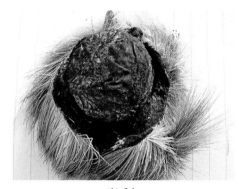

麝香仁

乌黑色，多呈紫黑色，微有麻纹，油润光亮，断面棕黄色。

散香：粉末状者习称散香。多呈棕褐色或黄棕色或微带紫色，习称"黄香"，并有少量脱落的内层皮膜和细毛。

黄香黑子：散香呈黄色细粉；当门子外表黑色，剖开黄色称之。

子眼清楚："子"指细小均匀的麝香仁，"眼"指麝香仁与麝香仁之间的空隙。香仁油润，颗粒自然疏松，习称"子眼清楚"。

有少量破碎的灰白色内隔膜皮（银皮）、少许细毛；香气浓烈远射，味微辛辣，略带咸。以当门子多、颗粒色紫黑、粉末色棕褐、质柔润、香气浓烈者佳。不应有纤维等异物或异常气味。

经典鉴别方法

* 手捏　真麝香微软，有弹性。用手捏后再取少许麝香加适量水调匀，若不脱色、不染手、不粘手、不结块者为真品，反之则为假货；也可将少许麝香置于掌心，如果加水湿润后能搓成团状，用手指轻揉即散开、不粘手、不结块，即"搓之成团，揉之则散"，则为真品。

* 冒槽现象　毛壳麝香用特制的槽针从囊孔插入，向不同部位转动，抽出槽针，立即检视，上槽之香仁应有逐渐膨胀高出槽面的现象，称之"冒槽"。

* 火烧法　取少许麝香，置锡纸上隔火烧热，可见轻微如磷似的火焰，然后有蓝色烟柱直线上升，麝香会发生跳动、蠕动、迸裂或有爆鸣声，则为真品。如果火一烧就起油泡，且无香气者为假货。

取香仁粉末于坩埚中灼烧，初则迸裂，随即熔化膨胀起泡，香气浓烈

四溢，应无毛、肉焦臭，无火焰或火星出现，灰化后，残渣呈白色或灰白色。

＊研磨试验　将麝香少许投入乳钵研磨，不应有砂子声响和坚硬感。

＊纸压法　用易吸水的洁净纸一张，取麝香少许置纸上，将纸折合，稍用力挤压，如系真香，则纸上不留水、油迹，纸亦不被染色。如纸上现水迹，则为发水香或没干的麝香；显油迹，则为浸油之麝香；如纸被染色，则为掺伪的麝香。

＊溶解及颜色　将少许麝香放入沸水，如急速旋转后渐渐沸翻溶化者为真品。如果漂浮在水面上或沉底不动、不溶化则为假货。

取香仁少许投开水杯中，立即溶出淡黄色素，水被染成淡黄色，但水仍清澈而不混浊，不溶部分只是微小散碎皮膜，香气浓而持久。

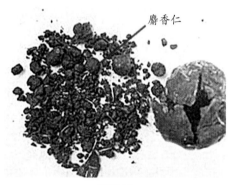

麝香仁

麝香仁

＊分墨试验　将墨汁涂玻片上，投入香仁少许，则墨被分开。

＊推灰试验　撒少量草木灰于水面，放入香仁后香仁不被推散。

{五} 常见伪品

麝香的一般掺假配方为动物的肝脏、油脂、血块、蛋黄以及锁阳、儿茶、大黄粉等，其加工方法有在原香中注血、压沙或在香仁中拌入这些经加工处理过的粉末和麝毛，有的用原壳重新缝合或用动物膀胱制成银皮麝香。

麝香的掺伪鉴别

由于麝香疗效确切，而来源紧缺，所以长期以来供不应求，其价格昂贵。因此一些不法分子趁机捣鬼，制造假冒或掺伪药材，常见的掺伪现象有以下几种。

* 大豆掺伪　显微可见多数糊粉粒、栅状细胞等。

* 地黄掺伪　显微可见大型具缘纹孔及网纹导管，草酸钙方晶，分泌细胞。

* 蒲黄掺伪　粉末显微可见大量花粉粒。

* 桂枝掺伪　可见石细胞、油细胞、草酸钙针晶、导管等。

* 甘草掺伪　可见淀粉粒、草酸钙方晶、纤维及晶纤维。

* 大枣果肉掺伪　可见果皮细胞及草酸钙结晶（方晶、簇晶）。

* 锁阳掺伪　可见淀粉粒、网纹导管、薄壁细胞、木栓细胞。

* 茯苓掺伪　粉末水溶液中有大量不规则颗粒状团块及分枝状块团。水合氯醛卡中团块溶解露出无色或淡棕色菌丝。

* 蛋黄掺伪　可见大量卵黄组织和散在的脂肪油滴。

* 兔血掺伪　可见多数血细胞。

* 猪肝掺伪　可见不规则颗粒状物，猪肝细胞等。

* 矿物掺伪　可见混沙团块，具棱角的块状晶体等，常见的矿物有朱砂、雄黄、砂土、赤石脂、玻璃等。

* 植物油掺伪　镜检，有油滴，溶于水，水表面有油花。

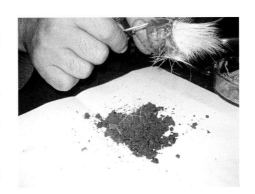

取麝香仁

代用品

* 灵猫香　为灵猫科动物大灵猫、小灵猫香囊中的分泌物，雌雄动物均产香。具有与麝香相似的成分和功效。为蜂蜜样的稠厚液，呈白色或黄白色，存放日久则色泽渐变，由黄色最终变成褐色，呈软膏状，具类似麝香气。

* 麝鼠香　田鼠科动物麝鼠雄性香囊中的分泌物，具有与麝香等同的麝香酮、降麝香酮等大环化合物。麝鼠原产北美洲，其香也称"美国麝香"，我国在东北及新疆、浙江、广西等省区均有饲养场，资源丰富，做麝香代用品的开发价值很大。

〖六 食用方法〗

麝香蒜

【配　　方】麝香（研细末）1~1.5g，紫皮蒜10~15头（视年龄、体型增减），捣成蒜泥。

【制　　法】农历五月初五12点整，在患者第7颈椎至第12胸椎棘突宽8分~1寸的脊背中线长方形区域内清洁皮肤后先撒敷麝香，再将蒜泥覆盖其上，60~75分钟后，清洗局部，涂以硼酸软膏，再覆以塑料薄膜，并以胶布固定。

【功能主治】开窍醒神、活血通络、散瘀止痛。用于治疗支气管哮喘。

麝香血竭散

【配　　方】麝香0.3g，血竭1g，肉桂粉1g。

【制　　法】共研成细末。

【功能主治】开窍醒神，活血通络。治疗因脊髓受压、腰部挫伤等导致的外伤性尿潴留，伴有不同程度的截瘫。

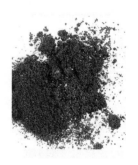

麝香胡椒散

【配　　方】麝香0.15g，白胡椒7粒。

【制　　法】白胡椒研为细末，瓶装密封备用。用时患者取仰卧位，将肚脐洗净，然后把麝香粉倒入肚脐内，再将胡椒粉盖于上面，外覆盖圆白纸后，用胶布固定。每隔7～10天换药1次，10次为一疗程，疗程间隔5～7天。

【功能主治】开窍醒神、活血通络，用于治疗慢性前列腺炎。

麝香艾叶灸

【配　　方】麝香少许，艾叶。

【制　　法】麝香少许，撒于溃疡面上，用艾叶卷灸，1次20～30分钟。

【功能主治】开窍醒神、活血通络，治疗皮肤溃疡。

破伤风散

【配　　方】麝香3g，生南星、防风各6g。

【制　　法】研细末，对准伤口用灸法。

【功能主治】开窍醒神、活血通络，治疗破伤风。

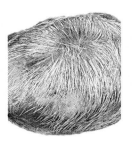

麝香葱白

【配　　方】麝香3g，葱白一根。

【制　　法】葱白一根（去外皮），在其顶端剖开，置入天然麝香少许，涂以矿物油后随即插入肛门约8cm。

【功能主治】开窍醒神、活血通络，用于治疗急性肠梗阻。

麝香冰片散

【配　　方】麝香0.9g，冰片2.1g。

【制　　法】共研细粉，吹耳。

【功能主治】开窍醒神、活血通络，用于治疗急性化脓性中耳炎。

名贵中药材的识别与应用

{一 名称来源}

【来源】沉香为双子叶植物药瑞香科乔木沉香 *Aquilaria agallocha*（Lour.）Roxb或白木香 *A. sinensis*（Lour.）Gilg在受到自然界的伤害，如雷击、风折、虫蛀等或受到人为破坏以后在自我修复的过程中分泌出的油脂受到真菌的感染，所凝结成的分泌物。

沉香，又名"沉水香""水沉香"，古语写作"沈香"（沈，同沉）。古来常说的"沉檀龙麝"之"沉"就是指沉香。

沉香香品高雅，而且十分难得，自古以来即被列为众香之首。沉香不像檀香那样直接取自于一种木材，也不像龙脑香那样可直接取自一种树脂，它是一种混合了树胶、树脂、挥发油、木材等多种成分的固态凝聚物，体积不等，形状各异。

沉香树材质很重，颜色呈青白色，味道极芳香，因其木心坚实，投入水中即下沉，故称沉香树，音译为阿伽楼，意译不动，又名沉水香树、黑沉香树、蜜香树等，是香材中的最上品级。

【别名】蜜香（《南方草木状》）、沉水香（《桂海虞衡志》）。原植物白木香又名土沉香（《桂海虞衡志》）、女儿香（《纲目拾遗》）、牙香树、莞香、六麻树。

＊配方名　沉香、海南沉香、海南沉、好沉香、上沉香、盅沉、沉香粉、上沉香粉等。

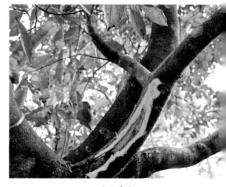

沉香木

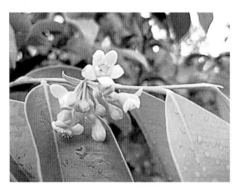

沉香木的花

* 商品名

国产沉香: 又名海南沉、海南沉香、白木香、莞香、女儿香、土沉香。为植物白木香的含有黑色树脂的木材。

进口沉香: 又名全沉香,为植物沉香的含有黑色树脂的木材。

伽南香: 又名奇南香、琪南、奇楠、伽南沉。为植物白木香或沉香近根部的含树脂量较多的木材。

绿油伽南香: 为外表呈绿褐色的伽南香。

紫油伽南香: 为外表呈紫褐色的伽南香。

盔沉香: 又名盔沉。进口沉香药材多呈盔帽形,故名。

以上商品均以质坚体重、含树脂多、香气浓者为佳。

【性状】采收后的沉香通常需要加工以去除木质部分,加工后的沉香多呈不规则块状、片状或盔状。一般长约7~30cm,宽约1.5~10cm,但也有大于1m的珍品。沉香木质表面多凹凸不平,以黑褐色含树脂与黄白色不含树脂部分相间的斑纹组成,可见加工的刀痕。沉香折断面呈刺状,孔洞及凹窝部分多呈朽木状,判断沉香以身重结实,棕黑油润,无枯废白木,燃之有油渗出,香气浓郁者为佳。

【产地】国产沉香(白木香)主产于海南,广西、福建亦产;进口沉香(沉香)主产于印度尼西亚、马来西亚、印度、越南等热带亚热带地区。

【性味归经】辛、苦,温。归脾、胃、肾、肺经。

【功能主治】行气止痛,温中止呕,纳气平喘。用于胸腹胀闷疼痛,胃寒呕吐呃逆,肾虚气逆喘急。

【用法用量】内服:煎汤,0.5~1钱;磨汁或入丸、散。

【贮藏】须贮藏于密闭的容器内,置阴凉干燥处,防止走油、干枯。

【沉香十德】① 感格鬼神;② 清净身心;③ 能拂污秽;④ 能觉睡眠;⑤ 静中成发;⑥ 尘里偷闲;⑦ 多而不厌;⑧ 寡而为足;⑨ 久藏不朽;⑩ 常用无碍。

{二 医经论述}

《雷公炮制药性解》：
沉香属阳而性沉，多功于
下部，命肾之所由入也。
然香剂多燥，未免伤血，
必下焦虚寒者宜之。若水
脏衰微，相火盛炎者，误
用则水益枯而火益烈，祸
无极矣，今多以为平和之
剂，无损于人，辄用以化
气，其不祸人者几希。

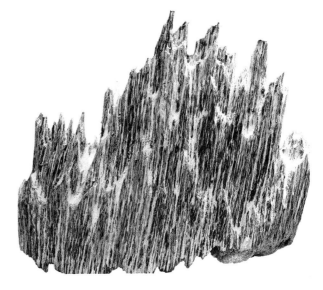

《本草经疏》：沉香，
气芬芳，《本经》疗风水毒肿者，即风毒水肿也。水肿者，脾湿也，脾恶湿而
喜燥，辛香入脾而燥湿，则水肿自消。凡邪恶气之中人，必从口鼻而入，口鼻
为阳明之窍，阳明虚则恶气易入，得芬芳清阳之气，则恶气除而脾胃安矣。沉
香治冷气、逆气，气郁气结，殊为要药。

《本草通玄》：沉香，温而不燥，行而不泄，扶脾而运行不倦，达肾而导
火归元，有降气之功，无破气之害，洵为良品。

《药品化义》：沉香，纯阳而升，体重而沉，味辛走散，气雄横行，故有
通天彻地之功，治胸背四肢诸痛及皮肤作痒。且香能温养脏腑，保和卫气。若
寒湿滞于下部，以此佐舒经药，善驱逐邪气；若跌扑损伤，以此佐和血药，能
散瘀定痛；若怪异诸病，以此佐攻痰药，能降气安神。总之，疏通经络，血随
气行，痰随气转，几属痛痒，无不悉愈。

《本草述》：按诸香如木香之专调滞气，丁香之专疗寒气，檀香之升理上
焦气，皆不得如沉香之功能，言其养诸气，保和卫气，降真气也。木香能疏导
滞气，而沉之宜于气郁气结者，则有不同；木香能升降滞气，而沉之能升降真
气者，则有不同；丁香能祛寒开胃，而沉之调中止冷者，则有不同；檀香能开

陆 · 其他名贵药

315

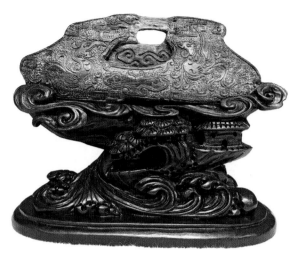

沉香雕刻

发清阳，而沉之升降水火者，则有不同。

《本草新编》：沉香，温肾而又通心，用黄连、肉桂以交心肾者，不若用沉香更为省事，一药而两用之也。但用之以交心肾，须用之一钱为妙，不必水磨，切片为末，调入于心肾补药中同服可也。

《本经逢源》：沉水香专于化气，诸气郁结不伸者宜之。温而不燥，行而不泄，扶脾达肾，摄火归原。主大肠虚秘，小便气淋，及痰涎血出于脾者，为之要药。凡心腹卒痛、霍乱中恶、气逆喘急者，并宜酒磨服之；外命门精冷，宜入丸剂。同藿香、香附，治诸虚寒热；同丁香、肉桂，治胃虚呃逆；同紫苏、白豆蔻，治胃冷呕吐；同茯苓、人参，治心神不足；同川椒、肉桂，治命门火衰；同广木香、香附，治强忍入房，或过忍尿，以致胞转不通；同苁蓉、麻仁，治大肠虚秘。昔人四磨饮、沉香化气丸、滚痰丸用之，取其降泄也；沉香降气散用之，取其散结导气也；黑锡丸用之，取其纳气归元也。但多降少升，久服每致矢气无度，面黄少食，虚证百出矣。

《日华子本草》："调中，补五脏，益精壮阳，暖腰膝，去邪气。止转筋、吐泻、冷气，破症癖，（治）冷风麻痹，骨节不任，湿风皮肤痒，心腹痛，气痢。"

《纲目》："治上热下寒，气逆喘息，大肠虚闭，小便气淋，男子精冷。"

《医林纂要》："坚肾，补命门，温中、燥脾湿，泻心、降逆气，凡一切不调之气皆能调之。并治噤口毒痢及邪恶冷风寒痹。"

《本草再新》："治肝郁，降肝气，和脾胃，消湿气，利水开窍。"

名贵中药材的识别与应用

〔 二 临床运用 〕

* **行气止痛** 沉香辛香温通，温而不燥，行而不泄，有良好的行气止痛的作用，故用治脘腹胀痛、跌仆损伤骨折都有良好的疗效。

* **降逆调中** 沉香质重沉降，气香升散。入脾胃经，和胃气，升脾气，性温而不燥，善行而不泄。降逆调中，善治脾胃虚寒，升降失调，呕逆便秘。

* **交通心肾** 不寐者，常见心肾不交，多困劳倦内伤，肾阴匮乏于下，不能上济于心，心火独亢于上，不能下交于肾。心肾水火不能相济而致。其症难以入睡，甚则彻夜不眠，头晕耳鸣，潮热盗汗，五心烦热，健忘多梦，腰膝酸软，遗精滑精，舌红少苔，脉象细数。沉香质重而降，辛香主升，既升且降，交通心肾，既济水火，故主治之。

* **温肾纳气** 沉香沉降，具有纳气归元之功，常用治肾虚喘咳，多因久病迁延不愈，由肺及肾，或劳欲伤肾，精气内奇，肾为气之根。故肾元不固，摄纳失常，则气不归元，发为虚喘，动则喘甚，呼多吸少，气不得续，形瘦神惫，汗出肢冷，面青唇紫，舌苔淡白，脉来沉溺。沉香温而不燥，行而不泄，达肾而导火归元，有降气之功，无破气之害，为治肾喘咳之良药。

* **温肾暖精** 男子精冷，或因先天不足，禀赋素弱，或久病大病，日久伤肾，症见腰膝酸冷，形寒肢冷、倦臣神乏、便溏阳痿、舌淡胖润、脉象沉细。沉香温壮肾阳，暖精益液。

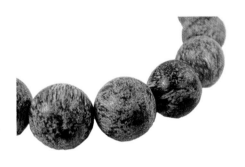

沉香手链

* **壮阳除痹** 沉香纯阳而升，体重而降，味辛走散，气雄横行，故有通天彻底之功，温养脏腑，舒筋活络。

沉香不仅宜于熏燃，也可以研成粉末内服，外用还可治疗外伤并有镇痛作用，或以沉香片、沉香粉冲泡饮用，皆为传统的养生妙方。

{四} 形成过程

沉香的形成过程

《本草求原》一书中论述沉香的生成："禀受南方纯阳之气以生，兼得雨露之阴液，酝酿于朽木以结。心坚而质美，外拙而内秀，秉天地精华，化人间污秽，不易得之物也。"

沉香树在自然界中因遭受雷击、风折、虫害感染或人畜为害等各种伤害，自身会分泌树脂以修补受伤部位。但某些由于真菌感染，受伤的部位很难完成真正意义上的愈合，因此开启了为治愈创伤持久的、奇妙的沉香制造与累积过程。甚至要经过数百年漫长岁月的洗礼，才能诞生珍稀优质的沉香。

由于年数短的沉香树树脂腺不足，一般只有数十年以上的沉香树才可能形成沉香，而且从结香到成熟又需要很多年，所以上品天然沉香为无价之宝。

天然沉香的产量受限，现在多用人工栽培沉香树。常在成熟沉香树的树干上切开或钻出一些"伤口"，或是铺设一些真菌，一年或几年之后就会在伤口附近结出沉香，而且年头越长，香的质量越好。但即使是人工栽培，一般也要10年以上的沉香树才能结香。

自然形成时间长：100～500年，形成时间通常决定沉香的树脂含量。

野生天然沉香，"风树"在受"伤"后会进行自我保护所分泌油脂，先会在伤口初形成"种子"，然后可能会"蔓延"，这些油脂与木质混合物，就是大家所说的沉香。

结香的术语

* 风树　特定的可以

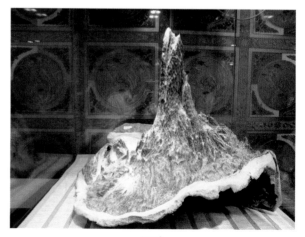

沉香

结沉香的树种，材质疏松，不结香的话，基本不具备经济价值。

＊伤　有很多可能性，雨季的雷击，动物攀登，甚至部分自然死亡。

＊结香　不是所有的风树都可以结香，也不是在受外力后在一定的时间内，就必须结香。

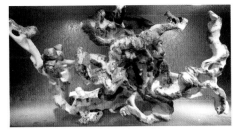
蚁沉

＊醇化　原理基本同普洱，结香后进一步氧化。

沉香形成原因

沉香的形成原因有以下几种。

＊第一种　因年代及自然因素，倒伏经风吹雨淋后，剩余不朽之材，称为"倒架"。

＊第二种　倒伏后埋于沼泽，经历生物分解，再于沼泽区捞起者，称为"水沉"。

＊第三种　倒后埋于土中，受微生物菌分解腐朽，剩余未腐部分称之"土沉"。

＊第四种　为活体树经人工砍伐，置地后经白蚁蛀食，剩余之部位称为"蚁沉"。

＊第五种　为活树砍伐所采摘者，称为"活沉"。

＊第六种　为树龄十年以下者，已稍具香气，称为"白木"。

倒架、水沉、土沉、蚁沉、活沉、白木等香味各有不同，一般之形容为倒架清醇、水沉则温醇、土沉之味厚醇、蚁沉清扬、活沉较高亢、白木味清香。

{ 五 } 分类分级

有关沉香的种类，或者说分类，是相当复杂的，众说纷纭，莫衷一是。其　　319

实，这与划分标准、经验、时代、地域等都不无关系。通常沉香按如下分类。

按沉香形成的分类

沉香按其形成过程不同分四种：熟结、生结、脱落、虫漏。

* 熟结　一块沉香，其脂是在完全自然中因腐朽凝结聚集而成，称为熟结。

* 生结　因沉香树被刀斧砍伐受伤，流出膏脂凝结而成的称为生结。

* 脱落　因木头自己腐朽后而凝结成的沉香称为脱落。

* 虫漏　因虫蛀食，其膏脂凝结而成的称为虫漏。

按产地分类

根据产地分，沉香种类有：光香、海南栈香、番香、筏沉、黄熟沉、速暂香、白眼香、水盘香、叶子香等。

按地名划分，除人人皆知的海南沉香以外，耳熟能详的还有加里曼丹（印尼沉香产量最大的一个岛）、芽庄（越南中部的一个滨海省会，是沉香的集散地之一）、惠安（越南滨海的一个古镇，是古代沉香的集散地）、星洲（新加坡的旧称）沉香等。

按比重分类

明代《本草纲目》则按沉水的程度，将之分为三类，"能沉水者名沉香，亦曰水沉；半沉者为筏香；不沉者为黄熟香"。

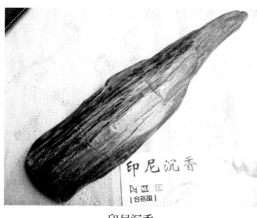

印尼沉香

* 水沉　沉水也叫水沉，是沉香中实质或较中间的部分，膏脂凝结较紧密、结实的部分，投水即沉，是名沉水；是因为所含油脂（香脂）较高，比重增大，故而沉水，价格也较不沉水者高出很多。

* 筏香　半浮半沉的叫筏香。

＊黄熟香 不沉的称为栈香，现在海南一带所产称为黄土沉。

根据形成分类

＊死沉 已经结香的部分受外力与风树主体脱落，掉在地上，足够的时间醇化后，形成"死沉"。

＊活沉 结香后风树仍然具有生命，结香部分被砍下来，就是"活沉"。

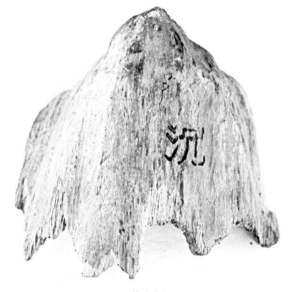

黄土沉

＊虫漏 蚁虫咬噬所形成典型的"虫漏"，又叫蚁沉。

按结香时寄主树木的生存状态分类

按结香时寄主树木的生存状态，可以将沉香分为熟结和生结两种。

＊熟结 所谓熟结就是树木死后，由留下的树脂慢慢凝结而成的沉香。

＊生结 树木生长期间，遭遇刀砍、兽咬、虫噬，伤口渗出树脂所结成的沉香。

生结是沉香中的上品，品质一般优于熟结。得自于活体树木上的沉香（生结），一般只有点燃之后才会散发出淡雅的香味，而熟结在自然状态下也会有香味。

按颜色分类

通常将产自越南的熟香分为"黄土沉""黑土沉"和"红土沉"三种，这是因为沉香木倒伏以后，受埋藏地不同颜色土壤"污染"所致，香味也随之不同，如① 黄土沉以香甜气取胜；② 黑土沉以清凉气见长，是沉香中凉意最好的；③ 红土沉则香气浓烈，甜中带辛辣味，又有些杏仁味。

按形态分类

鹧鸪斑者称为黄沉，如牛角黑者谓之角沉，软削之卷者名黄蜡沉（本品甚为难得）。浮于水者名栈香，半沉者名筏香，另一名为鸡骨香虽沉然心空，用途较少。

沉香分级

简单为沉香珠的油脂定位。

＊ 甲级上等　超级沉水（市面称为"黑珍珠"或者"3A"）。

＊ 甲级中等　沉水色深（市面称为"2A"）。

＊ 甲级下等　沉水色浅（市面称为"A"）。

＊ 乙级上等　沉水浮（注一）色深，市面称为"B"。

＊ 乙级中等　沉水浮（注一）色匀，市面称为"B"。

＊ 乙级下等　沉水浮（注一）色浅，市面称为"B"。

＊ 丙级上等　黄肉（注二）油块，油线色匀，初学入门款。

＊ 丙级中等　黄肉（注二）油块，油线乱纹，初学入门款。

＊ 丙级下等　黄肉（注二）油点，油线数条，初学入门款。

＊ 丁级上等　白肉无油，油线乱纹，市面称为"白珠"，不该称为"沉香珠"。

＊ 丁级中等　白肉无油，油线数条，市面称为"白珠"，不该称为"沉香珠"。

＊ 丁级下等　白肉无油，油线稀少，市面称为"白珠"，不该称为"沉香珠"。

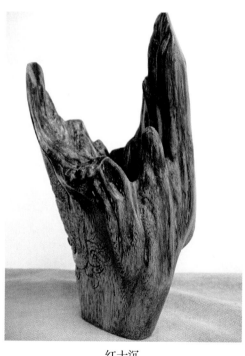

红土沉

（注一）乙级-沉水浮，原材

322

是沉入水中的沉香木，因为油脂分布较少，车制成圆珠后无法沉入水中，也就是浮在水面下而得名。

（注二）生长年份较久的沉香木会从原来的泛白肉质转变成颜色较深的黄肉，这个时期，种种因素让沉香树受伤而开始结油，也慢慢迈向倾倒、腐烂、死亡。

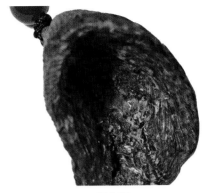

黑土沉

〔六 常见品种〕

现今人们已经把沉香的产区重新定义，基本分为：越南芽庄、惠安、福森、印尼加里曼丹、安汶、伊利安、寮国、苏门答腊和星洲，东南亚一带依旧是沉香的最原始的产区。

奇楠

奇楠香为木黑润，是沉香中最上等的品级，用指掐有油出、柔韧者为最佳。若论金银珠宝，以钻石为首，而奇楠香就是香料中的钻石。奇楠香的成因与普通沉香基本相同，但两者的形状特征又有很多差异，为沉香中的上品。

＊ 别称 "奇楠"是从梵语翻译的词，唐代的佛经中常写为"多伽罗"，

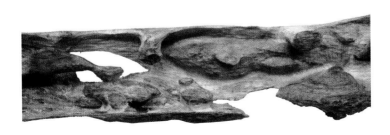

奇楠沉香

323

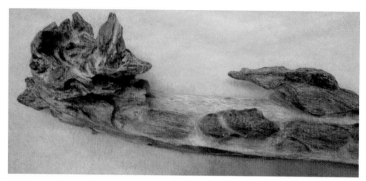

奇楠

后来又有"伽蓝""伽楠""棋楠"等名称。台湾有将奇楠分为黑棋、红棋、黄棋、蓝棋、白棋等，说法繁多。

＊ **性质** 奇楠香不如"沉香"密实，上等沉香入水则沉，而很多上等奇楠香却是半浮半沉；奇楠香的油脂含量一般高于沉香，香气也更为甘甜、浓郁。多数沉香不点燃时几乎没有香味，而奇楠香不同，不点燃时也散发出清凉香甜的气息；在熏烧时沉香的香味很稳定，而奇楠香的头香、本香和尾香却有较为明显的变化；而奇楠香的产量比沉香更少。由于这种原因，使得奇楠香尤其珍贵。在宋代的时候，黎母山（海南境内）奇楠香已经是"一片万金"了。

＊ **鉴别** 鉴别奇楠，主要在于它的香味，一是奇楠在正常状态下有一股清凉香甜的味道；二是奇楠受热后散发出来的香味不但如一缕丝线状的青烟直冲脑门，而且还呈三段式变化，有头香、本香和尾香之别。如海南绿奇楠焚烧之后，初香（头香）若淡雅之花香，而后转为甜凉浓烈之本香，尾香则有杏仁味。

奇楠的油脂含量比普通沉香要高，而且几乎看不到树木本身的毛孔。奇楠的比重不及水沉，在水中呈半浮半沉状。质地比较柔软且有黏韧性。放入口中以舌尖触摸，口感很芳香并带点甘苦味，甚至微带辛麻。

＊ **分类** 按颜色的不同，奇楠可分为白奇、青奇、黄奇和黑奇等，尤以白奇最为罕见和珍贵。依照性状，也有人将奇楠分五种：鹦哥绿、兰花结、糖结、金丝结和铁结。

莺歌绿俗称绿棋，切开奇楠的切面其为墨绿色，绿多黄少，其层次如同黄莺的羽毛带着闪亮的绿光，十分芳香，若用品香炉欣赏其味，应是嗅觉中最上层的享受，身心灵可完全释放。

兰花结，俗称紫棋或蜜棋，香味带甜，粘牙为其特色，同业中很多把此级奇楠亦称绿棋，此有争议，用心查审应是二种可能：一是年代很久的紫棋其实是由绿棋转化而来，若不从油脂及香味分辨，其外表与绿棋其实相同或相似；二是香味每人所爱不同，有人认为紫棋香味胜过绿棋故其才是真绿棋，如果以完全醇化净脂的紫棋与资浅或含纤维未净化的绿棋的相比，此理论并没错，但在同净脂同级数的比较中，以品香炉做实验，莺歌绿还是胜过兰花结一筹，主要前者香味富丽多变化又持久，后者香甜带果味但香味属保守。

金丝结，俗称黄棋，应是较资浅年份尚不足的绿棋，油脂切面黄多绿少，其香味虽好，但不持久，价格较便宜。

糖结，俗称红奇。其油脂切面为黄褐色，有可能是资浅的紫棋，故俗称红棋，香味以甜为主，在上好的富森红土奇楠中有时可发现较软质口感带凉味的奇楠，应就是糖结。

铁结，俗称黑棋，其油脂较硬，口感以凉味为多，香味亦不持久，但黑棋仍可在活的沉香木中发现，是奇楠等级里价格最廉的，故中医师常采用之。

＊ 与沉香的区别　奇楠与死沉本是共生体，但油脂在醇化的过程中产生质变，形成与沉香完全不同的新物质，也就是说，挖到一个沉香的坑，可能全是死沉，也可能会有极少部分奇楠，但更多的情况是只有沉香没有奇楠。

与沉香最基本的区别如下。

① 表面干涩，但切开后油脂丰富，几乎全是油脂。

② 加热后散发的味道完全不同。

③ 含油量相同的奇楠很软，而沉香很硬。

④ 咀嚼后会粘牙，感觉类似年糕，而沉香咀嚼后的结果是木渣。

⑤ 味道辛辣、麻、但回甘，生津则更持久，更强烈。

⑥ 相同含油量的沉香绝对会沉水，而奇楠绝对不沉。

＊ 功效　《奥语香语》中提到奇楠味辛而气甜，上等的奇楠香研磨以后，气味芬芳，清凉甘甜，其香能通窍、生精水、使人的头脑清爽舒适，即是所谓的"气甜"。

奇楠香能通窍，有通利九窍功效，是非常难得的香料药材，与沉香的功效几乎一致，但比沉香效果更长。沉香及奇楠常被应用于镇定镇静、强化心脏、醒脑及安定神经的配方或药引。

越南芽庄沉

芽庄沉是沉香中的极品用香，其主要特点就是拥有极强的甘甜韵味，这种甘甜的香味是不能和任何香品比对的，不是玫瑰不是茉莉也不是檀木。那种甘甜的香韵犹如刚刚切开的水果，可以闻见瓜囊散发的宜人芳香，很清新很舒心。芽庄沉不仅仅带有瓜蜜甘甜还有一丝丝的凉意。

越南福森红土沉

越南福森是红土沉香的著名产区，福森红土沉价格之昂贵不亚于极品奇楠。红土也是沉香用香的极品。

红土沉味甘悠远，浓重，比起芽庄没有那种凉意的感觉，但是香味中的甘醇是极具爆发力的。这种甘甜的香味与芽庄有些许差异，不是那种蜜甜香韵，而是比较浓厚的甘醇奶香，沁人心脾。福森红土尤其可以表现出这种独特的甘韵。红土沉香的香味变化应该是先苦涩、泛酸，中间持久的甘甜浓重香韵，后味持久端庄留香深远，是香道的顶级用香。

越南惠安水沉香

越南惠安产区的沉香也有红土也有水沉，其红土的香韵没有福森来的甘甜透彻，但是其水沉的味道很有代表性。惠安水沉香韵带着苦涩的凉意，有点像药草散发出来的味道，但是很有品头。其甘甜味没有红土来的猛烈但是很是清新，甜甜的让人

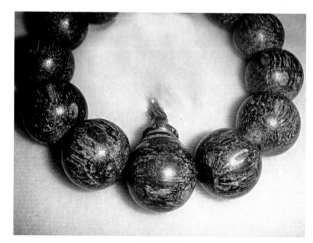

沉香佛珠

心生爱意。惠安水沉是意犹未尽的极品沉。

印尼加里曼丹沉

印尼加里曼丹沉香是比较浓重的一种沉香，物产稀少，价格昂贵。其香味浓重层次变化极大，是沉香中香味变化最大的一款。先甘，带着惠安的甘甜，这种甘甜香韵会扑鼻而来，令人闻之一振的感觉，其次就是印尼沉香特有的悠远深沉，其中土沉的香味更加明显，

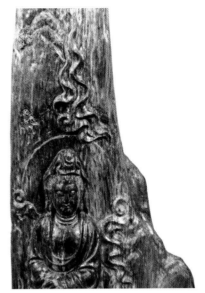

沉香佛像

略带土辛味。后味猛烈持久，有浓厚的香草气息，非常耐人回味，加里曼丹是极品用香的典范。

印尼安汶水沉

印尼安汶产区的水沉最大的特点就是香味中带着印尼水沉那种特有的沼泽地水草的香韵，清新高雅。闻之舒畅，非常适合瑜伽修炼静心时使用。安汶产区的部分极品沉香还带有稀有的龙涎香的香味，这种极品安汶比较少见，香味独特非常浓重，后味留香持久深远，富有韵味，渲染力极强，是香道的高雅用香。

伊利安水沉香

伊利安水沉是近年来引进的沉香，产量相对比较集中，价格也比较亲民。其香味比较飘逸舒心，没有土沉的泥土气息，也不带沼泽地的草香，香味偏惠安，带有一丝甜韵，但是比较淡雅，甘甜中带有一些苦涩，很难用言语来形容。

寮国沉香

寮国沉香近年来很是出名，关键一点就是它的香味是所有沉香所不具有

的味道。不带土腥味，不带水草味，也没有那种甘甜香韵。它更多的是一种浓厚的端庄的稳重的沉香味，寮国沉富有古韵色彩的味道被大众所接受，点燃一支寮国沉香，犹如身处遥远的异国，那种蓝天白云，一望无际的大草原，很有藏地的风韵，淡淡的药草香味很纯正的沉香味交织并存，留香委婉绵长，很有画意。

苏门答腊沉香

苏门答腊沉香是典型的印尼沉香之代表，价格实惠很被大众接受，略带土腥味，但是很好闻很淡雅清新的味道，后味偏甘，醇香诱人，不会很腻。但是这种沉香比较稚嫩，留香和扩香能力都比较欠缺一些。

星洲水沉香

星洲水沉香这是大众最为熟悉的产区香了，几乎所有的制香商都会用它来做沉香产品。其实星洲沉也有级别的高低，高级别的纯度好的星洲沉，土腥味极少，还带有浓郁的奶香味，很有品头。买星洲可以直接购买纯粉或者料材，直接熏点，这样比较纯净香味也比较舒服。或者直接购买高品质的线香，也是可以闻到很好的沉香味的。

人工沉香

几十年前越南就有人种植风树，并人为的施加外力，钻孔，火烧，插管子等方式试图工业化量产，现在台湾、海南、广东、海南都有大面积种植，并获得成功，人工方式结香大致需要8～10年。

海南沉香

海南沉香一般要10～30年才能产香（与普通沉香相比，它可自然结香，不需人工处理，品质和进口伽南香一样），而这个树龄的油脂主要集中在主干的表皮，一般的树头部位、丫杈部位、创伤口部位都易于结集油脂，这种沉香只适宜于药用方面或提炼精油，近年通过人工种植也可获得。而一些有二百年以上树龄的老树，油脂结集得较好，甚至于树干的芯部也富含油脂，这种沉香就特别珍贵了，可以加工雕刻成各种工艺品流传后世。海南沉香黄油格和黑油格就是最好的沉香之一。"燃我一生之忧伤，换你一丝之感悟"。

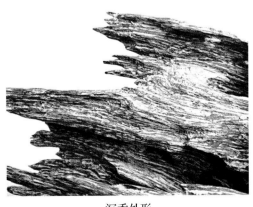

｛ 七 鉴别方法 ｝

就大多数沉香而言，其颜色越深，质地越密实，品质也越好。但这只是一般性的标准，由于沉香成因复杂，成香年数的长短、含油的多少、活树还是枯树等很多因素都直接影响香的质量，所以仅靠外观和物理指标都不足以做出鉴别，最好的办法还是熏燃之后靠鼻子和经验去判断。

沉香的形状

＊ 外形　沉香的形态就是木头，古玩鉴定是"烂木头"，所以通称沉香木。沉香主要特征呈朽木状（腐木），其外形经大自然奇妙的雕琢，外形千奇百怪。

＊ 颜色　颜色依等级而分依序为绿色、深绿色、金色（微黄色）、黄色、黑色。

＊ 香味　随树脂颜色的不同，燃烧时所释放出来的香味有所不同。

＊ 沉重　当树脂含量超出25%时，任何形式的沉香（片、块、粉）均会沉于水。

＊ 坚硬　树脂呈晶体状，故极为坚硬。

＊ 易燃　含树脂、挥发油，故极为易燃。燃烧时有浓烟产生，并可以见到油脂在沸腾。

＊ 无香味　生沉香燃烧前几乎无任何香味，死沉香一般都有香味。

沉香外形

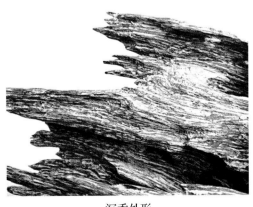

沉香的特征

采取后的沉香通常需要加工以去除木质部分，加工后的沉香多呈不规则块状、片状或盔状。一般长约7~30cm，宽约1.5~10cm，但也有大于1m的珍品。沉香木质表面多凹凸不平，以黑褐色含树脂与黄白色不含树脂部分相间的斑纹组成，可见加工的刀痕。沉香折断面呈刺状，孔洞及凹窝部分多呈朽木状，判断沉香以身重结实，棕黑油润，无枯废白木，燃之有油渗出，香气浓郁者为佳。

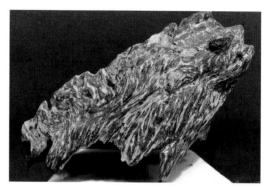

沉香

沉香树脂的特征为质地坚硬、沉重、其味辛、苦。树脂极为易燃，燃烧时可见到油在沸腾。以火点燃，可观察到冒油现象及闻到沉香特有之香味，而味道更是变化万千，在燃烧前树脂本身几乎没有香味。随树脂颜色的不同，燃烧时所释放出来的香味有所不同。

六国五味

沉香自古就有"六国五味"之说，"六国"就是根据沉香的不同产区分为伽罗、罗国、真那贺、真那蛮、寸门多罗、佐曾罗六大类。此说法是日本镰仓时代末期日本香道创始人三条西实隆定义并传承至今。

木所	原产国	五味
伽罗	越南	苦
罗国	泰国	甘
真那如	马六甲	无味
真南蛮	马来西亚	咸
寸闻多罗	印度尼西亚	酸
佐曾罗	印度东部	辛

名贵中药材的识别与应用

鉴别方法

在选购沉香工艺品的时候，可以通过以下几种简单的方式来鉴别。

＊看　全黑者，常非真品，而为泡油而成，其仍有些香味，但味道持续时间不会很久。

＊闻　只要是真品，会有特有的淡淡的沉香味。

＊烧　若还想进一步确认，则可用烧得灼红的针尖，触到圆珠或雕件较隐秘处（如圆珠洞或雕件底部），真品必然会有熟悉的沉香味散发出来，真假无所遁形。

＊剖　泡油的沉香若自中间剖开，其内为全黑色，真品则为黑白均有，且泡油珠燃烧时会膨胀并冒黑烟。

生药材鉴定

＊进口沉香　为植物沉香的含有树脂的木材，多呈盔帽形、棒状或片状，外形极不规则，长7～20cm，直径1.5～6cm。表面褐色，常有黑色与黄色交错的纹理，平滑光润。质坚实，沉重，难折断，用刀劈开，破开面呈灰褐色。能沉于水或半沉半浮。有特殊香气，味苦。燃烧时有油渗出，香气浓烈。主产印度、马来西亚等地。

＊国产沉香　即海南沉香，为植物白木香的含有树脂的木材，多呈不规则块状或片状，长3～15cm，直径3～6cm。表面凹凸不平，有加工的刀痕。可见黑褐色的含树脂部分与黄色的木部之间，形成斑纹，其孔洞及凹窝的表面呈朽木状。质较轻，折断面刺状，棕色。大多不能沉水。有特殊香气，味苦，燃烧时有油渗出，发浓烟，香气浓烈。主产海南岛，广西亦产。沉香中油性足、体质重而性糯者，经精选加工后即为伽南香。

＊白木香　横切面木射线宽1～2列细胞，细胞呈径向延长，木纤维呈多角形，壁不甚厚，木化，有的具壁孔，含水量棕色树脂状物质。导管呈圆多角形至类方形，往往2个相集成群，偶有单个散在；有的导管中充满树脂状物质。木薄壁细胞壁薄，非木化。大多数10个成群，也有少数围在导管四周；内含棕色树脂物质。切向切面；木射线宽1～2列细胞，高4～15个细胞。

导管节长短不一，具缘纹孔。木薄壁细胞呈长方形。木纤维细长，直径约20～30μm；有壁孔；径向切面除木射线呈横向联合带外，余与切向切面类同。

＊白木香粉末　粉末黑棕色；纤维管胞多成束，呈长棱形，壁较薄，径向壁上缘纹孔，切向壁上少见。韧型纤维较少见，多离散，直径25～45μm；切向壁上单斜纹孔。具缘纹孔管多见，直径约至于28μm，具缘纹排列紧密，互列，导管内含黄棕色树脂团块，常破碎脱出。木射线宽1～2列细胞，高约至20个细胞。壁非木化，可见菌丝腐蚀形成纵横交错的纹理，草酸钙柱晶少见。为四面柱体，长至68μm；直径9～15μm。

＊沉香粉末　深棕色，与白木香粉末的区别是：韧型纤维较细，直径6～40μm，具缘纹孔导管直径150μm，木射线大多宽1列细胞，高以5个细胞为多见。柱晶极小，长至80μm。

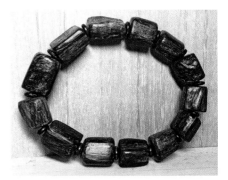

沉香手链

不同沉香的鉴别

从沉香形成的原因，可以将沉香分为倒架、水沉、土沉、蚁沉、活沉、白木6种，第一到第三种都是死沉香，自然状态就能散发出不同的香味来。第四到第六种为生沉香，只有点燃能会散发出香味来，是作为宗教的高级供香制品的最好配方，也是最珍贵的配方。

＊"倒架"　一般被认为是最好的沉香，一般分布在一级或二级的分类里。可以说倒架都经过优胜劣汰筛选出来的，剩下的都是最好的部分。所以一般"倒架"的沉香手串不是一级就是二级。

＊"水沉"　这类沉香一般产自沼泽，分布有一级、二级到三级，级别涉及很广，以下是"水沉"手串的级别分类识别。

看：沉香的表面毛孔细腻的才是A货（二级沉香手串），凡毛孔粗大的为B货（三级品）。与一到三级都是黑色的土沉不同，一般"水沉"只有最好的一级品才是黑色的，水沉A货一半是黑褐色的，也有暗青黄的颜色的。

闻：这是个最重要的鉴别手段，一般沉香的味道刚开始闻就觉得像某种熟悉的药味，但仔细一闻却想不起到底是什么味道。"水沉"和"土沉"的最重要的区别就是土沉味道厚而猛烈，水沉则是温和醇厚。感觉上是同级别的土沉比水沉还要香，其实是错觉。

闻沉香的味道主要有个判断的手段就是"钻"，什么是钻？就是沉香的味道是钻的，钻到您的鼻孔里，真的沉香的味道应该是感觉味道是沿着线丝状的路径钻到您的鼻子里的，只要您点燃沉香仔细地看它的烟的路径就知道，烟是细细的散发的。如果您闻到的味道不是钻进来的，起码能说明这个手串不是二级品的，要结合其他因素考虑其价值。

另一个判断的手段是"透"，一般购买沉香手串都附送一个塑料袋子，这个袋子是密不透水的，这个时候您把沉香装到袋子里、合紧，只要你嗅觉都正常，真正的沉香是可以透过这个袋子香出来的。

第三个判断的手段是"放"，如果您有条件，就可以放到枕头的旁边，夜间您放松的睡眠中，可以闻到味道是一阵一阵的，有间歇的。如果是假货，味道则不是一阵一阵的。

摸：水沉的二级品看起来好似有层油（A-的货也有，但不明显），但摸着不脏手，手的感觉也不是油的。如果是假货则这个油会在手上留下脏脏的印记。

沉水：可以拆一颗珠子下来，用一杯水放入，可以看到沉香迫不及待地往杯子的底部下沉，但此法不科学，只能算判断的一个条件。因为紫檀的佛珠也会沉水，生沉香有的也是沉的，反而是最高级的奇楠是半沉半浮的。所以这个方法只能作为参考，不能作为标准。

★ 土沉　越南的沉香出自原始的沼泽，有的沼泽表面是干了，但底部却还是湿润。同一块沉香，上半部是土沉，下面部分是水沉也不奇怪。所以有时候土沉和水沉分界不是很明显，硬要分的话也只是功效和味道有差异。

看："土沉"一般全体都是黑色的，只有三级以下才是黑灰色的。一般二级的已经很黑了，达纯黑的级别、灰点的都该判断为三级的。另外二级的毛孔比较细腻，但二级的土沉

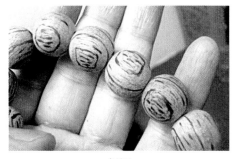

绿沉

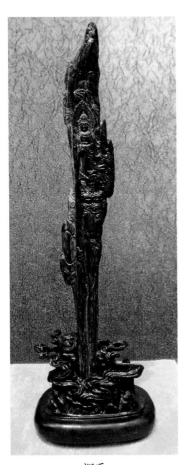

沉香

不如二级的水沉那么细腻，二级土沉的毛孔可以看见有少许油脂覆盖，对于二级土沉的毛孔不能要求和二级水沉那么细腻。

闻：二级土沉，味道厚而重，有醇厚的感觉，不能太烈，太烈有可能是蚁沉冒充的。关于二级土沉也可以用判断水沉的"钻""透""放"来判断，土沉的味道钻钻的感觉应该没水沉那么细，但透能透出来，放的话土沉的味道是不间歇的。

摸：土沉的即使是A+的货色也没有油脂的反光感觉，摸珠子表面可以感觉凹凸，那是油脂堆积在毛孔口的感觉。

沉水：土沉的沉香也沉水。

沉香手串的三级品，一般是指含油量低的沉香手串。特点是味道不浓，闻之清淡。毛孔一般都比较大，水沉的情况会好点，毛孔还是比较细腻。土沉一般就可以看见明显的毛孔。一般三级的水沉和三级的土沉都是黑灰色，区别只在水沉毛孔比较细腻。三级品的味道不能透过塑料袋。三级品还是非常合适佩戴的，价值也很高，其材料干而硬，味道虽然没那么香但也含蓄，很多年轻人都喜欢这样的清香感觉。经常把它当成二级品了。

＊活沉香　最好的是蚁沉，所谓的蚁沉其实大多不是蚂蚁导致的，一般是虫咬食树木，树木即使被砍伐后，仍然用一定的生命力，分泌出树脂愈合伤口。

一般蚁沉制作成手串只有一个目的，就是冒充二级或三级的土沉，一般来说蚁沉只有燃烧才能会有味道散发出来，但可以采用一种秘密的配方，浸泡后自然状态也能散发出味道，甚至比二级的土沉还要香。但活沉一般不做成手串。

＊白木　最差的就是白木，白木也有一定的药用价值的，但是很多白木制法成的手串都被浸泡了药水，当成二级的土沉出售，这反而使白木失去了本

身的价值，沦为一个骗人的工具，特点是颜色很黑却珠子的毛孔粗大，即使很看上去有油光，也有干裂的现象（除非刚做出来的没有），味道浓烈但刺鼻，不能让人感到愉快。

〔八 常见伪品〕

假沉香的做假方式及辨别方法

＊添加辅料　此方法对新手来说，极具欺骗性。因为新手并未尝试过沉香之香味，所以一旦添加自然香味，闻起来相对比较自然，则信之为真。其实香的味道，可以说只要闻过，就能刻骨铭心。

＊高压注油　此方法的目的就是增其重量，不过高压注入进去的油与天然的油性有着本质的不同。天然的油性分布极不平均，而注入过的料看上去简直是满料都是油。沉香中的油性是通过数十年，数百年凝结成的，部分早已成为结晶体。在表面的油脂光泽简直像玻璃光一般，肉眼观察能轻而易举地看到反射光芒。指肚触摸非常的光滑，无任何组碍感。而煮过的料则根本无上述特征，由于油的渗透，表面看上去黯淡无光，触摸无任何光滑感。

＊注胶　与第二种方法的目的相同，但是此方法则更为直接。注胶通过针孔打入成品内部，增加其重量。

真假沉香简单鉴别方法

＊一看　即材料在手上，要先看它的纹路（即油线）是否清晰，色泽是否雷同，因天然沉香不可能没有瑕疵，色泽不可能均衡雷同、油线分布不可能规则，往往人造假沉香油线分布规则含糊且颜色统一雷同，绝大部

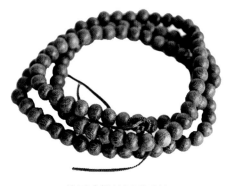

竹子造假的沉香手链

335

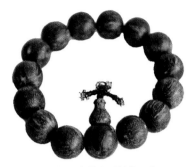

树藤浸泡药水所制沉香

分为黑色。

＊二摸　用手去揉擦沉香的表面，若是真的沉香表面会带油黏感与冰凉感，假的沉香是不具备的。再就是衡量它的重量，看其含油量与实际重量是否成比例，含油越高重量越重、含油越少则重量越轻。

＊三闻　天然的沉香是大自然给出最真、至纯的香，而产地不同香味会有所改变，但纯天然沉香的香味现代高科技是无法复制的，假沉香绝大多数是用沉香汁或化学香精，用压、榨、灌、蒸等方法加工而成，所以它的味道始终不是唯一的清香，天然沉香用鼻子闻它的味道，是越闻越想闻、假的沉香则反之。

＊四烧　用明火直烧的方法去闻它的味道，或用电熏香炉取其小片直接熏闻，假沉香表面往往是喷涂香精或别的有毒化工色素，所以其味特别刺鼻难闻。

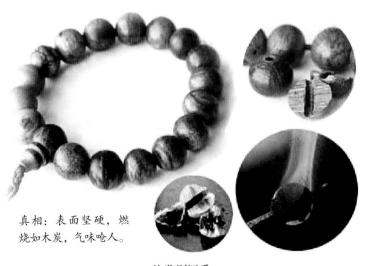

真相：表面坚硬，燃烧如木炭，气味呛人。

烧鉴别沉香

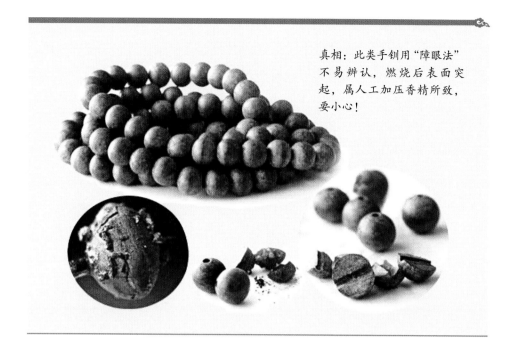

真相：此类手钏用"障眼法"不易辨认，燃烧后表面突起，属人工加压香精所致，要小心！

{九 使用方法}

目前市场上沉香常见形态

＊ 线香　常见的直线形的熏香，还可细分为竖直燃烧的"立香"，横倒燃烧的"卧香"，带竹木芯的"竹签香"等。

＊ 盘香　又称"环香"，螺旋形盘绕的熏香，可挂起，或用支架托起熏烧，有些小型的盘香也可以直接平放在香炉里使用。

＊ 香粉　又称"末香"，为粉末状的香，使用时需利用一些香道器具。

＊ 佛珠　本称"念珠"，起源于持念佛法僧三宝之名，用以消除烦恼障和报障。通常可分为持珠、佩珠、挂珠三种类型。每串佛珠数

黑球沉香

337

目表征不同的含义。

＊吊坠、配饰、摆件等　沉香材料本来就不可多得，把它打造成艺术品，既可以随时把玩，也具有很好的艺术收藏价值。

生闻

【配　　方】沉香适量。

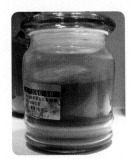

【制　　法】天然的沉香木摆件或者各种手串以及雕刻件，它会受温度和湿度的变化自然发出清幽纯净、忽隐忽现的香气，使得人们爱不释手。

【功能主治】行气镇痛、温中止呕、纳气平喘，能降气，治中风，痰喘，口噤等症，入水磨而明，燃香注入鼻孔即苏醒，又可驱除邪气、秽气。

熏香法

【配　　方】沉香适量。

【制　　法】用天然优质的沉香原材料，切成小片或者小块，放入铜炉以埋碳隔火的方式加热沉香，取其香不取其烟。电熏炉则更为简便。熏香法会使得沉香的品质暴露得一览无余，会把香的优缺点完全显现。享受更纯更美妙的沉香之味，这是最正统的做法。

【功能主治】行气镇痛、温中止呕、纳气平喘，能降气，治中风，痰喘，口噤等症，燃香注入鼻孔即苏醒，又可驱除邪气、秽气。

熏烧法

【配　　方】沉香适量。

【制　　法】① 沉香粉通常都是用来熏烧，先将香炉备妥，炉内放置香灰或者梧桐粉，大概八分满。

② 将其中的香灰开一道小细槽，槽子大小根据放置的沉香粉多少来决定。

③将适量的沉香粉均匀地放到凹槽内，用香铲将其填实后将其点燃，最好用小喷灯点燃，没有小喷灯也可以用防风打火机（点燃的时候将香炉微微倾斜以免烫伤手）。

④ 另外，可以选择用较高级的沉香片，放几片在香粉上，这样可以减缓燃烧速度，并且效果及味道更好。

【功能主治】行气镇痛、温中止呕、纳气平喘，能降气，可驱除邪气、秽气。

沉香四磨汤

【配　　方】沉香8g、木香12g、槟榔12g、乌药10g。

【制　　法】用水100ml，分作4处，以乳钵内，逐一件药徐徐磨之，磨得水浓为度，然后四者合而为一，再用慢火煎至60ml，服之。

【功能主治】行气镇痛、温中止呕、纳气平喘，用于治冷气攻冲，心腹冷痛，脾胃素弱，食欲易伤，呕逆冷痰，精神不清。

沉香饮

【配　　方】沉香、木香、枳壳各25g，萝卜子炒50g。

【制　　法】水煎服。每服25g，姜3片。

【功能主治】行气镇痛、温中止呕，用于治腹胀气喘、坐卧不安。

沉香化痰丸

【配　　方】半夏曲16g，黄连4g（姜汁炒），木香2g，沉香4g。

【制　　法】为细末，甘草汤泛为丸，空心淡姜汤下10g。

【功能主治】主治胸中痰热，积年痰火，无血者。

{十 用药禁忌}

阴亏火旺，气虚下陷者慎服。

＊《本草经疏》"中气虚，气不归元者忌之；心经有实邪者忌之；非命门真火衰者，不宜入下焦药用。"

＊《本草汇言》"阴虚气逆上者切忌。"

＊《本经逢原》"气虚下陷人，不可多服。"

＊《本草从新》"阴亏火旺者，切勿沾唇。"

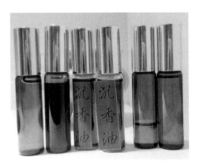

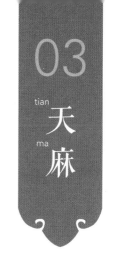

{ 一 名称来源 }

【来源】天麻为兰科植物天麻*Gastrodia elata* Bl. 的干燥块茎。

【别名】天麻，原名赤箭，始载《本经》，宋代《开宝本草》始收载天麻之名。明代《本草纲目》中将二者合并，称"天麻即赤箭之根"，又叫明天麻，还有神草《吴普本草》、独摇芝《抱朴子》、定风草《药性论》、离草、鬼督邮、合离草、离母《图经本草》之称。日本人称之为鬼箭杆、盗人脚等。

【性状】本品呈椭圆形或长条形，略扁，皱缩而稍弯曲，长3～15cm，宽1.5～6cm，厚0.5～2cm。表面黄白色至淡黄棕色，有纵皱纹及由潜伏芽排列而成的横环纹多轮，有时可见棕褐色菌索。顶端有红棕色至深棕色鹦嘴状的芽或残留茎基；另端有圆脐形疤痕。质坚硬，不易折断，断面较平坦，黄白色至淡棕色，角质样。气微，味甘。以质地坚硬沉重，有鹦哥嘴，断面明亮、无空心者为"冬麻"，质地轻泡、有残留茎基、断面色晦暗、空心者为"春麻"。

【产地】野生天麻广泛分布于四川、贵州、云南、陕西、湖北、甘肃、安徽、河南、江西、湖南、广西、吉林、辽宁等地。以贵州西部，四川西南部及云南东北部所产为地道药材，质量尤佳。

【采收加工】采制：春季3～5月间采挖为"春麻"；立冬前10～12月间采挖的为"冬麻"，质量较

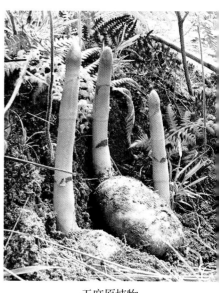

天麻原植物

好。将挖出的箭麻（块茎）洗净，擦去粗皮，及时浸入清水或白矾水，然后捞起，入沸水中煮或蒸至无白心为度，如煮后出现天麻膨胀，需趁热用竹针穿刺放气后压扁，摊晾于通风处至半干，再晒干或微火烘干。

冬麻饱满质沉而质佳，春麻多为留种后挖出的母麻，体轻中空表面多皱，质次。

<u>姜制天麻</u>：① 挖出根茎，擦去外皮，除去残茎杂质，洗净，滤干；② 生姜5kg，加水40kg，煮取30kg；然后浸泡100kg天麻，吸尽姜汁；③ 天麻润透体软后，蒸3～4小时，取出，放冷，然后（切片）干燥。

【天麻选购】天麻以个大、肥厚、完整、饱满、色黄白、明亮、呈半透明状，质坚实、无空心为佳。

【性味归经】甘，平。归肝经。

【功能主治】平肝息风止痉。用于头痛眩晕，肢体麻木，小儿惊风，癫痫抽搐，破伤风。

【用法用量】内服：煎汤，3～9g；或入丸、散。

【贮藏】置通风干燥处，防蛀。

【注意】《雷公炮炙论》："使御风草根，勿使天麻，二件若同用，即令人有肠结之患。"

｛二 医经论述｝

历史沿革

天麻始载于东汉《神农本草经》，列为上品，名为赤箭，并言："久服益气力，长阴，肥健，轻身增年"。宋《开宝本草》称之天麻。

《名医别录》：生陈仓川谷、雍州及太山少室。

《唐本草》：赤箭是芝类："茎似箭杆，赤色，端有花。"

《开宝本草》：生郓州、利州、太山、劳山诸处。

《本草图经》：今汴京东西、湖南、淮南州郡皆有之。

《本草品汇精要》：邵州、郓州者佳。

李时珍在《本草纲目》中将二者合并，称"天麻即赤箭之根"。

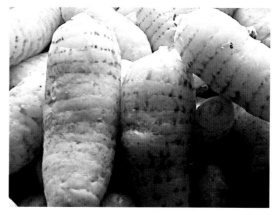
生天麻

各家论述

《本草衍义》：天麻，用根，须别药相佐使，然后见其功，仍须加而用之，人或蜜渍为果，或蒸煮食，用天麻者，深思之则得矣。

李杲：肝虚不足者，宜天麻、芎穷劳以补之。其用有四：疗大人风热头痛，小儿风痫惊悸，诸风麻痹不仁，风热语言不遂。

《纲目》：天麻，乃肝经气分之药。《素问》云，诸风掉眩，皆属于木。故天麻入厥阴之经而治诸病。按罗天益云：眼黑头旋，风虚内作，非天麻不能治。天麻乃定风草，故为治风之神药。今有久服天麻药，遍身发出红丹者，是其祛风之验也。

《药品化义》：天麻，气性和缓，《经》曰，肝苦急，以甘缓之。用此以缓肝气。盖肝属木，胆属风，若肝虚不足，致肝急坚劲，不能养胆，则胆腑风动，如天风之鼓荡为风木之气，故曰诸风掉眩，皆属肝木，由肝胆性气之风，非外感天气之风也，是以肝病则筋急，用此甘和缓其坚劲，乃补肝养胆，为定风神药。若中风、风痫、惊风、头风、眩晕，皆肝胆风证，悉以此治。若肝劲急甚，同黄连清其气。又取其体重降下，味薄通利，能利腰膝，条达血脉，诸风热滞于关节者，此能疏畅。凡血虚病中之神药也。

《本草新编》：天麻，能止昏眩，疗风去湿，治筋骨拘挛瘫痪，通血脉，开窍，余皆不足尽信。然外邪甚盛，壅塞经络血脉之间，舍天麻又何以引经，使气血攻补之味，直入于受病之中乎？总之，天麻最能祛外束之邪，逐内避之痰，而气血两虚之人，断不可轻用之耳。

《本草正义》：天麻气味，古皆称其辛温，盖即因于《本草经》之赤箭，

343

而《开宝》、甄权诸家，称其主诸风湿痹，冷气瘫痪等证，皆因辛温二字而来，故视为驱风胜湿，温通行痹之品。然洁古诸家，又谓其主虚风眩晕头痛，则平肝息风，适与祛风行痹宣散之法相背。使其果属辛温宣散，则用以治虚风之眩晕头痛，宁不助其腾而益张其焰？何以罗天益且谓眼黑头眩，风虚内作，非天麻不能治？从此知果是风寒湿邪之痹着瘫痪等症，非天麻之所能奏效也。盖天麻之质，厚重坚实，而明净光润，富于脂肪，故能平静镇定，养液以息内风，故有定风草之名，能治虚风，岂同诳语。今恒以治血虚眩晕，及儿童热痰风惊，皆有捷效，故甄权以治语多恍惚，善惊失志，东垣以治风热，语言不遂，皆取其养阴滋液，而息内风。盖气味辛温之说，本沿赤箭之旧，实则辛于何有，而温亦虚言。

《日华子本草》：助阳气，补五劳七伤，通血脉，开窍。

《本草汇言》：主头风，头痛，头晕虚旋，癫痫强痉，四肢挛急，语言不顺，一切中风，风痰。

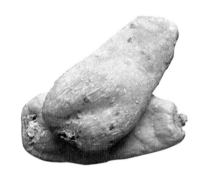

天麻

〖三〗 临床运用

应用

＊用于头晕目眩　治肝阳上亢的眩晕，可与钩藤、石决明等配伍；如风痰为患引起之眩晕，又可与半夏、白术、茯苓等同用。

＊用于热病动风、惊痫抽搐　对高热动风、惊痫抽搐、角弓反张者，常与钩藤、全蝎等配伍同用。

＊用于头痛、痹痛、肢体麻木　配川芎等以治头痛，配全蝎、乳香等以治痹痛等。此外，对于肢体麻木、手足不遂，常配当归、牛膝等，则为临床所常用。

主治

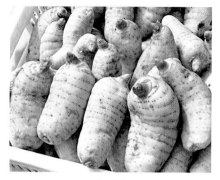

生天麻

- 头痛、头昏、眩晕、偏头疼、脑风、眼花。

- 语言蹇涩风寒湿痹、四肢痉挛、小儿惊风。

- 能提高肌体免疫功能，改善心肌和脑的营养血量，提高耐缺氧力。

- 具有改善记忆、镇静、降血压、抗炎等功效。

- 对高血压、神经衰弱等症也有显著的疗效。

- 对神经麻木、风湿关节炎疗效最佳。

作用可归结为"三抗、三镇、一补"，即抗癫痫、抗惊厥、抗风湿；镇静、镇痉；补虚。

注意事项

使用天麻时"药不对症"是引起不良反应的重要原因之一。所以，使用天麻时应注意这样几点。

- 凡病人见津液衰少，血虚、阴虚等，均慎用天麻。

- 重视配伍应用。《本草衍义》有"天麻须别药相佐使，然后见其功"的记述。古今医家很少单味使用天麻，而多根据不同病症组方用药。如：半夏白术天麻汤、天麻钩藤饮、天麻丸等。临床证明，单独使用天麻的效果不佳或者效果不确定。

- 即使针对肝阳上亢、痰阻经络等实证时，使用天麻也要详审病情，把握病机，随症加减，方能取得良好的治疗效果。

- 天麻不宜合久煎。天麻的主要成分为天麻苷，遇热极易分解。天麻与他药共煎会因热而失去镇静镇痛的有效成分。所以，天麻最好先用少量清水润透，待软化后切成薄片，晾干或晒干研末，用煎好的汤药冲服，或研末入丸、散服用。

- 使用单味天麻或天麻制剂时，如出现头晕、胸闷气促、恶心呕吐、心跳及呼吸加快、皮肤瘙痒等时，应立即停药，症状严重者应及时到医院诊治。

● 天麻不可与御风草根同用，否则有令人肠结的危险。

｛四 鉴别方法｝

植物形态

天麻茎单一，直立，圆柱形，高30～150cm，黄褐色，下部疏生数枚膜质鞘。无绿叶，叶鳞片状，膜质，互生，下部鞘状抱茎。地下块茎肥厚，长椭圆形、卵状长椭圆形或哑铃形，长约10（～20）cm，粗3～5（~7）cm，肉质，常平卧；有均匀的环节，节上轮生多数三角状广卵形的膜质鳞片。总状花序顶生，花期显著伸长，长30～50cm，具花30～50（～100）；苞片膜质，长圆状披针形，长约

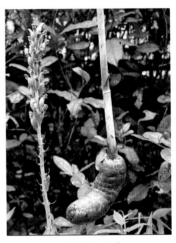

天麻植物形态

1～1.5cm，与子房（连花梗）近等长；花淡绿黄、蓝绿、橙红或黄白色，近直立，花梗长3～5mm。

萼片与花瓣合生成花被筒，筒长约1cm，口部偏斜，直径5～7mm，顶端5裂；萼裂片大于花冠裂片；唇瓣白色，先端3裂；唇瓣藏于筒内，无距，长圆状卵圆形，长约7mm，上部边缘流苏状；合蕊柱长5～6mm，子房下位，倒卵形，子房柄扭转，柱头3裂。蒴果长圆形或倒卵形，长

"姜皮样"

"凹肚脐"

"鹦哥嘴"

"芝麻点"

天麻外形特征

1.2～1.8cm，直径8～9mm。种子多而极小，成粉末状。花期6～7月，果期7～8月。

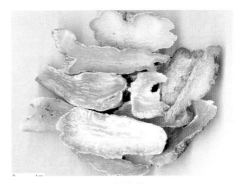
天麻饮片

药材性状

天麻为长椭圆形，略扁，皱缩而弯曲，一端有残留茎基，红色或棕红色，俗称"鹦哥嘴"，另一端有圆形的根痕，俗称"肚脐眼"。表面黄白色或淡黄棕色，半透明，常有浅色片状的小皮残留，多纵皱，有多轮点不连续的环纹状横环纹（为潜伏芽排列而成）。质坚硬，不易折断。其断面略平坦，角质黄白色或棕色，有光泽。放口中嚼一下，较脆，有黏性。气味特异（马尿味）、甘甜。

辨别真假天麻的方法，可以概括为：天麻长圆扁稍弯，点状环纹十余圈；头顶茎基鹦哥嘴，底部疤痕似脐圆。

鉴别要点有四：鹦哥嘴、马尿味、凹肚脐和环状横环线。

{ 五 } 常见伪品

市场上常见的假天麻有紫茉莉科植物紫茉莉的根、菊科植物大理菊的根、菊科植物羽裂蟹甲草的块茎、茄科植物马铃薯的块茎、葫芦科植物赤爬的块茎、商陆科植物商陆的根、商陆科植物羌商陆的根、芭蕉科植物芭蕉芋的根茎，这些植物根茎形状与天麻十分相似，有时真假难辨，需要掌握要领进行鉴别。

＊紫茉莉　紫茉莉科植物紫茉莉（胭

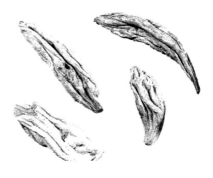
大理菊充天麻

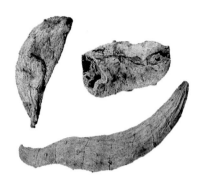

蟹甲草根充当天麻

脂花）*Mirabilis jalapa* L.的干燥根。广西、四川个别地区以此作天麻。呈长圆锥形，稍弯曲，有的有分枝，质坚硬，不易折断，断面不平坦，味淡有刺喉感。

＊大丽菊　菊科植物大丽菊（苕花）*Dahlia pinnata* Cau.的干燥块根。四川一些地区作天麻用。呈长纺锤形，微弯，有的已压扁，有的切成两瓣，表面灰白色或类白色，未去皮的黄棕色，质硬，不易折断，断面类白色，臭味，味淡。原植物为著名的花卉。其块根经加工后呈长纺锤形，表皮为灰白色或浅黄棕色，有宽纵沟纹，两端略尖并呈纤维状。质硬，不易折断，其断面凹凸不平。味淡，嚼之粘牙。此品有时诈称为"四川剥皮天麻"。

＊马铃薯　茄科植物马铃薯*Solanum tuberosum* L. 的干燥块茎。贵州、四川、湖南、天津等地发现伪充天麻。其块茎经蒸晒、压扁之后，呈长椭圆形。其表面呈黄色，具有不规则分布的凹陷芽根，没有点状环节，断面较平坦，角质样，略带规则。

＊双舌蟹甲草　为菊科植物双舌蟹甲草*Cacalia davidii*（F.）Hand.-Mazz.的干燥根茎，又称羊角天麻。呈长椭圆形或圆形，有的已压扁。表面灰棕色，半透明，未去皮的棕黄色，环节明显，有不规则沟纹或皱纹，并有须根痕。质坚硬，不易折断，断面半角质，灰白色或黄白色，无臭，味微甜。

＊芭蕉芋　美人蕉科植物芭蕉芋*Canna edulis* Ker. 的根茎，又称姜芋、蕉藕、藕芋、蕉芋。其根茎外形颇似天麻，也有环节，但其表面蒙有一层白粉状物，质软而易折断，断面呈颗粒状，粉白色，无光泽。

＊入地老鼠　原植物为观赏花卉，其根茎刮皮晒干后呈圆锥形，两

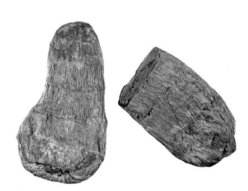

芭蕉芋充天麻

348

端常折断而有纤维状断头，表面呈浅黄色或棕黄色，有明显纵皱纹和微凹陷的须根痕，将它放在放大镜下可以看到布满细致的条状白色晶点，无环节。质坚硬，极难折断，其断面不平坦，有圆心环纹。气微臭，味淡而有刺咽喉的感觉。

★ 商陆　根外形与天麻相似，但其毒性较大，误食会有生命危险。天麻切开后断面平坦，无纤维点，呈半透明角质状，有光泽，味微苦带甜，嚼之有黏性，而商陆根的横切面凹凸不平，色深，呈纤维性，味苦，嚼之麻舌。

〖 六　食用方法 〗

天麻炖鸡

【配　　方】天麻片100g，人参20g，枸杞30g，香菇50g，老母鸡1只（重2000g）。

【制　　法】天麻、人参、枸杞、香菇洗净水发，老母鸡宰杀去毛、内脏、嘴尖、爪尖，洗净；将天麻、人参、枸杞、香菇一同发好后，一起装入鸡腹内，置入高压锅，炖熟后，食鸡肉、天麻、人参、枸杞，喝汤。

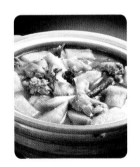

【功能主治】平肝息风、祛风止痛、大补元气、滋补肝肾、益精明目、强身健体、抗严寒等功效。治疗身体虚弱、产后血虚头昏。

天麻酒

【配　　方】天麻（切）100g，牛膝100g，附子100g，杜仲100g。

【制　　法】上药细锉，以生绢袋盛，用好酒1500ml，浸经七日。

【功能主治】妇人风痹，手足不遂。

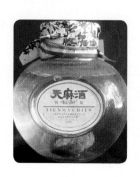

天麻肉片汤

【配　　方】天麻10g、猪肉500g。

【制　　法】天麻浸软切片待用。肉片做汤，加入天麻片10g共煮。食量：药、肉、汤俱食，宜常服。

【功能主治】滋阴潜阳，平肝息风。适用于肝阳上亢或风痰上扰之眩晕、头痛等症，现多用于高血压、耳源性眩晕等。

天麻烧牛尾

【配　　方】天麻10g，牛尾2条，母鸡肉100g、肘子50g、干贝母10g、调料适量。

【制　　法】将天麻洗净放入罐内，加清水上笼蒸透切片。用母鸡、肘子肉同煮汤。将牛尾按骨节缝剁开放入锅内，加水、葱、姜、白酒煮开以去异味，再将已去掉异味的牛尾挑入

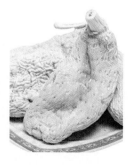

煮好的母鸡、肘子汤锅内，同时也将火腿、干贝、调味品放入汤内，用文火煨2小时。熟后将牛尾、母鸡、肘子挑起，整齐地码入盘中，然后再将天麻片镶于盘周围，淋上熟淀粉，浇上香油即成。

【功能主治】祛风湿，止痛、行气活血。适用于头晕、头痛、风潮等症。

天麻煮鸡蛋

【配　　方】鲜天麻60g、鸡蛋3个、水1000g。

【制　　法】先将鲜天麻切片放锅内加水煮30分钟后，打入鸡蛋煮熟后即可食用。

【功能主治】滋阴潜阳，平肝息风。治疗头痛目眩。

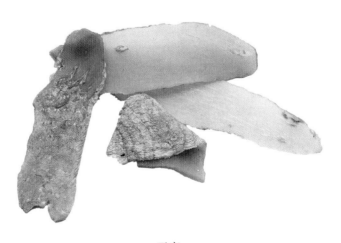

天麻

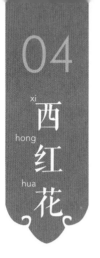

{ 一 名称来源 }

【来源】西红花为鸢尾科植物番红花*Crocus sativus* L.的干燥柱头。

【别名】番红花、藏红花、香红花、泊夫兰。

【产地】主产西班牙，故名"西红花"，产量最大。又因历史上西红花一直从西方国家进口，从印度经西藏进入内地，故又称"藏红花"。意大利、德国、法国、美国、奥地利、伊朗、日本等亦产。西藏、新疆、浙江、江苏、上海等地自1965年起由西德引种，80年代大面积栽培。

【采收加工】10月~11月上旬，晴天早晨采集花朵，摘取柱头，烘干、晾干、晒干或真空冷冻干燥。烘干者在50℃以下，不宜烘过，保持色泽鲜艳，品质优良。晒干者色暗质量差。成品即"生晒西红花"；真空冷冻干燥的质量好，但成本高。干后收藏在清洁干燥的盆子里或瓶内，避光保存。以干红花品质佳。

湿红花：干红花再进行加工，使之油润光亮。

【性味归经】甘、辛、寒、归心、肝经。

【功能主治】活血化瘀，凉血解毒，解郁安神。用于经闭癥瘕，产后瘀阻，温毒发斑，忧郁痞闷，惊悸发狂。

【用法用量】煎汤，1~2钱；取少量（3~4根）泡茶喝。配伍或单用浸酒。白酒500ml，藏红花4g，浸泡

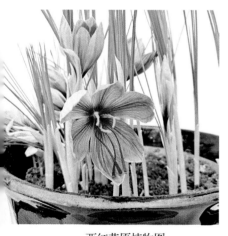

西红花原植物图

一周常饮。

【适用人群】藏红花独特的神奇功效，被中外医学界广泛应用以预防和治疗血瘀血滞、产后恶露不尽、内外出血、肺炎、身体衰弱、止痛、用于清肝热、培元健身，是肝病良药。斑疹血热、忧思郁结、胸膈痞闷、吐血、妇女经闭，脑血栓，脉管炎、心肌梗死、血亏体虚、月经不调、产后瘀血、周身疼痛、跌打损伤、

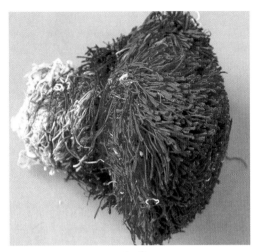

西红花

神经衰弱、惊悸癫狂等疾病。近年的研究发现，藏红花具有良好的抗癌活性，而且几乎无毒副作用，所以再次引起了人们的重视。可治疗痛经、血滞经闭、跌打损伤瘀痛以及关节瘀痛等症。对血热、斑疹大热、血质稠、肺炎、血行不畅等血病有独特功效。

{ 二 医经论述 }

- 元代《饮膳正要》记载藏红花：味甘，平，无毒。主心忧郁积，气闷不散，久食令人心喜。

- 明朝《本草品汇精要》记载藏红花：主心忧郁积，气闷不散，开胃进食，久服滋下元，悦颜色。

- 明朝李时珍《本草纲目》记载藏红花：番红花，出西番回回地面及天方国，即彼地红蓝花也。元时，以入食馔用。

- 张华《博物志》言，张骞得红蓝花种于西域，则此即一种，或方域地气稍有异耳。气味甘，平，无毒。主治心忧郁积，气闷不散，活血。久服令人心喜。又治惊悸。

{（三）临床运用}

藏红花具有活血化瘀、通络、凉血解毒、消炎止痛等作用，提高人体免疫力，具有排毒养颜、促进睡眠、提高精力之功效，尤其是对女性养血活血具有良好的效果。

近年来藏红花广泛用于治疗冠心病、心绞痛以及血栓闭塞性脉管炎等疾病，而且对高血压、高血糖、高血脂具有非常好的调节效果。

• 治各种痞结：藏红花每服一朵，冲汤下。忌食油荤、盐，宜食淡粥（《纲目拾遗》）。

• 治伤寒发狂，惊怖恍惚：撒法即二分，水一盏，浸一宿服之（《医林集要》）。

• 治吐血：藏红花一朵，无灰酒一盏。将花入酒内，隔汤炖出汁服之（《纲目拾遗》）。

• 治瘀血引起的月经不调、痛经、经闭，可配益母草、丹参等品；治产后恶露不尽，可佐当归、赤芍等药。

• 凡由忧思郁结所致胸膈满闷，惊恐恍惚者，可与郁金、香附等同用，以行气解郁。

• 治麻疹热盛血瘀，疹透不快，疹出过密，或疹色晦暗不鲜者，可与紫草、赤芍配伍，以增活血凉血透疹之效。

{（四）鉴别方法}

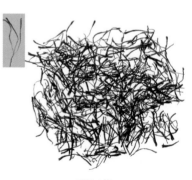

西红花

性状鉴定

＊ 干红花　为多数柱头集合成疏松团状。柱头呈线形，三分枝，长1～3cm，暗

红色，上部较宽而略扁平，顶端边缘显不整齐的齿状，内侧有一短裂隙，下端有时残留一小段黄色花柱。体轻，质松软。气微异，微有刺激性，味微苦。

＊湿红花　常呈疏松团块，细长如线状，红褐色，有油润光泽。湿红花因其掺杂物情况复杂，质次，已不再进口。

藏红花真伪辨识

由于藏红花药源紧缺，价格昂贵，一些不法药商常常以假乱真，牟取暴利，故应防止受骗上当。清代药学家赵学敏的经验是"藏红花，出西藏，形如菊。试验之法，将一朵入滚水内，色如血，又入，色亦然，可冲四次者真。"《增订伪药条辨》还说："西藏红花，花丝长，色黄廉微红，性潮润，气微香，入口沁人心肺，效力甚强，为红花中极品。"

。取该品1小片于玻璃片上，加硫酸1滴，则于四边出现深蓝色，渐变为紫色，后变棕红色。

。入水后可见一橙黄色直线下沉，并逐渐扩散，水被染成黄色而非橙色

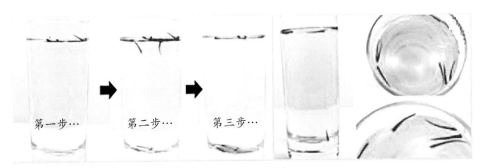

西红花水试鉴别

或红色，历久不会混浊，水面没有油脂；若显红色并混浊，且水面上显油脂，即系伪品。

。于纸上挤压，虽外观油润，但于纸上不留下油迹。

。取样品少许，加碘酒一滴，真品不变色。若变蓝色、蓝黑色或紫色，则是伪品。

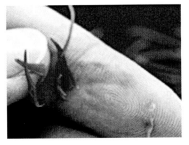

西红花手试鉴别

- 取样品少许，浸入水中，用放大镜观察，真品一端膨大呈喇叭状，一侧有一裂缝，顶端边缘有细齿，用针拨之不破碎，否则为伪品。

〔五 常见伪品〕

西红花伪品介绍

- 菊科植物红花的管状花。

- 睡莲科植物莲的雄蕊加工品：呈线形，红色或深红色（原色为淡黄色至棕黄色）花药常扭转，纵裂，长1.2～1.5cm，直径0.1cm，先端具棒状药隔附属物。花丝长1.5～1.8cm。气微香，味涩。

- 禾本科植物玉米花柱的加工品。

- 菊科植物菊舌状花冠的加工品。

- 纸张与淀粉的加工品。

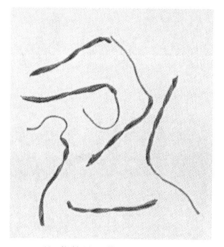

西红花伪品—莲的雄蕊加工品

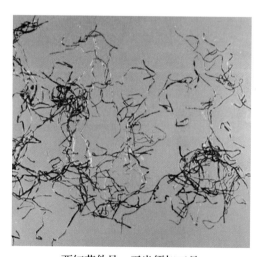

西红花伪品—玉米须加工品

- 红花：为菊科植物红花 *Carthamus tinctorius* L.不带子房的管状花，长1～2cm，红黄色或红色。花冠筒细长，先端5裂，裂片呈狭条形，长5～8mm；雄蕊5，花药聚合成筒状，黄白色；柱头长圆柱形，顶端微分叉。质柔软。气微香，味微苦。

藏红花真伪辨别

＊ 水试法　取样品花丝2～3根，放入少量水中，观察水的颜色变化，如果显金黄色，则为真品，如果显红色则为伪品。

＊ 擦拭法　取样品花丝一根，适量蘸水，然后用力在白纸上摩擦，如果白纸上显示金黄色痕迹，则为真品，如果白纸上显示红色痕迹，则为伪品。

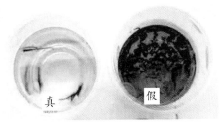

水试鉴别西红花

{ 六 贮存方法 }

用密封的小瓷缸或铁桶存放，如铁盒装，每盒100g；西班牙产铁箱装，每箱5kg。置于干燥、避光、阴凉处。温度宜在15℃以下，相对湿度不超过70%。西红花易变色、散味，受潮易生霉。注意避光，密闭。

{ 七 食用方法 }

藏红花的用法与用量

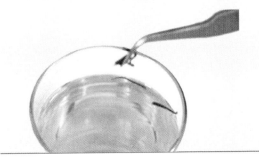

一般的吃法是每次取5~8根泡水喝

喝三日停一天或者隔日一次

每天6~8根花丝。

泡水喝3、4杯水，坚持使用，

用于预防和保健，能起到很好的美容保健作用，如此小量长期使用，其药性温和，效果很不错，但贵在坚持。

藏红花补血酒

【配　　方】熟地500g，当归250g，藏红花25g，枸杞250g，佛手25g，桂圆肉250g，松仁250g，茯神100g，陈皮500g，白酒5斤（2500ml）。

【制　　法】浸泡一月后饮用，每日2次，每次50ml，饭后饮用。

【功能主治】补肾生精、健脾益气、养血活络。主治肾虚血亏、头晕腰疼、食少神疲、失眠、女子月经不调等。

【注意事项】藏红花酒实际用量请遵医嘱，孕妇、经期、出血性患者慎用！

藏红花美白面膜

【配　　方】藏红花1g、白芷10g、桃花10g。

【制　　法】碾成粉，用蜂蜜调制。

【功能主治】美白肌肤。可增加皮肤光泽和弹性、抗皱、祛斑、抗皮肤氧化和老化等功效。

藏红花红酒面膜

【配　　方】藏红花1g碾成粉、珍珠粉适量、蜂蜜一勺。

【制　　法】用红酒调制。

【功能主治】美白肌肤。增加皮肤光泽和弹性、抗皱、祛斑、抗皮肤氧化和老化等功效。

红花益母饮

【配　　方】藏红花2g，丹参15g，益母草30g，香附12g。

【制　　法】加10倍量水，煎服。

【功能主治】补肾生精、健脾益气、养血活络。治经闭，经痛，产后腰痛。

藏红花搽酒

【配　　方】藏红花3g。

【制　　法】煎汁，加白酒少许。外洗患处。

【功能主治】活血化瘀。治跌打损伤。

{八 注意事项}

藏红花是活血化瘀的良药，但要注意其副作用：常见服用藏红花的副作用有腹部不适、腹痛、腹泻，甚或胃肠出血、腹部绞痛、妇女月经过多。主要与红花对肠道及子宫有兴奋作用有关，所以月经期间是禁止用的。

红花

名称来源

【来源】红花为菊科红花属植物红花*Carthamus tinctorius* L.的干燥管状花。此外还有无刺红花*C. tinctorius* L. var. *glabrus* Hort. 在新疆和华北地区栽培药用。

又名红蓝、黄蓝、红花草等。以干燥的花冠入药，药材名红花，又名红蓝花、刺红花、草红花等，种子入药称白平子。

【性状】本品为不带子房的管状花，长1～2cm。表面红黄色或红色。花冠筒细长，先端5裂，裂片呈狭条形，长5～8mm；雄蕊5，花药聚合成筒状，黄白色；柱头长圆柱形，顶端微分叉。质柔软。气微香，味微苦。

【产地】主产于新疆、四川、河南、浙江、云南等省区，栽培。以新疆吉木萨尔、奇台和木垒的产量大。

【采收加工】5～7月间花冠由黄变红时择晴天早晨露水未干时采摘，阴干或晒干。

【性味归经】辛，温，归心、肝经。质柔软、气味香、味微苦。

【功能主治】活血通经、散瘀止痛等功效，是重要的活血化瘀中药之一。主治经闭，痛经，恶露不行、癥瘕痞块、跌打损伤、疮疡肿痛、炎症等症。现代临床上经常用于活血化

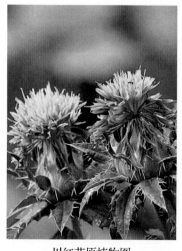

川红花原植物图

瘀、治疗冠心病、脑血栓、心肌梗死、高血压等疾病。

【用法用量】内服：煎汤，3~10g。养血和血宜少用；活血祛瘀宜多用。

【注意】孕妇慎用。

【考证】出自《本草图经》："红蓝花，即红花也。今处处有之。人家场圃所种，冬而布子于熟地，至春生苗，夏乃有花，下作梂汇，多刺，花蕊出梂上，圃人承露采之，采已复出，至尽而罢。梂中结实，白颗，如小豆大。其花暴干以染真红，及作燕脂。主产后血病为胜。其实亦同。叶颇似蓝，故有蓝名。"《本草述钩元》："红蓝花，养血水煎，破血酒煮。"

医经论述

李时珍谓："其叶如小蓟叶。至五月开花，如大蓟花而红色。"

《新修本草》："治口噤不语，血结，产后诸疾。"

《本草汇言》："红花，破血、行血、和血、调血之药也。"

《本草衍义补遗》："红花，破留血，养血。多用则破血，少用则养血。"

红花分类

＊川红花　产于四川者，质佳。

＊杜红花　产于浙江宁波者，质佳。

＊怀红花　又名淮红花。产于河南温县、沁阳、武陟、孟县一带（旧时怀庆府）者，质亦佳。

＊散红花　产于河南商丘一带者，质亦佳。

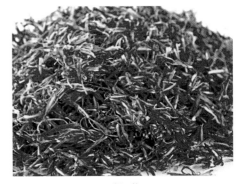

川红花

＊大散红花　产于山东者。

＊南红花　产于我国南方者（一说指产于四川南充者）。

＊西红花　产于陕西者。

＊云红花　产于云南者。

以上均以花色红黄、鲜艳、干燥、质柔软者为佳。

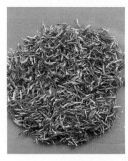
红花

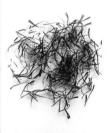
西红花

红花与西红花的对照

＊**红花饼** 又名片红花。为红花趁鲜捣泥，摊成薄片状，晒干入药者。

植株形态

红花多为一年生草本植物，株高1～1.5m。茎直立，基部木质化，上部多分枝，白色或淡白色，光滑无毛。单叶互生，质硬，近无柄，基部略抱茎；卵形或卵状披针形，长3.5～9cm，宽1～3.5cm，基部渐狭，先端尖锐，边缘具刺齿；叶两面光滑，深绿色，两面的叶脉均隆起；上部叶逐渐变小，成苞片状，围绕头状花序。头状花序大，顶生。花球由苞片及管状花组成，总苞片多列，外面2～3列呈叶状，披针形，边缘有针刺；内列呈卵形，边缘无刺而呈白色膜质；花球的基部为花托，花托扁平，上面覆盖许多白色的刺毛，在刺毛间长有管状花，即小花；管状花多数，数目在15～175朵不等，通常两性，橘红色，先端5裂，裂片线形，花冠连成管状；雄蕊5，花药聚合，花粉囊联合成管状紧贴于花冠管上部；雌蕊1，花柱细长，伸出花药管外面，柱头2裂，裂片短，舌状，子房下位，1室。瘦果白色，倒卵形，长约5mm，通常有4棱，稍有光泽，一端截形，另一端较狭。花期5～7月，果期6～8月。

药材性状

● 花多聚集成不规则的团块。红色或红黄色。单个花长约1.5cm。花冠筒细长，先端5裂，裂片呈狭线形，长5～7mm。雄蕊5枚，花药聚合成筒状，黄色。柱头长圆柱形顶端微分叉。质柔软。具特异香气，味微苦。用水泡后，水变金黄色，花不褪色。

● 生药材鉴定 干燥的管状花，长约1.5cm，橙红色，花管狭细，先端5裂。裂片狭线形，长5～7mm，雄蕊5枚，花药黄色，联合成管，高出裂片之外，其中央有柱头露出。具特异香气，味微苦。以花片长、色鲜红、质柔软者为佳。

名贵中药材的识别与应用

● 鉴别经验　皱缩成团色红黄，花冠管状裂片细。雄蕊柱头色皆黄，红花入水色金黄。气香特异味微苦，质干如茸质量佳。

使用方法

＊治痛经　红花6g，鸡血藤24g。水煎调黄酒适量服。

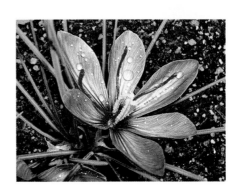

＊治逆经咳嗽气急　红花、黄芩、苏木各八分，天花粉六分，水煎空心服。

＊治关节炎肿痛　红花炒后研末适量，加入等量的淀粉，盐水或烧酒调敷患处。

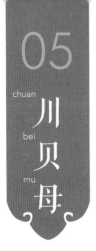

05 川贝母
chuan bei mu

【来源】本品为百合科植物川贝母*Fritillaria cirrhosa* D.Don、暗紫贝母*Fritillaria unibracteata* Hsiao et K.C.Hsia、甘肃贝母*Fritillaria przewalskii* Maxim. 或梭砂贝母*Fritillaria delavayi* Franch. 的干燥鳞茎。前三者按性状不同分别习称"松贝"和"青贝"，后者习称"炉贝"。

【别名】贝母、川贝、贝壳母、松贝。

【性状】松贝：呈类圆锥形或近球形，高0.3~0.8cm，直径0.3~0.9cm。表面类白色。外层鳞叶2瓣，大小悬殊，大瓣紧抱小瓣，未抱部分呈新月形，习称"怀中抱月"；顶部闭合，内有类圆柱形、顶端稍尖的心芽和小鳞叶1~2枚；先端钝圆或稍尖，底部平，微凹入，中心有1灰褐色的鳞茎盘，偶有残存须根。质硬而脆，断面白色，富粉性。气微，味微苦。

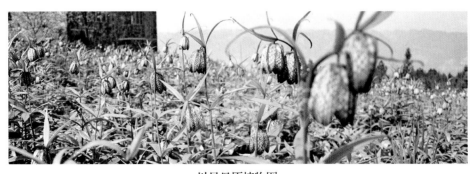

川贝母原植物图

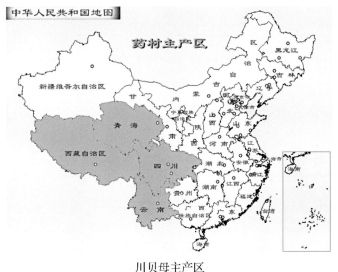

川贝母主产区

青贝：呈类扁球形，高0.4~1.4cm，直径0.4~1.6cm。外层鳞叶2瓣，大小相近，相对抱合，顶部开裂，内有心芽和小鳞叶2~3枚及细圆柱形的残茎。

炉贝：呈长圆锥形，高0.7~2.5cm，直径0.5~2.5cm。表面类白色或浅棕黄色，有的具棕色斑点。外层鳞叶2瓣，大小相近，顶部开裂而略尖，基部稍尖或较钝。

【产地】川贝母：主产于四川、西藏、云南等地，青贝的主流品种之一。

暗紫贝母：主产于四川阿坝、松潘，松贝主流品种之一。

甘肃贝母：主产于甘肃南部、青海东部和南部及四川等地，青贝主流品种之一。

梭砂贝母：主产于青海玉树，四川甘孜、德格等地者，色白、质实、粒匀，称"白炉贝"；产于昌都、四川巴塘和云南者，多黄色，粒大，质松，称"黄炉贝"，因具虎皮黄色，亦称"虎皮贝"，过去集散于打箭炉，故名"炉贝"。

【采收加工】通常于夏、秋二季，西北地区在积雪融化时采挖；栽培者于播种3年后的秋季采挖。除去须根、粗皮和泥沙，晒干或低温干燥。

【性味归经】苦、甘，微寒。归肺、心经。

【功能主治】清热润肺，化痰止咳。用于肺热燥咳，干咳少痰，阴虚劳嗽，咯痰带血。治虚劳咳嗽、吐痰咯血、心胸郁结、肺痿、肺痈、喉痹、乳痈。

【用法用量】3~9g；研粉冲服，一次1~2g。

【贮藏】川贝母易虫蛀，受潮后发霉、变色。宜低温、干燥贮存。置通风干燥处，防蛀。

【注意】不宜与乌头类药材同用。

{二 医经论述}

贝母之名，始载于《神农本草经》，列为中品，曰："贝母。味辛平，主伤寒烦热，淋沥，邪气疝，喉痹乳难，金疮风痉。"

陶弘景《本草经注》："形似聚贝子，故名贝母"。

《别录》："疗腹中结实，心下满，洗洗恶风寒，目眩，项直，咳嗽上气，止烦热渴，出汗，安五脏，利骨髓。"

《药性论》："治虚热，主难产作末服之；兼治胞衣不出，取七枚末，酒下；末，点眼去肤翳；主胸胁逆气，疗时疾黄疸，与连翘同主项下瘤瘿疾。"

《日华子本草》："消痰，润心肺。末，和砂糖为丸含；止嗽；烧灰油敷人畜恶疮。"

《本草别说》："能散心胸郁结之气。"

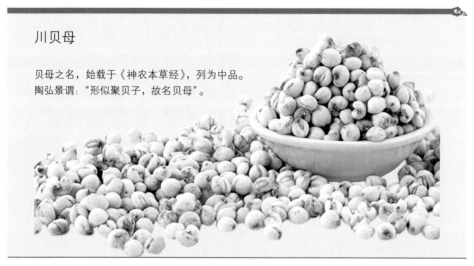

川贝母

贝母之名，始载于《神农本草经》，列为中品。
陶弘景谓："形似聚贝子，故名贝母"。

川贝母

《本草会编》："治虚劳咳嗽，吐血咯血，肺痿肺痈，妇人乳痈、痈疽及诸郁之症。"

《本草经疏》：贝母，肺有热，因而生痰，或为热邪所干，喘嗽烦闷，必此主之，其主伤寒烦热者，辛寒兼苦，能解除烦热故也。淋沥者，小肠有热也，心与小肠为表里，清心家之烦热，则小肠之热亦解矣。邪气者、邪热也，辛以散结，苦以泄邪，寒以折热，故主邪气也。《经》曰：一阴一阳结为喉痹，一阴者少阴君火也，一阳者少阳相火也，解少阴少阳之热，除胸中烦热，则喉痹自愈矣。乳难者，足厥阴、足阳明之气结滞而不通，辛能散结气，通其结滞，则乳难自瘳。热解则血凉，血凉则不痛，故主金疮。热则生风，故主风痉。

《本草汇言》：贝母，开郁、下气、化痰之药也。润肺消痰，止咳定喘，则虚劳火结之证，贝母专司首剂。故配知母，可以清气滋阴；配芩、连可以清痰降火；配耆参可以行补不聚；配归、芍可以调气和营；又配连翘可解郁毒，治项下瘰核；配二陈代半夏用，可以补肺消痰、和中降火者也。以上修用，必以川者为妙。若解痈毒，破症结，消实痰，敷恶疮，又以土者为佳。然川者味淡性优，土者味苦性劣，二者以分别用。

《药品化义》：贝母，味苦能下降，微辛能散郁，气味俱清，故用入心肺，主治郁痰、虚痰、热痰及痰中带血，虚劳咳嗽，胸膈逆气，烦渴热甚，此导热下行，痰气自利也。取其下利则毒去，散气则毒解，用疗肺痿、肺痈、瘰瘤痰核、痈疽疮毒，此皆开郁散结，血脉流通之功也。又取其性凉能降，善调脾气，治胃火上炎，冲逼肺金，致痰嗽不止，此清气滋阴，肺部自宁也。

《本草纲目拾遗》：将川贝与浙贝分开，谓川贝味甘而补肺，不若用象贝治风火痰嗽为佳。治虚寒咳嗽以川贝为宜。因以四川松潘所在地最为地道，故又称"松贝"。

{ 三 临床运用 }

川贝母是润肺止咳的名贵中药材，应用历史悠久，疗效卓著，驰名中外。

由于川贝母不仅具有良好的止咳化痰功效，而且能养肺阴、宣肺、润肺而清肺热，是一味治疗久咳痰喘的良药，因此在许多治疗急性气管炎、支气管炎、肺结核等病症的中成药制剂中都有川贝，如蛇胆川贝露、川贝枇杷露等，这样会增强治疗疾病的效果。

{四} 鉴别方法

植物形态

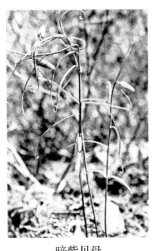

暗紫贝母

* 暗紫贝母　别名松贝母、乌花贝母。多年生草本，高15～25cm。多年生草本，高15～25cm。鳞茎球形或圆锥形。茎直立，无毛，绿色或暗紫色。叶除最下部为对生外，均为互生或近于对生，无柄；叶片线形或线状披针形，长3.6～6.5cm，宽3～7mm，先端急尖。花单生于茎顶；深紫色，略有黄褐色小方格，有叶状苞片1，花被片6，长2.5～2.7cm，外轮3片近长圆形，宽6～9mm，内轮3片倒卵状长圆形，宽10～13mm，蜜腺窝不很明显；雄蕊6，花药近基——花丝有时密被小乳突；柱头3裂，裂片外展，长0.5～1（～1.5）mm。蒴果长圆形，具6棱，棱上有宽约1mm的窄翅。花期6月，果期8月。生于海拔3200～4500m的草地上。四川若尔盖、小金县、南川等县有少量栽培。

* 川贝母　别名卷叶贝母，多年生草本，植物形态变化较大。鳞茎卵圆形。叶通常对生，少数在中部兼有互生或轮生，先端不卷曲或稍卷曲。花单生茎顶，紫红色，有浅绿色的小方格斑纹，方格斑纹的多少，也有很大变化，有的花的色泽可以从紫色逐渐过渡到淡黄绿色，具紫色斑纹；叶状苞片3，先端稍卷曲；花被片6，长3～4cm，外轮3片宽1～1.4cm，内轮3片宽可达1.8cm，

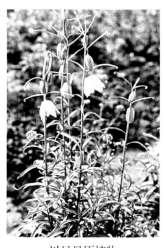

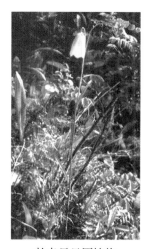

川贝母原植物 　　　　甘肃贝母原植物

蜜腺窝在背面明显凸出；柱头裂片长3～5mm。蒴果棱上具宽1～1.5mm的窄翅。花期5～7月，果期8～10月。生于林中、灌丛下、草地、河滩、山谷等湿地或岩缝中。分布于云南、四川和西藏等省区。

＊甘肃贝母　别名岷贝，多年生草本，高20～30（～45）cm，鳞茎圆锥形。茎最下部的2片叶通常对生，向上渐为互生；叶线形，长3.5～7.5cm，宽3～4mm，先端通常不卷曲。单花顶生，稀为2花，浅黄色，有黑紫色斑点；叶状苞片1，先端稍卷曲或不卷曲；花被片6，长2～3cm，蜜腺窝不明显；雄蕊6，花丝除顶端外密被乳头状突起；裂片通常很短，长不到1mm，极少达2mm。蒴果棱上具宽约1mm的窄翅，花期6～7月，果期8月。生于海拔2800～4400m的灌木丛中或草地上。分布于甘肃、四川和青海等省。

＊棱砂贝母　别名炉贝、德氏贝母、阿皮卡（西藏）、雪山贝（云南）。多年生草本，高20～30（～40）cm。鳞茎长卵形。叶互生，较紧密地生于植株中部或上部1/3处，叶片窄卵形至卵状椭圆形，长2～7cm，宽1～3cm，先端不卷曲。单花顶生，浅黄色，具红褐色斑点；外轮花被片长3.2～4.5cm，

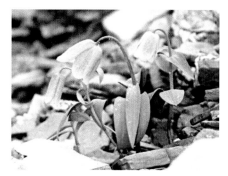

棱砂贝母原植物

宽1.2～1.5cm，内轮花被片比外轮的稍长而宽；雄蕊6，柱头裂片长约1mm。蒴果棱上的翅宽约1mm，缩存花被常多少包住蒴果。花期6～7月，果期8～9月。生于海拔3000～4700m的流沙滩上的岩石缝隙中。分布于四川、云南、

青海和西藏等省区。

＊太白贝母 多年生草本，高30～50cm。花黄绿色，无方格斑，花被片先端边缘有紫色斑带，叶关苞片不卷曲。鳞茎扁卵圆形或圆锥形，直径0.6～1.2cm，高4～8mm。表面白色，较光滑。外层两枚鳞叶近等大，顶端开裂，底部平整。味苦。

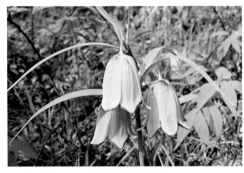

太白贝母原植物

性状鉴别

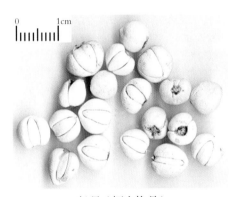

松贝（怀中抱月）

川贝为百合科植物川贝母、暗紫贝母、甘肃贝母、梭砂贝母的干燥鳞茎。前三种按性状不同分别习称为"松贝"和"青贝"，后者习称"炉贝"。

＊松贝 因其过去集散于四川松潘县附近，所以称为松贝。本品外形呈类圆锥形或近球形，高0.3～0.8cm，直径0.3～0.9cm。因其如豆如珠，又称"珍珠贝""米贝"。表面类白色，外有鳞瓣2枚，大瓣紧抱小瓣，未抱部分呈新月形，俗称"怀中抱月"；内有类圆柱形、顶端稍尖的心芽或小鳞叶1～2枚；顶端闭合，稍尖或钝圆，底部平，微凹入，中心有鳞茎盘，偶有残存须根，习称"蒜泥点"或"蒜泥蒂"。质地坚硬且脆，断面白色，富粉性。气微，味微苦。

＊青贝 因其过去集散于四川青川县附近故称青贝。本品类扁球形，高0.4～1.4cm，直径0.4～1.6cm。外

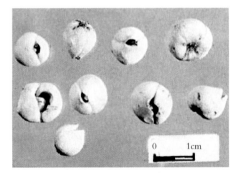

青贝

层两枚鳞瓣大小形态相近，相对抱合，在顶端形成裂口。鳞瓣内有心芽和小鳞叶2～3枚及细圆柱形的残茎，底部钝圆。气微，味微苦。

＊炉贝　因其集散于打剑炉故名之。本品外形呈长圆锥形，高0.7～2.5cm，直径0.5～2.5cm，在川贝中个体最大。外表类白色或浅黄

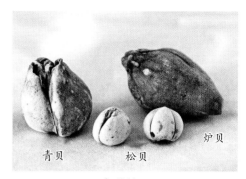

各种贝母

棕色，有的具棕色斑点，俗称"虎皮斑"。外层两枚鳞瓣，大小相近，在顶端形成略尖的裂口，内有小鳞叶及心芽。质地不如上两种川贝坚实，断面较粗糙。气微，味微苦。

综上所述，松贝与青贝的明显区别在于松贝的两个鳞瓣大小悬殊而青贝的大小相近；炉贝个体最大，呈长圆锥形，色显黄白，或有"虎皮斑"。川贝均以质坚实，粉性足，色白者为佳。

〖五　分等分级〗

依据形态分为松贝、青贝、炉贝三种规格；再依据粒数/50g将松贝分为2个等级，青贝分为4个等级；依据色泽将炉贝分为2个等级。

松贝

＊一等　顶端闭合，基部平。每50g在240粒以外。类圆锥形或近球形，鳞瓣2，大瓣紧抱小瓣，未抱部分呈新月形，顶端闭口，基部底平。味甘微苦。每50g在240粒以外，无黄贝、油贝、碎贝。

＊二等　每50g在240粒以内。间有黄贝、油贝、碎贝、破贝，余同一等。

青贝

    ＊ 一等　扁球形或类圆形，两鳞片大小相似。顶端闭口或微开口，基部较平或圆形。表面白色。味淡微苦。每50g在190粒以外。对开瓣不超过20%。无黄贝、油贝、碎贝。

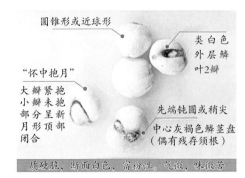

松贝特征

    ＊ 二等　顶端闭合或开口，每50g在130粒以外。对开瓣不超过25％。间有花油贝、花黄贝，不超过5%。无全黄贝、油贝、碎贝，余同一等。

    ＊ 三等　每50g在100粒以外。对开瓣不超过30%，间有油贝、碎贝、黄贝不超5%，余同二等。

    ＊ 四等　顶端闭合或开口较多。表面牙白色或黄白色。大小粒不分。兼有油贝、碎贝、黄贝，余同一等。

炉贝

    ＊ 一等　表面白色。大小粒不分。间有油贝及白色破瓣。

    ＊ 二等　表面黄白色或淡棕黄色，有的具棕色斑点。

〔六〕 常见伪品

地方习用品

    全国有几十种贝母属植物的鳞茎作贝母入药。有的已收入部颁标准，如湖北贝母；有的在药典中被另立门户，如平贝、伊贝。其鉴别要点如下。

    ＊ 湖北贝母　百合科植物湖北贝母的干燥鳞茎，又称板贝。本品呈扁圆球形，高0.8～2.2cm，直径0.8～3.5cm，表面类白色至淡棕色，外层有

名贵中药材的识别与应用

鳞瓣2枚，肥厚，略呈肾形，或大小悬殊，大瓣紧抱小瓣，顶端闭合或开裂。内有鳞叶2～6枚及干缩的残茎。基部内陷呈窝状，残留有淡棕色表皮及少数须根。外层单瓣鳞叶呈元宝形，长2.5～3.2cm，直径1.8～2cm。质脆，断面类白色，富粉性。气微，味苦。

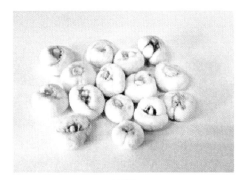

干贝

＊平贝　百合科植物平贝母的干燥鳞茎。商品多来源于栽培，主产东北。本品外形扁球状，形如算盘珠，高0.5～1cm，直径0.6～2cm。表面乳白色或淡黄白色，外层有鳞叶两瓣，肥厚饱满，大小相近或一片较大，互相抱合，顶端微平或微凹入，稍开裂。中央鳞片小，质坚实而脆，富粉性。平贝与川贝最大的区别在于平贝较川贝大，扁平不圆，色常不白，味苦。近来有用小粒平贝充松贝者，其直径仅约0.5cm，呈圆锥形，形似松贝，但顶端较圆，鳞叶两瓣大小亦极悬殊，大抱小，但小鳞叶仅呈米粒样，只在中部显现，多不到基部（不似松贝之怀中抱月形）。味苦。

＊伊贝　百合科植物新疆贝母或伊犁贝母的干燥鳞茎。新疆贝母为扁球形，高0.5～1.5cm。表面类白色，光滑。外层鳞叶2瓣，月牙形，肥厚，大小相近而紧靠。顶端平展而开裂，基部钝圆，内有较大的鳞叶及残茎、心芽各1枚。质硬而脆，断面白色，粉性。本品常混作青贝，应注意鉴别。伊犁贝母呈圆锥形，较大，表面稍粗糙，淡黄白色。外层鳞叶心脏形，肥大，一片较大，或近等大，抱合。顶端稍尖，少有开裂，基部微凹陷。

混伪品

常见的川贝混伪品有一轮贝母、东贝母及草贝母等，鉴别要点如下。

＊一轮贝母　本品呈扁球形，直径约1cm。表面类白色或淡黄色。外层

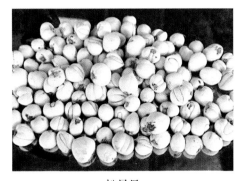

松贝母

鳞瓣多枚，肥厚，轮生，顶端开裂，中央有小鳞叶和心芽。断面白色，粉性。气微，味苦，有毒。

＊东贝母　本品呈扁球形，直径1～2.5cm，高1～1.5cm。表面类白色，外层两枚鳞叶肥厚，对合，中央有皱缩的小鳞叶2～3片及干缩的残茎。质实而脆，易折断，断面白色，粉性。气微，味苦。

＊草贝母　主产于四川和云南，为丽江山慈菇的球茎，俗称草贝母。有误当贝母服用造成死亡的事故发生。球茎呈短圆锥形，高1～1.5cm，直径0.8～2cm，顶端渐尖，底部呈脐状凹入或平截。表面黄白色或黄棕色，光滑；一侧有一处从基部伸至顶端的纵沟。质坚硬，断面角质样或略带粉质，类白色或黄白色，味苦而麻，有大毒。

＊土贝母　葫芦科植物假贝母的块茎，又称大贝母、草贝、地苦胆。性味苦寒，有散结毒，消痈肿的功效。主要适用于多种外科疾患，如痈肿疮毒，瘰疬瘰疬，蛇虫毒及各种癌症。可用10～30g，配以蚤休、白毛藤等煎汤内服，亦可土贝母研粉，醋调后外敷局部。

一轮贝母及草贝母均有毒，须格外注意。

最常见的用来冒充川贝的品种——平贝

常见的用来冒充川贝的平贝和浙贝都是选择的小颗粒的，大粒的平贝和浙贝跟川贝区别明显。

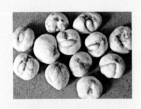 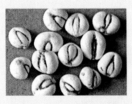 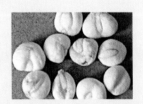

小颗粒平贝的本来面貌（未打磨，未硫熏，未漂洗），特征：颜色偏黄色，大小瓣抱合不紧密，大小瓣之间有泥土，小瓣像米粒一样大小。

打磨过的平贝。特征：抱月部分有很明显的黑线，这是因为平贝大小瓣抱月不紧密。而川贝大小瓣抱合紧密，一般不会有泥土进入大小瓣之间。

硫熏及双氧水漂洗过的平贝，特征：黑线不明显或消失，颜色白，有酸味。

假冒品

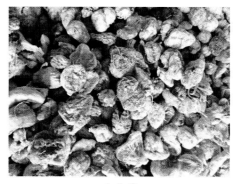

光慈菇

＊山慈菇 又名土贝母、草贝母，外形与川贝母相似，但基部呈脐状凹入，有须根茎。表面呈黄白色或黄棕色。光滑，不分瓣。质坚硬难折，断面角质。气微弱，味极苦而辛。本品含秋水仙碱，系有毒草药，内服过量可使中枢神经麻痹而死亡。中医多外用治痈肿、瘰疬和关节炎等症，与川贝母的止咳化痰、清热散结不同。

＊光慈菇 亦名光姑子，药材呈圆锥形。顶端渐尖，基部圆平，中央凹入，不分瓣。颗粒较松贝稍大，表面呈黄白色或浅棕色，光滑。一侧有条纵沟到顶端。质硬而脆。断面白色，粉性，内有一圆锥形心。气微，味淡。

〔七 食用方法〕

川贝炖鸡

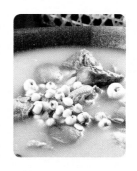

【配　　方】整只鸡1000g，瘦肉200g，火腿30g，川贝母15g，桂圆肉20g，生姜2片，食盐3g，鸡精4g，浓缩鸡汁2g，花雕酒3g。

【制　　法】整只鸡斩成块，瘦肉切成粒，金华火腿切方粒，然后一同焯水去血污；把所有原材料装入炖盅，炖约4小时；将所有调味料放入炖好的汤中，调匀即可。

【功能主治】清肺散结、润肺止咳。治疗吐痰咯血、心胸郁结、肿痛等病症。

【注意事项】做贝母鸡时，常与当归、黄芪、白果、党参为伍，有补中益气、健脾、益肺之功效。

贝母炖猪肺

【配　　方】猪肺250g，雪梨3个，贝母15g。

【制　　法】将猪肺250g切片，加清水，用手挤洗去泡沫；雪梨去外皮，切成碎块。猪肺、雪梨与川贝母，一同放入砂锅内，加入冰糖及清水适量，文火煮3小时即可。每日1次，佐餐食用。

【功能主治】化痰、止咳、润肺、止咳。

川贝蜜糖炖雪梨

【配　　方】雪 梨4个，川 贝 末6钱（约24g），蜜糖适量。

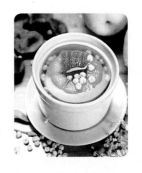

【制　　法】雪梨连皮洗净，上部连蒂横切，开成为盖，梨下截去心，加入川贝末、蜜糖，盖上连蒂的雪梨盖，用牙签封好。把梨放入炖盅，用中火炖约2小时即可食用。

【功能主治】止咳化痰润肺。如觉喉咙痒，可加少许姜汁同炖。

当归贝母苦参丸

【配　　方】当归15g，川贝母粉3g（分冲），苦参15g，炙百部

15g，前胡12g，白前10g，杏仁10g，桃仁10g，薏苡仁30g，桑白皮10g。

【制　　法】将以上诸药烘干，粉碎，过80目筛，加炼蜜适量，制成每粒10g的蜜丸，一天3次，每次2粒。

【功能主治】清热宣肺，化痰逐瘀。用于证属痰热蕴肺，气道瘀阻，宣降失司。

贝母汤

【配　　方】贝母（去心）10g，款冬花、麻黄（去根节）、杏仁（汤浸，去皮、尖、双仁，炒研）各50g，甘草（炙锉）10g。

【制　　法】上五味，粉碎，每服10g，水一盏，生姜三片，煎至七分，去渣温服，不拘时饮。

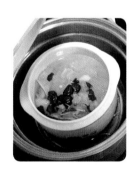

【功能主治】润肺止咳，用于治伤风咳嗽。

贝母括痰丸

【配　　方】川贝一两，天竺黄、硼砂各一钱，文蛤五分（醋炒）。

【制　　法】以上各药烘干后粉碎为末，以枇杷叶刷净蜜炙，熬膏作丸，芡实大，嚼咽之（《医级》贝母括痰丸）。

【功能主治】润肺平喘，用于肺痈、肺痿。